脑卒中功能障碍中西医结合
康复治疗技术与方法

主　编　赵春华

人民卫生出版社
·北　京·

图书在版编目（CIP）数据

脑卒中功能障碍中西医结合康复治疗技术与方法 / 赵春华主编 . -- 北京 : 人民卫生出版社，2025. 7.
ISBN 978-7-117-37386-9

Ⅰ. R743. 309

中国国家版本馆 CIP 数据核字第 202563S1Z6 号

脑卒中功能障碍中西医结合康复治疗技术与方法
Naocuzhong Gongnengzhang'ai Zhongxiyijiehe Kangfuzhiliao Jishu yu Fangfa

主　　编：赵春华
出版发行：人民卫生出版社（中继线 010-59780011）
地　　址：北京市朝阳区潘家园南里 19 号
邮　　编：100021
E - mail：pmph @ pmph.com
购书热线：010-59787592　010-59787584　010-65264830
印　　刷：北京顶佳世纪印刷有限公司
经　　销：新华书店
开　　本：710 × 1000　1/16　印张：22　插页：2
字　　数：383 千字
版　　次：2025 年 7 月第 1 版
印　　次：2025 年 7 月第 1 次印刷
标准书号：ISBN 978-7-117-37386-9
定　　价：88.00 元

主　编　赵春华

副主编　李文志　常大伟　张黎明　富作平　刘树权　唐广海
富克非　王　琦

编　委（按姓氏笔画排序）

王　琦　石　磊　刘　娜　刘　锋　刘风山　刘石宁
刘宇晴　刘树权　刘星辰　刘益鸣　许允发　李　青
李　英　李　涵　李文志　李树卓　李海荣　杨翠玲
何永强　张　松　张　欣　张　娜　张　贺　张　强
张亚杰　张明明　张爱冰　张敬伟　张黎明　张禧龙
陈　霞　陈红雨　欧阳博文　金　健　金　悦　孟　红
孟祥亚　赵春华　赵晓曦　赵恩旭　郝玉鹏　胡　东
侯彤彤　姜亚静　耿铭悦　聂恒浩　高　莹　唐广海
常大伟　崔敬军　董　明　富克非　富作平　雷　花
谭俊杰　熊晓东　霍弘达

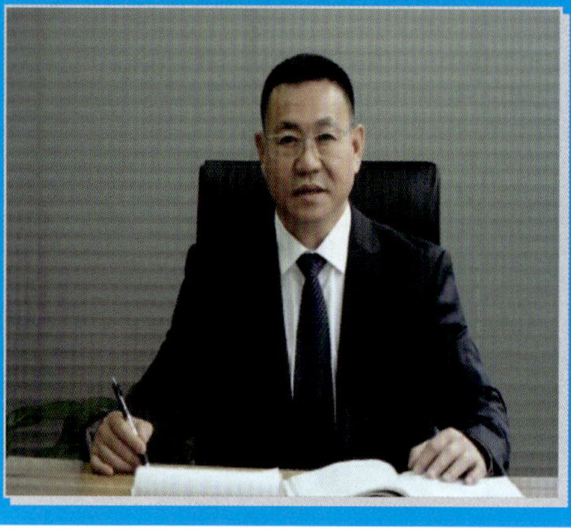

主编简介

赵春华，毕业于辽宁中医药大学，现任三级甲等中医医院沈阳市第二中医医院(辽宁省血栓病中西医结合医疗中心)康复医学科主任，主任中医师，从事脑卒中临床中西医结合康复治疗工作20余年，在康复专业领域有着深厚造诣。荣获沈阳市名中医称号。所领导的科室为市级康复医学重点专科。社会兼职：辽宁中医药大学杏林学院客座教授、沈阳体育学院运动康复系客座教授。学术团体兼职：中国康复医学会神经康复专业委员会委员、辽宁省康复医学会理事、辽宁省中医药学会脑病康复专业委员会副主任委员。技术专长：通过周围神经解决偏瘫患者肢体运动功能障碍，创立了诱控疗法，临床擅长将悬吊治疗技术、整脊技术、肉毒素注射技术、天轨减重步态训练等与传统中医康复治疗技术方法相结合，优势互补，融会贯通，形成临床康复治疗特色，积累了大量的临床实践经验，多次赴国内外进行学术交流，并主编了《偏瘫患者肢体康复方法》一书，参与编写了《中西医结合血栓病学》《出血性脑卒中治疗学》等书的康复治疗章节，在国家核心期刊发表多篇论文，获得国家发明专利2项。

序

传统康复与现代康复的融合是我国康复医学的优势和特色。现代康复医学强调从外到内，从细分到整合对人体进行干预，重点作用于肌肉骨骼及神经系统，综合运用各种手段改善功能状态。而传统康复的功能训练则充分体现了“整体观”“辨证论治”“形神合一”等中医原创思想，强调身心并练、形神兼养、动静结合，着重通过躯体和精神、心理的调适及平衡促进健康与康复，如针灸、推拿、中药外治、太极拳等传统康复手段，在疾病康复中发挥着重要的作用。

由赵春华主任中医师主编的《脑卒中功能障碍中西医结合康复治疗技术与方法》一书，针对脑卒中神经功能丧失导致的功能障碍，依据脑卒中后神经系统具有结构和／或功能上的重组能力，即中枢神经系统具有高度可塑性的康复治疗理论，介绍了脑卒中功能障碍中西医结合的共同点和互相促进点的康复治疗思路，以及促进患者功能重建的中西医结合康复治疗技术与方法。同时总结了作者的临床康复治疗经验，列举了典型病例，易学、易懂、易复制。该书的出版问世，对提高脑卒中功能障碍临床康复治疗水平和患者生存质量，降低脑卒中患者致残率具有十分重要的意义。此书，值得临床推广应用。

谨此作序。

中国康复医学会会长

2024年1月

前　言

脑卒中是指由于脑部的局部血液循环障碍所引起的神经功能缺损综合征。脑卒中是一个全球性的重大公共卫生问题，通常发病急，具有发病率高、致死率高、致残率高、复发率高的特点。国家卫生健康委员会统计数据显示，我国脑卒中患病总人数超过2800万人，脑卒中成为威胁我国国民健康的主要疾病之一。脑卒中患者常出现各种功能障碍，主要包括运动障碍、吞咽障碍、认知障碍、失语等，造成个人、家庭和社会巨大的负担。因此，脑卒中功能障碍康复治疗形势严峻。

脑卒中功能障碍中西医结合康复治疗，是针对脑卒中导致患者的神经功能丧失，应用中西医结合理论和方法，寻找中西医结合康复治疗的共同点和相互促进点，最大程度地促进患者的功能恢复和功能重建。临床研究和实践证明，脑卒中患者功能障碍康复治疗，中西医并重，病证结合，优势互补，按照规范的康复治疗流程和中西医结合康复治疗方案进行康复，能明显提高脑卒中患者功能障碍的康复水平，是降低脑卒中患者致残率最有效的方法之一，对提高脑卒中患者生存质量具有十分重要的意义。

目前，我国脑卒中患者临床康复治疗率较低，为临床薄弱环节。约有42.4%的脑卒中患者从未接受过任何康复治疗，脑卒中后1周内康复治疗率仅为11.5%。与此同时，我国从事脑卒中康复治疗的专业人员明显不足，据测算每10万人口仅有康复医师2.2人、康复治疗师4.3人，远低于每10万人口需要15名以上物理治疗师和8～10名作业治疗师的国际标准，且康复专业治疗技术水平参差不齐，脑卒中功能障碍中西医结合康复治疗方面的专业性指导书籍缺乏。

有鉴于此，我们系统地梳理、总结了多年来运用中西医结合康复治疗技术与方法治疗脑卒中功能障碍的临床经验和科研成果，编写成书，以飨读者，旨在进一步提高我国脑卒中患者临床康复治疗水平。

本书系统介绍了脑卒中功能障碍康复治疗常用的评定方法和治疗技术，包括前沿技术及中西医结合康复治疗思路。全书共分为十章，主要内容包括：概述、康复评定、治疗目标、治疗方案、方案实施操作方法、康复护理、中西医结合康复治疗思路和技术方法及典型病例。特别是在临床康复治疗中，依据脑卒中后神经系统具有结构和/或功能上的重组能力，即中枢神经系统具有高度可塑性的康复治疗理论，介绍如何对脑卒中功能障碍进行中西医结合康复治疗的技术与方法。

本书主要特点包括以下几点：①内容新颖、实用性强，所介绍的技术与方法辅以丰富的插图、清晰的技术操作方法视频录像及典型病例，图文并茂，“纸数”融合，便于读者学习、理解和掌握；②内容系统性强，从基础理论到评定方法和治疗技术，再到临床应用，循序渐进；③对脑卒中各种功能障碍分别介绍了中西医结合康复治疗思路；④可作为各级医院从事康复工作及相关临床科室的医、技、护人员的临床参考工具书，可作为医学院校相关专业的教师和学生以及相关专业培训学员的参考教材。

感谢著名康复医学专家、中国康复医学会会长陈立典教授为本书作序。

本书在编写过程中，得到了国务院政府特殊津贴获得者、著名中西医结合血栓病专家、沈阳市第二中医医院（辽宁省血栓病中西医结合医疗中心）名誉院长、中西医结合主任医师池明宇先生和原《中国血栓研究》主编李文志先生的精心指导，同时中国康复医学会神经康复专业委员会主任委员刘楠教授给予了巨大帮助，医院赵凯院长等领导、专家、医护人员和人民卫生出版社给予了大力支持，在此表示衷心的感谢！本书在编写过程中参考了大量的文献，对其作者一并表示衷心的感谢！

由于编写水平所限，书中错误在所难免，恳请专家、学者、读者指教，以便进一步完善。

赵春华

2024年1月于沈阳

目　录

第一章

概　论

脑卒中（stroke）是急性脑血管病的统称，也称为“中风”“脑血管意外（cerebrovascular accident）”，是由于脑部血管突然破裂或阻塞性造成血液循环障碍而引起脑组织损伤的疾病。目前世界上大多数国家均采用WHO的定义：脑卒中是指迅速进展的局灶性或全面性神经功能缺损，持续24h以上，甚至导致死亡，并排除血管源性以外的其他任何致死的原因。脑卒中可分为缺血性脑卒中和出血性脑卒中两大类，前者又称为脑梗死（cerebral infarction），其中，脑梗死包括脑血栓形成（cerebral thrombosis）、脑栓塞（cerebral embolism）和有神经系统定位症状、体征的腔隙性脑梗死（lacunar infarction）；出血性脑卒中包括脑出血（intracerebral hemorrhage）和蛛网膜下腔出血（subarachnoid hemorrhage）。

中医学认为，本病属中风范畴。中风是在气血内虚的基础上，遇有劳倦内伤、忧思恼怒、嗜食厚味、烟酒等诱因，进而引起脏腑阴阳失调，气血逆乱，直冲犯脑，脑脉痹阻或血溢脉外。临床以突然昏仆、半身不遂、口眼㖞斜、言语謇涩或不语、偏身麻木为主症，并具有起病急、变化快，如风邪善行数变的特点，其临床表现与西医所称的脑血管病相似，是好发于中老年人的一种常见病，其出现功能障碍较多。脑卒中功能障碍康复治疗结合中西医康复医学各自的特点，优势互补，相互融合，是发展中西医康复，提高康复临床疗效的重要途径之一，也是中国特色康复医学体系发展的主流趋势。

第一节 脑卒中流行病学概况

脑卒中具有高发病率、高复发率、高致残率、高死亡率、高经济负担等特点，是严重危害人类健康的主要疾病之一。如何提高脑卒中的防治水平，减少死亡率，预防脑卒中残疾的发生和减少残疾的影响，是国内外医学界长期以来不断探索的重大研究课题，并引起全社会广泛关注。

脑卒中的发病与环境因素、饮食习惯及气候等因素有关，我国大规模人群调查研究显示，按地理分布，中国7大区域（东北、华北、华东、华南、西南、西北和中部）脑卒中加权患病率最高的是中部地区，东北地区位居第二，分别为1 549.5/10万和1 450.3/10万，最低的是华南地区，为624.5/10万。加权发病率和死亡率最高的地区是东北地区，分别为365.2/10万和158.5/10万；其次是华北地区，分别为326.1/10万和153.7/10万；发病率最低的是西南地区153.7/10万。

据统计，目前脑卒中的流行情况存在明显城乡差异，脑卒中农村地区的加权患病率（814.4/10万与1 291.1/10万）、发病率（203.6/10万与298.2/10万）和死亡率（84.4/10万与151.0/10万）均显著高于城市。

2019年全球疾病负担（Global Burden of Disease Study 2019，GBD2019）的研究结果显示，2019年我国新发卒中394万人，其中，缺血性卒中287万人，脑出血85万人，蛛网膜下腔出血22万人；2019年我国人群的卒中发病率为276.7/10万，男性为269.2/10万，女性为284.5/10万。中国卒中学会发布的流行病学调查数据表明，我国现有脑卒中患者1494万人，每年因脑卒中死亡154万人，脑卒中存活者中约有80%留有不同程度的功能障碍，其中约75%丧失劳动能力，40%是严重残疾，生活完全不能自理，造成个人、家庭和社会巨大的负担。脑卒中患者出现各种功能障碍的比例为：发生运动功能障碍约占90%，其中肢体残疾发生率最高；发生吞咽功能障碍占42%~47%；出现认知障碍约占1/3；构音障碍或失语约占34%。因此，脑卒中功能障碍康复治疗形势严峻。

我国现代康复医学起步较晚，始于20世纪80年代初。虽然近几年发展较快，但由于我国经济和社会等方面的原因，脑卒中康复治疗率较低。调查显示，我国42.4%的脑卒中患者从未接受过任何康复治疗，脑卒中后一周内康复治疗率仅为11.5%。我国从事脑卒中康复治疗的专业人员明显不足，据测算每10万人口仅有康复医师2.2人、康复治疗师4.3人，远低于每10万人口15名以上物理治疗师、8~10名作业治疗师的国际标准，且康复专业治疗技术水平参差不齐。加之，现代康复医学与中医传统康复医学分而施治，临床康复治疗存在一定不足。但从总体上来看，我国在康复医学学科建设和康复医疗体系建设方面有了较大投入。脑卒中康复研究相关课题的完成，为脑卒中康复治疗的普及和推广奠定了基础，大大推进了我国脑卒中康复医学的发展。近年来，我国在脑卒中功能障碍中西医结合康复治疗方面开展了大量研究，取得了较好成效，降低了脑卒中患者功能障碍的程度，提高了患者的生存质量。

随着现代科学技术和神经科学的发展，国内外脑卒中康复领域专家对脑卒中的康复机制、康复理念、治疗技术与方法以及运用现代科学解读中医药学原理等方面进行了深入研究，不断丰富和完善脑卒中功能障碍中西医结合康复治疗技术与方法，提高了康复治疗效果，使更多的患者受益。

（赵春华　李文志　常大伟　富克非）

第二节　脑卒中的主要功能障碍

脑卒中存活者中约有80%留有不同程度的功能障碍。脑卒中功能障碍临床主要表现为运动功能障碍、感觉障碍、平衡与协调功能障碍、意识障碍、认知功能障碍、言语功能障碍、吞咽功能障碍、心理障碍、二便功能障碍等。

一、运动功能障碍

脑卒中所致的运动功能障碍，是运动系统失去了其高位中枢的调控，使原始的、被抑制的、受到调节的皮层以下中枢的运动反射释放，导致肢体肌群间协调紊乱，肌张力异常，产生异常的运动模式及运动功能障碍。在发病早期因脊髓休克而表现为弛缓性偏瘫，出现偏瘫侧肢体随意运动障碍并伴有明显的肌张力低下，随着脊髓休克的恢复，肌张力逐渐增高而出现痉挛性偏瘫，表现为偏瘫侧上肢屈肌群和下肢伸肌群的痉挛模式，同时会伴有异常运动模式的出现。因脑损伤部位、面积、体积的不同，所引发运动功能障碍的临床表现也不同，可出现单纯上肢瘫、下肢瘫或手瘫以及偏侧上下肢瘫（即偏瘫），还可出现双侧上下肢瘫（即四肢瘫）。

二、感觉障碍

脑卒中后由于病灶部位的不同，可导致不同感觉传导通路受损，而引起不同类型的感觉异常。感觉障碍分为刺激性症状和抑制性症状两类：刺激性症状表现为发病后出现感觉过敏、感觉倒错、感觉过度、感觉异常及疼痛等；抑制性症状表现为发病后感觉的减退或缺失。脑卒中后脑干、丘脑、内囊、大脑皮质不同部位的损伤可引起相应的感觉障碍，并对患者运动功能的恢复、生存质量具有影响。

三、平衡与协调功能障碍

平衡是保持人体稳定的能力。协调是完成平稳、准确和良好控制的运动能力，也称为共济。人体的平衡，通过视觉、躯体感觉、前庭觉的感觉输入，经中枢神经系统整合后，由运动系统接以不同的协同运动模式控制姿势变化，调整重心或建立新平衡。人体的协调能力，主要受大脑中枢神经系统控制，参与协调控制的结构，涉及小脑、基底核、脊髓后索。根据脑损伤部位，协调功能障碍分为：小脑共济失调、基底节共济失调、脊髓后索共济失调。脑卒中后可引起中枢性平衡功能障碍、协调功能障碍，表现为平衡能力差，站立行走不稳，步态蹒跚，随意运动的速度、节律、幅度和力量不规则，不能完成协调精细动作和协同运动等异常症状。

四、意识障碍

意识障碍是指不能正确认识自身状态和/或客观环境，不能对环境刺激做出正确反应的一种病理过程，其病理学基础是大脑皮质、丘脑和脑干网状系统的功能异常。意识障碍的分类包括觉醒性意识障碍、意识内容障碍及特殊类型意识障碍。其中，觉醒性意识障碍包括嗜睡、昏睡、昏迷。临床根据昏迷程度分为浅昏迷、中度昏迷和深昏迷。也有一些学者将脑死亡纳入意识障碍昏迷范畴。意识内容障碍的分类包括意识模糊、谵妄状态。特殊类型意识障碍包括去皮质综合征、持续性植物状态、无动性缄默症。

五、认知功能障碍

脑卒中大脑皮质结构和功能损伤可引起认知功能障碍，认知障碍主要包括记忆障碍、注意障碍、执行功能障碍、失用症、失认症、躯体构图障碍、空间关系综合征等。因脑损伤的部位和损伤程度不同，造成的认知障碍程度也不同，可分为轻度、中度、重度认知障碍。认知功能障碍是影响脑卒中患者功能恢复的重要因素。

六、言语功能障碍

脑损伤可导致不同程度言语功能障碍，表现为听、说、读、写四个方面功能受损，包括言语以及书面语、手势语等交流能力的功能障碍。失语症和构音障碍就是常见的言语功能障碍。失语症是由大脑皮质语言功能区病变导致的言语交流能力障碍，主要表现在自发语言、听理解、复述、命名、阅读和书写六个方面的能力的缺失。构音障碍主要表现为发声困难、发音不准、音调音量异常、语速节律异常、鼻音过重等，即说话含糊不清和不流利，但是语句语法正常，理解他人语言正常。1/4~1/3脑卒中患者伴有不同程度的言语功能障碍。

七、吞咽功能障碍

脑卒中后出现的吞咽功能障碍称为神经源性吞咽障碍。是由于参与吞咽的肌肉失去了神经的控制，导致口咽、食管运动异常引起吞咽障碍，而吞咽器官结构无异常。由于口腔控制能力和食物咀嚼能力减弱，吞咽反射延迟，喉部感觉减退或丧失、咽缩肌无力，在吞咽的过程中出现流涎、食物外漏、食物在患侧面颊堆积或嵌塞，进食、水时有呛咳或噎塞、鼻腔反流、误吸、留滞、食物残留等症状。

八、心理障碍

脑卒中心理障碍，是由于脑卒中的发生具有很大的突然性，其后果又严重地影响患者的健康、职业和家庭生活，给患者带来巨大的精神创伤和压力。因此，脑卒中患者的心理状态会出现异常，出现心理障碍。脑卒中心理功能障碍主要包括两个方面，即心理改变和神经心理改变。

九、二便功能障碍

脑卒中后周围性神经支配或中枢性神经支配异常，导致排便反射消失或障碍，出现大小便失禁、小便频数或排尿困难甚至产生尿潴留、大便秘结不畅等二便功能障碍的临床症状。在脑卒中各期均可发生二便功能障碍。患者二便功能障碍可引发焦虑、失眠、感染、梗阻等问题，不仅强化肢体痉挛，影响全身功能的恢复，而且也严重影响患者的生存质量。

（赵春华　张爱冰　李　英　李　青）

第三节　脑卒中功能障碍中西医结合康复治疗目的和意义

脑卒中是世界范围内成人致残率最高的疾病之一。脑卒中可以引起多种脑功能障碍，如偏瘫、吞咽障碍、语言障碍、认知障碍、情感障碍、感觉障碍、平衡障碍等。脑卒中的发生给患者、家庭、社会带来巨大的躯体、精神和经济负担。

随着医疗质量的不断改进，脑卒中死亡率逐渐下降，与之相伴的是，遗留下大量不同程度的残疾患者。如何降低致残率，使发生了残疾的患者更好地恢复功能，更快地恢复生活自理能力、回归社会，是医学界亟待解决的问题。

脑卒中功能障碍中西医结合康复治疗，是将中医和西医的治疗方法相结合，寻找最大限度促进脑卒中患者功能恢复的治疗方法。使脑卒中患者功能障碍获得最大限度的改善，降低其残疾程度，使患者更好地回归家庭、回归社会。

26年来，我科采用中西医结合康复治疗脑卒中功能障碍，以整体观思想和全面康复理念相结合形成的整体功能观，在康复评定、康复治疗和康复结局管理方面得到了综合体现和应用。对功能障碍康复治疗从外到内，重点作用于肌肉骨骼及神经系统，综合运用各种手段改善功能状态。例如，赵春华主任应用运动疗法、悬吊技术、整脊技术、磁刺激治疗、姿势控制等技术方法组成的诱控疗法，以及肉毒素注射技术、天轨减重步态训练等现代康复手段，上述技术和方法与传统中医康复治疗技术方法相结合，优势互补，融会贯通，形成了临床康复治疗特色。

临床研究和实践证明，对脑卒中功能障碍患者，按照规范的康复治疗流程和中西医结合的方法进行治疗，中西并重，病证结合，优势互补，能明显提高脑卒中患者的功能障碍康复水平，是脑卒中后降低致残率最有效的方法之一，对提高患者生存质量具有十分重要的意义。

（赵春华 池明宇 李文志 刘凤山）

第四节 脑卒中神经系统各部位损害的临床表现及定位

脑卒中后脑部不同部位损害的主要功能障碍及临床表现如下。

一、额叶

额叶位于大脑半球最前端，占大脑半球表面的前1/3。额叶的主要功能与随意运动和高级精神活动有关。

额叶损害后的临床表现：

1.精神症状 主要为痴呆和人格改变。痴呆表现为注意力不集中，自知力、判断力及定向力下降等；人格改变表现为情感淡漠、反应迟钝、呈无欲状及行为幼稚等，也可出现易怒、欣快等症状。

2.瘫痪 由于中央前回损害部位和程度的不同可出现对侧单瘫，中枢性面、舌瘫，严重而广泛的损害可出现偏瘫。旁中央小叶损害往往影响双侧下肢运动区和排尿、排便功能，可出现双下肢运动障碍及尿失禁。

3.言语障碍 主要表现为运动性失语（口语表达障碍），患者能理解语言的意义，但不能用言语表达或表达不完整，见于优势半球额下回后部（亦称Broca区）损害。

4.书写障碍 优势半球额中回后部（书写中枢）损害时可致书写不能，即失写症。

5.眼球同向运动障碍 额中回后部皮质侧视中枢病变所致。如为损害性病灶，则两眼向病灶侧凝视，见于脑出血等。

6.强握及摸索反射　强握反射（forced grasping reflex）是指物体触及患者病变对侧手掌时，引起手指和手掌屈曲反应，出现紧握该物不放的现象；摸索反射（groping reflex）是指当病变对侧手掌触及物体时，该肢体向各方向摸索，直至抓住该物紧握不放的现象。是对随意运动失去控制能力的表现。见于额上回后部近中央前回处的损害。

7.额叶性共济失调　额桥小脑束损害可出现共济失调，主要表现病灶对侧下肢运动笨拙，步态蹒跚。

二、顶叶

顶叶（parietal lobe）位于大脑半球的中部，前面以中央沟与额叶分界，后面以顶枕裂和枕前切迹的连线与枕叶分界，下面以外侧裂与颞叶分界。中央沟后有与之略平行的中央后沟，两沟之间为中央后回，是大脑皮质感觉区。中央后回后面有横行的顶间沟，将其余的顶叶分为顶上小叶和顶下小叶。顶下小叶包括围绕外侧裂后端的缘上回和围绕颞上沟后端的角回。

顶叶的主要功能区包括：①皮质感觉区：主要位于中央后回和顶上小叶，中央后回接受对侧身体的深、浅感觉信息，身体各部位代表区的排列与运动区的排列大致相对应，呈“倒人状”；顶上小叶为分辨性触觉和实体觉皮质中枢。②运用中枢：位于优势半球的缘上回，其功能与复杂动作和劳动技巧有关。③视觉性语言中枢：位于角回，为理解看到的文字和符号的皮质中枢。

顶叶损害后的临床表现：

1.皮层感觉障碍　中央后回及顶叶后部上方病变所致。若为破坏性病变，主要表现为病灶对侧肢体复合性感觉障碍，如实体觉、位置觉、两点辨别觉和皮肤定位觉的丧失，而一般感觉正常。

2.体象障碍　指对身体各部位的存在、空间位置及相互关系的认识发生障碍。包括自体认识不能（autotopagnosia）和病觉缺失（anosognosia）。当右侧顶叶邻近角回损害时可出现自体认识不能，修面、梳头时常常忽略对侧。当右侧顶叶邻近缘上回损害时出现病觉缺失，对瘫痪的肢体缺乏识别能力，表现偏瘫无知症，即否认左侧偏瘫的存在。

3.格斯特曼（Gerstmann）综合征　优势半球顶叶角回皮质损害所致。临床表现为四主症：①计算不能（失算症）；②不能辨别手指（手指失认症）；③不能辨别左右（左右失认症）；④书写不能（失写症）。

左侧角回皮质损害引起失读。右侧顶叶邻近角回损害可引起患者自体认识不能。

4.失用症 是指肢体动作的运用障碍。左侧顶叶缘上回病变可产生双侧失用症。从左侧缘上回至同侧中央前回间的病变引起右侧肢体失用，胼胝体前部和右侧皮质下白质受损时引起左侧肢体失用。

5.视野改变 顶叶深部的视放射纤维损害，可出现两眼对侧视野的同向下象限盲。

三、颞叶

颞叶（temporal lobe）位于外侧裂的下方，以此裂与额、顶叶分界，其前端为颞极，后面与枕叶相邻。

颞叶的主要功能与听觉、语言和记忆有关。其主要功能区包括：①听觉中枢：位于颞上回中部及颞横回；②感觉性语言中枢（Wernicke区）：位于优势半球颞上回后部；③嗅觉中枢：位于钩回和海马回前部，接受双侧嗅觉纤维的传入；④颞叶前部与记忆、联想、比较等高级神经活动有关；⑤海马是边缘系统的一个重要结构，与精神活动关系密切。

颞叶损害后的临床表现：

1.感觉性失语 是颞上回的后部（Wernicke区）语言中枢损害所致。患者能听见说话的声音，能自言自语，但不能理解他人和自己说话的含义。

2.命名性失语 是颞中、下回后部损害所致。患者丧失对物品命名的能力，对于一个物品，只能说出它的用途，说不出它的名称。患者能复述，但过片刻又忘掉，所以也称健忘性失语。

3.听觉障碍 颞横回为听觉中枢，单侧损害不引起耳聋，双侧损害可致耳聋。

4.颞叶癫痫 颞叶病变可引起癫痫，多为复杂部分性发作，亦称精神运动性发作。

5.幻觉 包括幻听、幻视、幻嗅等。幻觉多为癫痫发作的先兆，也可单独出现。颞叶病变所致的幻视多为有形的，如看到奇形怪状的人和物，一般多在视野缺损侧出现；幻听时患者可听到声音变大或变小，以及鼓声、喧哗声等；幻嗅一般为难闻的臭味。

6.精神症状 精神症状是颞叶病变较常见的表现，多发生于优势侧颞叶广泛病变或双侧颞叶病变时。主要表现为人格改变、情绪异常、记忆障碍、精神迟钝及表情淡漠。

7.视野改变 颞叶深部的视辐射纤维和视束受损，可出现两眼对侧视野的同向上象限盲。

四、枕叶

枕叶，位于顶枕沟和枕前切迹连线的后方，主要与视觉有关。枕叶损害主要引起视觉障碍，如视野缺损、色觉偏盲、视物变形、视觉失认、视觉忽略、幻视发作等症状或体征。围绕距状裂的皮质为视觉中枢，亦称纹状区，接受外侧膝状体传来的视网膜视觉冲动。

1. 视觉中枢病变　刺激性病变可出现幻视现象，表现为：闪光、暗影、色彩等。破坏性病变可出现视野缺损。视野缺损的类型取决于视皮质损害范围的大小：①双侧视觉中枢病变产生皮质盲，表现为全盲，视物不见，但对光反射存在；②一侧视觉中枢病变可产生偏盲，特点为对侧视野同向性偏盲，而中心视力不受影响，称黄斑回避；③距状裂以下舌回损害可产生对侧同向性上象限盲；距状裂以上楔回损害可产生对侧同向性下象限盲。

2. 优势侧纹状区周围病变　患者出现视觉失认，表现为：视力视野均正常，但对图形、面容或颜色等都失去辨别能力，有时需借助触觉方可辨认。

3. 顶枕颞交界区病变　可出现视物变形，患者对所看物体发生变大、变小、形状歪斜及颜色改变等现象，这些症状有时是癫痫的先兆。

五、边缘系统

边缘叶（limbic lobe）是指大脑半球内侧面，与脑干连接部和胼胝体旁的环周结构，由隔区、扣带回、海马回、钩回等组成。由于边缘叶在结构和功能上与大脑皮质的岛叶前部、颞极、额叶眶面以及皮质下的杏仁核、丘脑前核、乳头体核、丘脑下部等密切相关，因此把边缘叶连同这些结构统称为边缘系统。

边缘系统损害时可出现情绪及记忆障碍、行为异常、幻觉、反应迟钝等精神障碍及饥饿、口渴、性行为异常、胃肠蠕动改变等内脏活动障碍。

六、内囊

内囊（internal capsule）是指位于尾状核、豆状核及丘脑之间的白质结构，是大脑皮质和皮质下各中枢上下行纤维的主要通路。

1. 内囊完全损害　内囊的范围狭小，纤维集中，如完全损害，病灶对侧可出现“三偏”综合征，即对侧偏瘫、偏身感觉障碍及偏盲。见于脑出血及脑梗死等。

2. 内囊部分损害　由于内囊的前肢、膝部、后肢通过的传导束不同，因此不同部位、不同程度的损害可单独或合并出现1~2个症状，如偏瘫、偏身感觉障碍、偏身共济失调、偏盲、一侧中枢性面、舌瘫或运动性失语等。

七、基底神经节

基底神经节（basal ganglia）亦称基底核（basal nucleus），是埋藏在大脑白质深部的灰质核团，包括纹状体（含尾状核和豆状核）、屏状核及杏仁核。基底神经节是锥体外系统的中继站，除了各核之间有相互密切的联络纤维外，与大脑皮质、丘脑、小脑、脊髓都有广泛的纤维联系。它的功能是与大脑和小脑协同调节随意运动、肌张力、姿势及复杂的行为活动。

基底神经节病变的主要临床表现有两方面：一是不自主运动；二是肌张力改变。

1. 肌张力减低—运动过多综合征　舞蹈样动作：一种不重复、无规律、无目的急骤运动（壳核病变）；手足徐动症：手指、足趾的缓慢如蚯蚓蠕动样动作（尾状核病变）；偏侧投掷运动：一侧肢体大幅度和有力的活动（丘脑底核病变）等。

2. 肌张力增高—运动减少综合征　黑质—纹状体多巴胺通路受损害时，临床表现为肌张力增高、动作减少及静止性震颤。

八、丘脑

丘脑是感觉传导的皮质下中枢和中继站。丘脑病变时，可产生丘脑综合征，包括：对侧偏身感觉障碍、对侧偏身自发性疼痛、对侧偏身感觉过敏或感觉过度、对侧面部表情运动障碍、对侧偏身不自主运动。

1. 对侧偏身感觉障碍　特点：①所有感觉皆有障碍；②深感觉和精细触觉障碍重于浅感觉（因为传导浅感觉的纤维有部分不交叉）；③肢体及躯干的感觉障碍重于面部；④严重的深感觉障碍可表现感觉性共济失调；⑤亦可出现感觉异常（大脑皮质对丘脑的抑制解除）。

2. 对侧偏身自发性疼痛　亦称丘脑痛。丘脑痛的特点：①疼痛部位不准确、不固定、较弥散；②疼痛的性质不定，烧灼感、冷感和难以描述的痛感；③疼痛常受情绪的影响，情绪激动可使疼痛加重；④常伴有自主神经功能障碍，如血压增高或血糖增高；⑤止痛药无效，抗癫痫药有一定的疗效。

3. 对侧面部表情运动障碍　丘脑损害时，由于丘脑至皮质下（锥体外系统）诸神经核的反射径路中断，病灶对侧的面部可出现分离性运动障碍，即当患者大哭大笑时，病灶对侧面部表情丧失，但令患者做随意动作时，面肌并无瘫痪表现。

4. 对侧偏身不自主运动、意向性震颤或共济失调　可出现舞蹈样动作或手足徐动样动作。并可因手指的指划运动而呈特殊的姿势——丘脑手。

5. 情感障碍　丘脑内侧核群病变，使之与边缘系统的联系受损所致。表现为痴呆、情绪不稳、强哭强笑、睡眠障碍等。

九、小脑

小脑是神经系统一个重要的运动调节中枢，主要作用是维持躯体平衡，调节肌张力和协调随意运动。小脑中至红核的传出纤维在传导过程中经过两次交叉，因此小脑对躯体活动发挥同侧协调作用。

小脑损害的主要临床症状是共济失调、平衡障碍及构音障碍。正常的随意运动需要各组肌肉在力量、速度、幅度等方面的准确配合，这种配合依靠小脑进行协调。

1. 小脑蚓部损害　出现躯干共济失调，即轴性平衡障碍。表现为站立不稳、步幅加宽、左右摇摆、步态蹒跚，故称醉酒步态。

2. 小脑半球损害　小脑的功能主要是确定运动的力量、方向和范围。当一侧小脑半球病变时表现为同侧肢体共济失调，即指鼻试验及跟—膝—胫试验不稳准、辨距不良、轮替动作差等，同时伴有肌张力减低、腱反射减弱或消失，有时出现钟摆样腱反射。常出现水平性眼震及小脑性语言（构音不清或爆发性语言等）。

十、脑干

脑干是中枢神经系统的重要组成部分，位于大脑下方，上与间脑相连，下与脊髓相连，从上至下由中脑、脑桥和延髓三部分组成。内部结构主要有神经核、上下行传导束和网状结构。脑干各部位损伤后均有其典型临床综合征。

（一）中脑

中脑位于脑干的上部，中脑损伤的临床综合征如下：

1. 韦伯综合征（Weber syndrome）　又称大脑脚综合征。病变位于一侧中脑大脑脚脚底，侵犯了动眼神经和锥体束。表现为：①病灶侧眼睑下垂、瞳孔散大、眼球可能向下外方斜视，不能向上、内侧、下方转动（动眼神经麻痹）；②病灶对侧偏瘫（包括中枢性面瘫和舌肌瘫痪）。

2. 贝内迪克特综合征（Benedikt syndrome）　又称红核综合征。病变位于中脑，侵犯了动眼神经、黑质、红核，而锥体束未受影响。表现为：①病灶侧眼睑下垂、瞳孔散大、眼球运动障碍（动眼神经麻痹）；②病灶对侧肢体震颤、强直（黑质损害）或舞蹈样动作、手足徐动及共济失调（红核损害）。

3. 中脑网状结构上行激活系统损害 可引起意识障碍，中脑红核水平网状结构下行通路阻断可导致去大脑强直。

（二）脑桥

脑桥位于脑干的中部。脑桥损伤的临床综合征如下：

1. 米亚尔－居布勒综合征（Millard-Gubler syndrome） 又称脑桥腹外侧综合征。病变位于脑桥腹外侧部，接近于延髓，损伤了展神经、面神经、锥体束、脊髓丘脑束和内侧丘系。表现为：①病灶侧眼球不能外展（展神经麻痹）及周围性面瘫（面神经核损害）；②对侧中枢性偏瘫；③亦可出现对侧偏身感觉障碍。

2. 福维尔综合征（Foville syndrome）又称脑桥腹内侧综合征。主要累及展神经、面神经、脑桥侧视中枢、内侧纵束、椎体束。主要表现为：①病灶侧眼球不能外展（展神经麻痹）及周围性面神经麻痹（面神经核损害）；②双眼向病灶对侧凝视（脑桥侧视中枢及内侧纵束损害）；③对侧中枢性偏瘫（椎体束损害）。多见于脑桥旁正中动脉阻塞。

3. 雷蒙－塞斯唐综合征（Raymond-Cestan syndrome） 又称脑桥被盖下部综合征。病变位于脑桥背外侧部，损伤了展神经、面神经核、内侧纵束、小脑中脚、脊髓丘脑侧束和内侧丘系。表现为：①眩晕、恶心、呕吐、眼球震颤（前庭神经核损害）；②病灶侧眼球不能外展（展神经麻痹）和周围性面瘫（面神经核损害）；③眼球震颤、双眼向病灶侧注视不能（脑桥侧视中枢以及内侧纵束损害）；④同侧偏身共济失调（小脑中脚、小脑下脚和脊髓小脑前束损害）；⑤交叉性感觉障碍，即同侧面部痛、温觉缺失（三叉神经脊束损害），对侧偏身痛、温觉减退或丧失（脊髓丘脑侧束损害）；对侧偏身触觉、位置觉、振动觉减退或丧失（内侧丘系损害）⑥患侧霍纳征（交感神经下行纤维损害）。

4. 闭锁综合征（locked-in syndrome） 又称去传出状态，系脑桥基底部病变所致。主要见于脑干的血管病变，多为基底动脉脑桥分支双侧闭塞，而引起脑桥基底部梗死所致。患者大脑半球和脑干被盖部网状激活系统无损害，因此意识保持清醒，对语言的理解无障碍，由于其动眼神经与滑车神经的功能保留，故能以眼球上下运动示意与周围的环境建立联系。但因脑桥基底部损害，双侧皮质脑干束与皮质脊髓束均被阻断，展神经核以下运动性传出功能丧失，患者表现为不能讲话，眼球水平运动障碍，双侧面、舌瘫，构音、吞咽运动均障碍，不能转颈耸肩，四肢全瘫，可有双侧病理反射。因此虽然意识清楚，但因身体不能动，不能言语，常被误认为昏迷。脑电图正常或轻度慢波有助于与真正的意识障碍相区别。

（三）延髓

延髓位于脑干的下部。延髓损伤的临床综合征如下：

1. 瓦伦贝格综合征（Wallenberg syndrome） 又称延髓背外侧综合征。病变位于延髓上段的背外侧区。常见的原因为小脑后下动脉或椎动脉血栓形成。表现为：①眩晕、恶心、呕吐及眼震（前庭神经核损害）；②病灶侧软腭、咽喉肌瘫痪，表现为吞咽困难、构音障碍、同侧软腭低垂及咽反射消失（疑核及舌咽、迷走神经损害）；③病灶侧共济失调（绳状体损害）；④霍纳综合征（交感神经下行纤维损害）；⑤交叉性感觉障碍，即同侧面部痛、温觉缺失（三叉神经脊束及脊束核损害），对侧偏身痛、温觉减退或丧失（脊髓丘脑侧束损害）。

2. 德热里纳综合征（Dejerine syndrome） 又称延髓旁正中综合征。病变位于延髓中腹侧。患者出现舌下神经交叉瘫，表现为：①病灶侧舌肌瘫痪及萎缩（舌下神经损害）；②对侧肢体中枢性瘫痪（锥体束损害）；③对侧肢体触觉、位置觉、振动觉减退或丧失（内侧丘系损害）。

延髓广泛损害常累及生命中枢，造成中枢性呼吸、循环衰竭。

（赵春华　常大伟　王　琦　许允发）

第五节　脑卒中功能障碍评定

一、脑卒中功能障碍评定意义

脑卒中功能障碍评定，是利用各种客观的检查方法和量化的评估指标，准确地评价功能障碍的种类、性质、程度以及对生活质量所造成的影响情况。根据评定结果制定康复治疗目标和康复治疗方案、评价康复治疗效果及预后等，是临床康复治疗的依据，也是康复疗效的衡量尺度。在脑卒中康复治疗的初期、中期和后期均需要进行康复评定。

初期（初次）评定即康复治疗前的评定，主要是评估患者功能障碍的种类、性质及程度，为制定近、远期康复目标、康复治疗计划和估测预后提供依据。中期（再次）评定，是为了反映功能转归情况，指导康复方案的调整，使治疗方案更具针对性；后期（最后）评定，是出院前评定，主要判断康复治疗效果，为脑卒中功能障碍患者能否重返工作岗位、回归社会提供依据，为临床康复治疗科研提供资料，同时也为出院后家庭训练计划提供建议和指导。

二、脑卒中康复功能评定范畴

脑卒中的康复功能评定是对患者的功能状态及潜在能力进行测评，应分别评定各项功能，评定内容包括：基础评定、量表评定及仪器评定。

世界卫生组织将功能障碍分为三个水平，即残损、活动能力低下和参与能力低下。功能障碍的分类为个体功能和健康状况的描述提供了一个清晰的轮廓，目前已广泛地应用在康复评定中。

有关脑卒中所致各类型功能障碍的康复评定、相关项目和方法，详见本书各类功能障碍治疗各章节。

（李文志　张　强　霍弘达　赵恩旭）

第六节　脑卒中功能障碍康复治疗技术与方法

一、运动治疗

运动治疗是利用运动的方法，对身体的功能障碍和功能低下，起到预防、改善和恢复作用的一种特殊疗法。在脑卒中运动功能障碍康复治疗中十分重要。包括关节活动范围训练、关节松动技术、牵伸技术、肌力训练、步行训练及呼吸训练等。

（一）关节活动范围训练

关节活动范围训练是利用各种方法以维持和恢复因组织粘连和肌肉痉挛等多因素引发的关节功能障碍的运动疗法技术。活动关节之前要测量关节活动范围的情况，包括主动的关节活动范围与被动的关节活动范围。治疗时，可以先采用被动活动关节的方法，逐渐减少辅助的部分，增加主动活动的部分，最后达到可以主动完成关节的活动。活动关节时手法要轻柔、缓慢，以达到有效治疗的目的。治疗方式包括徒手操作和器械操作两种方式。治疗方法包括被动关节活动范围训练、主动–助力关节活动训练和主动运动。进行关节活动时，可以从近端大关节开始，逐渐发展至远端的关节，在关节的正常活动范围内，每一关节活动5~10次，每天进行2~3次的治疗。在肌张力不高的阶段，主要是以维持关节活动范围、促进肌肉运动为目的。有肌痉挛时，则采用缓慢牵张的方法来缓解肌痉挛，改善关节活动范围，促进肌肉运动恢复。

（二）关节松动技术

关节松动技术是指治疗师在患者关节活动允许范围内完成的手法操作技术，属于被动运动范畴。操作时常选择关节的生理运动和附属运动作为治疗手段。生理运动，指关节在生理范围内完成的运动，如屈、伸、内收、外展、旋转等；附属运动，指关节在自身及其周围组织允许范围内完成的运动，一般不能主动完成，需要由其他人帮助才能完成。

（三）牵伸技术

牵伸技术是指运用外力（人工或机械/电动设备）牵伸短缩或挛缩组织并使其延长，做轻微超过组织阻力和关节活动范围内的运动。目的是重新获得关节周围软组织的伸展性、降低肌张力，改善或恢复关节的活动范围。根据牵拉力量的来源可分为手法牵伸、机械（电动）牵伸和自我牵伸（即利用患者自身体重、肢体位置和强制运动完成的牵伸方式）。根据治疗时间可分为短暂性牵伸（用强力短时间内集中强化的方法）和持续性牵伸（用弱力持续进行的方法，如牵引、石膏固定）。根据牵伸力量来源和参与程度可分为被动牵伸、主动牵伸和神经肌肉抑制技术。牵伸治疗的作用：预防肌肉挛缩、调节肌张力、防止结缔组织发生不可逆性挛缩、提高肌肉的兴奋性、预防软组织损伤。

（四）肌力训练

肌力训练包括徒手肌力训练、等长肌力训练、等张肌力训练、等速肌力训练。徒手肌力训练，指由治疗师施加阻力或患者利用自身重力提供阻力的动态或静态主动抗阻训练。等长肌力训练，指肌肉收缩时，肌肉张力改变，而肌肉长度不产生明显变化或关节运动的静态抗阻运动。等张肌力训练，指训练时作用于肌肉上的阻力负荷恒定，产生关节运动，借以提高动态肌力或肌肉耐力。等张肌力训练包括向心性训练和离心性训练。肌肉主动缩短，使两端相互靠近为向心肌力训练；肌肉在收缩时逐渐延长，致使其两端相互分离为离心肌力训练。等速肌力训练，指在专门的等速训练器上获得恒定的角速度，即训练中运动速度不变，但遇到的阻力随用力程度而变化，以使运动肢体的肌张力保持最佳状态的肌力训练方法。

（五）步行训练

步行训练是指患者自身或利用不同步行辅助装置进行步行能力的练习。步行前训练是为准备完成步行练习进行的系列训练，以提高患者站立、步行等体位的适应能力。步行训练包括：肌力增强训练、起立床训练、平行杠内训练、手杖或拐杖站立训练、天轨减重步态训练等。

（六）呼吸训练

呼吸训练是指通过各种呼吸运动和治疗技术来重建正常的呼吸模式，增强呼吸肌功能，改善肺通气，减轻呼吸困难，提高肺功能的训练方式。包括腹式呼吸训练、抗阻呼气训练、深呼吸训练、局部呼吸训练、排痰训练及呼吸肌训练。

二、神经发育促进技术

神经发育促进技术治疗是根据神经生理学的理论，利用特殊的运动模式、反射活动、本体感觉刺激和皮肤刺激来抑制异常运动方式，促进正常运动模式，或者根据中枢神经损伤后功能恢复的规律，促进运动功能的恢复，从而达到使中枢神经损伤引起的神经肌肉功能障碍得到恢复的治疗方法。典型代表有博巴斯技术（Bobath technique）、布伦斯特伦技术（Brunnstrom technique）、本体促进技术（proprioceptive neuromuscular facilitation，PNF）、鲁德技术（Rood technique）等。

博巴斯技术（Bobath 技术）是治疗中枢神经损伤后引起的运动功能障碍的治疗方法。其核心是以日常生活活动任务为导向的姿势控制和运动控制。

布伦斯特伦技术（Brunnstrom技术）是依据脑损伤后患者运动功能恢复的各个不同阶段，利用各种运动模式诱发运动反应，再从异常运动模式中引导、分离出正常运动的成分，达到恢复患者运动功能的治疗技术。本体促进技术，又称PNF技术，即本体感觉神经肌肉促进技术，是通过对本体感受器刺激，达到促进相关神经肌肉的反应，改善运动控制、肌力、协调和耐力，最终改善功能的治疗技术。鲁德技术（Rood技术）又称皮肤感觉输入促通技术或多种感觉刺激治疗法。是在皮肤的特定区域，利用不同的有控制的感觉刺激，按照个体发育顺序，促进或抑制该区域的皮肤感受器对各种刺激的反应，诱发出有目的的较高级的运动模式。

三、运动再学习技术

运动再学习技术，是将中枢神经系统损伤后恢复运动功能的训练视为再学习或重新学习的技术，是20世纪80年代初由澳大利亚的卡尔（Janet H. Carr）提出的一种运动疗法。它以生物力学、运动科学、神经科学和认知心理学等为理论基础，以作业或功能为导向，在强调患者主观参与和认知重要性的前提下，按照科学的运动学习方法对患者进行再教育以恢复其运动功能的一套完整的方法。

运动再学习技术的具体操作分为4个步骤：①描述正常的活动成分，并通过对作业的观察来分析缺失的基本成分和异常表现；②练习丧失的运动成分，包括解释、指示、练习加语言和视觉反馈及手法指导；③作业练习，包括解释、指示、练习加语言和视觉反馈及手法指导，及时进行再评定；④训练的转移，即将训练转移到日常生活中去，包括安排和坚持练习，练习中要自我监督，并要求亲属和工作人员参与，创造良好的学习环境。

四、悬吊治疗技术

悬吊治疗技术始创于挪威，是基于现代康复理论最新成果的训练技术，包括诊断和治疗，通过不断地开链、闭链动作，发现弱链，并通过闭链加强弱链的治疗，强调让身体在高度不稳定状态下进行各种力量练习，通过增强核心力量和核心稳定性，来提高体能水平及运动能力的训练方法。

五、整脊技术

整脊技术，是根据生物力学的角度，应用特殊的手法对脊椎和骨盆的关节、椎间盘以及脊柱相关软组织的劳损、紧张僵硬或退化性改变进行调整，以恢复脊柱内的生物力学关系，解除脊柱周围软组织及慢性损伤的病理改变，以此来治疗脊柱错位、脊柱周围软组织以及新继发的脊柱相关疾病的方法。目前临床多应用整脊枪进行治疗。整脊枪是在整脊技术的理论基础上，运用共振（谐振）原理研制的一种治疗设备。该设备通过机械外力促使骨骼位移，回到中立位，起到调整关节位置、改善肌张力的作用。与徒手整脊技术相比较，力度更强，位置更深，效率更高。

六、诱控疗法

诱控疗法是赵春华主任在神经促通技术理论的基础上，临床实践中综合应用运动疗法、悬吊技术、整脊技术、磁刺激治疗、姿势控制等技术，总结出来的治疗脑卒中功能障碍的新方法。康复治疗时通过磁刺激周围神经，加强外周感觉的输入，同时配合双侧肢体运动，起到促进双侧大脑皮质功能重组，诱发正常运动模式，控制异常运动，提高运动功能的治疗作用。临床应用方法，参见本书第二章脑卒中运动功能障碍治疗相关章节。

七、作业疗法

作业疗法（occupational therapy）是以采用有目的的、经过选择的作业活动为主要治疗手段，用来维持、改善和补偿患者功能的治疗方法。作业活动既是作业疗法的治疗手段，又是作业疗法康复的目标。作业疗法能够帮助因脑卒中躯体、精神障碍造成的暂时性或永久性残疾者，最大限度地改善与提高自理、工作及休闲娱乐等日常生活活动能力，提高生活质量，回归家庭与社会。作业疗法，包括功能性作业疗法、心理性作业疗法、日常生活活动能力训练、自助具和矫形器的制作与应用、职业前的作业疗法等。

八、中医技术与方法

中医的“整体观”“辨证论治”“形神合一”等思想，已成为我国康复医学中不可或缺的重要部分。在脑卒中功能障碍康复治疗中，依主症辨证论治，应用的技术方法主要包括中药内服、中药外敷、中药熏洗、针灸、推拿、按摩、传统运动疗法等。

九、物理疗法

（一）物理疗法简述

物理疗法（physical therapy，PT）是源自西方医学的一种非药物治疗方式，是通过人体对物理刺激所产生的生理反应及效果来达到治疗及康复的目的。物理治疗学是建立在科学理论基础上的学科，物理治疗广泛应用于临床与健康领域，是一种恢复、促进、保持患者最佳身体功能的医疗方法。

物理疗法的基本治疗方式是利用物理原理或透过媒介来达到治疗的效果。一般的物理治疗是利用电、光、磁、水、冷冻、加热、力及运动等物理因子来刺激人体的生理功能，以此改善血液循环，促进新陈代谢，加强心肺功能，强化肌肉力量及耐力，使关节柔韧，上下肢协调敏捷，患者疼痛得以缓解，克服功能障碍，身心舒展，恢复体能，以达到恢复患者正常活动功能和提高生存质量的目的。脑卒中功能障碍康复治疗有关的物理疗法，包括神经肌肉电刺激疗法、经颅磁刺激技术、经颅直流电刺激技术、激光疗法、水疗法、冷疗法、泥蜡疗法、高压氧疗法等。

（二）功能障碍物理疗法临床应用掌握的原则

其一，掌握好应用时机。在脑卒中功能障碍的康复治疗中，早期应用物理疗法可以获得更好的疗效。如临床研究发现，膀胱自主排尿障碍的患者，在早期应用正弦调制中频电疗法，有利于患者较快恢复自主排尿功能；对脑卒中肢体偏瘫的患者，早期应用功能性电刺激，可以促进偏瘫肢体功能的早日恢复。其二，掌握好物理治疗剂量，对脑卒中功能障碍患者康复效果有直接的影响。在确定脑卒中功能障碍的治疗剂量时，注意5点：①不同剂量物理因子对机体作用的基本规律；②功能障碍的性质和发展阶段；③患者的个体差异；④受作用的组织器官特点；⑤物理治疗方法的作用机制。其三，脑卒中功能障碍物理综合治疗与综合康复的概念相同，物理因子的科学综合应用，是物理治疗中的重要原则之一。可以同时应用两种或两种以上物理因子，也可以多种物理因子交替联合应用。脑卒中功能障碍物理治疗的最优选择原则是，所选择的物理治疗应能发挥最佳的治疗作用。最优选择的内容包括：物理因子的最优治疗项目、最优治疗参数、最优作用时间等。临床康复治疗中确立物理因子的最优选择原则将有助于提高疗效。

十、脑机接口技术

脑机接口（brain-machine interface，BMI；brain computer interface，BCI），也称作“大脑端口”或“脑机融合感知”。指在脑与外部设备之间建立直接的通信渠道，实现脑与设备之间的信息交换。其信号来自中枢神经系统，传播中不依赖于外周的神经与肌肉系统。常用于辅助、增强、修复人体的感觉－运动功能或提升人机交互能力，应用于医疗、康复、护理等领域。

脑机接口技术的主要理论依据是大脑具有可塑性，它与脑机接口相适应，可以像控制自然肢体那样控制植入的假肢。脑机接口技术中，有向人体植入某种装置的侵入式，也有通过戴在头部并从体外读取脑的信息或者向脑传输信号的非侵入式。脑机接口分为感觉型（输入型）和运动型（输出型）两种。感觉型脑机接口，它是将输入到人体传感器的外界信息转换（编码）为电信号，通过植入到脑内的电极将该信号传递给感觉神经，从而实现重建感觉功能。运动型脑机接口，它是通过思维来驱动机器。当要做某个动作时，计算机通过读取大脑运动区的信号，就可以直接驱动机器。

脑电图（EEG）作为有潜力的非侵入式脑机接口已得到深入研究，但该技术存在的问题是它对噪声敏感。此外，使用脑电图作为脑机接口的现实障碍是使用者在工作之前要进行大量的训练。目前，许多现有的脑机接口仍然是实验性质的，仍需要不断发展和完善。然而，脑机接口技术的相关研究，为脑卒中功能障碍患者带来了新的希望，尤其是运动功能障碍的瘫痪患者。

（赵春华　张　欣　杨翠玲　刘星辰）

第七节　脑卒中功能障碍康复治疗原则

有资料表明，脑卒中功能的自然恢复是存在的。自然恢复是由于急性期病灶周围水肿逐步吸收，脑血流自我调节的重建，使缺血性半暗带神经细胞恢复功能。自然恢复率一般为15%~20%，经过康复治疗后，约80%患者的功能障碍可明显改善。及早予以正确的康复治疗不仅可以促进功能的自然恢复，而且可以防治废用综合征和误用综合征，提高脑血管意外的功能恢复质量。

一、脑卒中康复治疗的原则

1. 早期康复　康复应尽早进行，缺血性卒中患者，如果神志清楚，生命体征平稳，病情不再发展48小时后，即可进行康复治疗。出血性卒中一般宜在10~14天后进行。

2.循序渐进　在急性期，康复运动主要是抑制异常的原始反射活动，重建正常运动模式，其次才是加强肌肉力量的训练。卒中康复是一个改变“质”的训练，旨在建立患者的主动运动，要保护患者，防止并发症发生。

3. 调动患者的积极性　康复实质是“学习、锻炼、再锻炼、再学习”，以促进脑组织的功能重组。与患者沟通，让其理解并积极投入康复治疗之中才能取得更好的康复成效。

4.强调全面康复　在康复治疗的同时，应关注患者言语、认知、心理、职业与社会等相关康复内容。脑卒中患者功能障碍的特点是“障碍与疾病共存”，应在全面监护与治疗的同时进行康复治疗。脑卒中易复发，对此应注重卒中二级预防。

5.重视患者的心理状态　心理障碍会严重影响功能恢复，因此应重视卒中患者的心理改变，如出现抑郁、焦虑等心理障碍，应积极进行心理康复治疗。

二、脑卒中康复治疗的适应证与禁忌证

（一）适应证

患者生命体征（体温、脉搏、呼吸、血压）平稳，神经系统症状不再进展48小时后，没有严重并发症、合并症，没有严重精神、行为异常。

（二）禁忌证

脑卒中康复治疗禁忌证：①需绝对安静的重症患者；②体温38℃以上；③持续的或不稳定型心绞痛患者；④发作后处于不稳定状态的心肌梗死患者；⑤安静时血压舒张压120mmHg以上，或收缩压200mmHg以上；⑥安静时脉搏超过100次/min；⑦心力衰竭失代偿状态，有心源性哮喘症状，呼吸困难，全身浮肿，胸腔积液、腹水的患者；⑧心肌疾患发作在10日以内者；⑨重度心律不齐；⑩体位变化或运动时血压的反应显著异常者；⑪安静时有心绞痛发作者；⑫游离性大动脉瘤；⑬手术后未拆线；⑭骨折愈合不充分；⑮剧烈疼痛；⑯全身性疾患的急性期。

（赵春华　李文志）

第八节 脑卒中功能障碍中西医结合康复治疗理论与方法

中医康复思想与现代康复理念的融合是我国康复医学的特色，中西医结合康复治疗是我国康复医学固有的优势。中医康复医学蓬勃发展，与西方康复医学共同构筑了有中国特色的中西医结合的康复医学体系。如何把中医传统医学康复治疗技术方法与现代康复医学技术方法有机结合，形成具有中国特色的中西医结合康复治疗模式，一直是中国康复医学界探索和研究的课题。

脑卒中功能障碍中西医结合康复治疗，是针对脑卒中导致患者的功能丧失，应用中西医结合理论和技术方法，寻找中西医结合康复治疗的共同点和互相促进点，最大程度地恢复患者的功能重建过程。脑卒中的功能障碍全程康复治疗，应从脑卒中的急性期开始，进行规范化、标准化的中西医结合脑卒中临床康复治疗，最大限度地减轻脑卒中致残的可能性，获得较好的预后。临床研究和实践证明，按照规范的康复治疗流程和中西医结合的治疗方案进行康复治疗，能明显提高脑卒中患者的康复水平，是脑卒中后降低致残率最有效的方法之一。

一、脑卒中功能障碍中西医结合康复治疗理论基础

中西医结合康复治疗十分重视思路研究和方法论研究，强调中西医并重，注重临床与实验研究相结合，继承与创新相结合。中西医结合，积极利用现代科学技术方法，加以借鉴、改良、创新，注重优势互补，在继承中发展，在发展中结合，在结合中创新，在创新中突破。始终强调要勇于创新，只有创新才能发展。我国通过近几十年来的中西医结合理论研究和临床实践研究，解放思想，创新思维，促进了中西医结合康复医学研究不断取得新成果、新进展及可持续发展。

脑卒中功能障碍中西医结合康复治疗方法与技术，是综合运用现代神经病学理论、现代康复治疗方法、中医药学理论和中医传统康复治疗方法，将其有机结合的一种康复治疗技术方法，并在综合交叉运用中不断创造新理论与新技术方法。

中西医结合理论，对脑或神经系统疾病的认识，无论是西医学还是中医学，最初都只是来源于对表象和症状的观察、描述等。随着西医学的发展，研究者们在脑病患者死亡后，通过尸检（解剖）来观察神经系统形态学变化，并与死者生前症状表现联系起来加以研究（逐步发展形成神经病理学方法）。如对“失语”的研究，法国外科医师Pierre Paul Broca（1824—1880）通过细致的临床观察，于1861年首次发现并描述了2名患者能够理解别人的语言却不能讲话，死后经尸体解剖发现病变均位于左额叶后下部。之后他又研究了8个相似病例，尸检结果发现病变均在左额叶后下部。经过病例资料的积累，Broca提出人脑语言中枢在额下回后部，并宣布“我们用左侧半球说话”。后来该区被命名为Broca区（运动语言区），这种“能够理解和听懂别人的语言却不能讲话”的“失语”，被称为运动性失语症，或表达性失语，也称Broca失语。1874年，德国神经病及精神病学家Carl Wernicke（1848—1905）发现并提出了另一种失语症：患者能够讲话，但不能理解语言，包括他自己讲的话自己也不明白，所答非所问。同样通过尸检发现病变部位在左颞叶后部，后来该区被命名为Wernicke区（感觉语言区），这种失语被称为感觉性失语症，或感受性失语，也称Wernicke失语。大脑皮质的语言区和优势半球的发现，确立了大脑皮质功能定位说等。有关脑的知识很多都是临床观察与尸检（病理解剖）方法相互配合、印证加以研究取得的成果。

中医学早在《黄帝内经》时代就有了关于“尸检”的记录。《灵枢·经水》记载：“若夫八尺之士，皮肉在此，外可度量切循而得之，其死可解剖而视之。”《黄帝内经》记录了很多关于脑的解剖、生理、病理知识，奠定了中医学的“脑髓”理论和脑病研究基础。

然而，通过尸检方法获得对脑疾病的知识总是有限的。19世纪以来，随着英国物理学家Robert Hooke（1635—1703）1665年发明的显微镜技术的不断进步，神经病理学从器官病理学走向细胞病理学，推动了神经科学的发展。1895年德国物理学家Wilhelm Conrad Röntgen（1845—1923）发现X射线。X射线的发现及其在医学领域的应用及发展，使人类第一次获得对活体脑内部进行观察的可能，并可发现脑中结构的异常。20世纪以来，计算机体层扫描（computed tomography，CT）的发明和应用，进一步拓展了对活体脑内部结构的认识和分析，而且计算机使图像的分析变得方便和准确。继头颅CT的应用之后，又出现了正电子发射体层成像（positron emission tomography，PET）、单光子发射计算机断层成像（singlephoton emission computed tomography，SPECT）、磁共振成像（magnetic resonance imaging，

MRI）、经颅多普勒超声（transcranial Doppler，TCD）、数字减影血管造影（digital subtraction angiography，DSA）等无创伤性检查方法，以及各种诱发电位检查、脑电图、脑地形图和肌电图等的创造和应用，不仅大大提高了神经系统疾病的诊断技术和诊断水平，更可以在清醒、无创伤的条件下观察研究脑结构和功能。说明技术和方法的更新与发展对科学研究和推动认识提高的重要性，科学的发展需要以方法的创新为前提和基础。当今科学技术的发展日新月异，特别是基础医学领域中出现了分子生物学与微量检测技术，形态学研究上电镜的应用等，改变了过去许多问题的认识与概念。

由此可见方法对于一门科学或学科的重要性，方法决定着一门科学的研究方向、研究层次，甚至可改变一门科学或学科的研究方向。俄国生理学家、诺贝尔生理学或医学奖获得者Ivan Petrovich Pavlov（1849—1936）曾提出："科学是随着研究方法所获得的成就而前进的。研究方法每前进一步，我们就更提高一步。随之，在我们面前也就开拓了一个充满着种种新鲜事物的、更辽阔的前景。"法国生理学家Claude Bernard（1813—1878）指出："良好的方法能使我们更好地发挥运用天赋的才能，而拙劣的方法则可能阻碍才能的发挥。"

《黄帝内经》之后的中医学，在继续发扬《黄帝内经》的理论、方法、学术思想等过程中，受到儒家思想"身体发肤，受之父母，不敢毁伤"等严重影响，促使中医学基本思维方法和方法论的转变，却逐渐忽视和放弃了解剖学方法，直接影响中医学对人体器官、组织结构等解剖学研究，乃至影响了中医学实验分析方法的应用和研究。然而，中医学以其整体观念、辨证论治和多种治疗方法的优势，在疾病治疗与康复过程中发挥着其独特的疗效和作用。

中医学理论核心是整体观，"形神合一""天人合一"。中医康复包含以整体观为核心的全面康复思想，全面康复思想不仅关注肢体运动功能，脏腑生理功能、精神心理功能等的恢复，同时也注重社会生活能力和适应自然环境的能力的全面恢复。在整体观指导下，强调人体功能的康复，既要注重肢体、脏腑、神志功能的协同统一，保持"形神合一"；还要实现环境适应能力和社会活动参与能力的全面康复，达到"天人合一"的健康状态。这些中医康复思想与现代康复医学的国际功能、残疾和健康分类（International Classification of Functioning，Disability and Health，ICF）的理念有相通之处，ICF从身体结构功能、活动和参与、环境因素、个人因素等方面评价人的健康状况，同样注重功能的全面康复。ICF解决了功能障碍的分类问题，但还需要建立功能与能力之间的相关性，从整体功能恢复的角度对康复工作进行设计。中医康复虽然很明确提出整体功能观指导思想，但缺乏功能障碍系统分类，可量化的标准也较欠缺。在中医康复理论指导下，结合康复医学分类模式，可共同构成我国康复医学整体功能观的理论框架和工作实践基础。

随着康复医学科学的不断进步，西医康复与中医康复作为两种不同的医学体系，在理论与实践上逐渐显露出各自的优势与局限。因此，寻求二者的结合成为康复医学发展的必然趋势。30多年来，我国一直在探索实现中西医结合康复治疗的途径，并取得一定成果。

现代康复医学强调从外到内，从细分到整合对人体进行干预，重点作用于肌肉、骨骼及神经系统，综合运用各种方法手段认识和改善功能状态。而传统康复的功能训练则充分体现了“整体观”“辨证论治”“形神合一”等中医原创思想，强调身心并练、形神兼养、动静结合，着重通过躯体和精神、心理的调适及平衡促进健康与康复，如针灸、推拿、太极拳等传统康复手段，在疾病康复中发挥着重要的作用。综上所述，脑卒中功能障碍中西医结合康复治疗技术与方法，符合创新之要素，病证结合，优势互补。传统康复与现代康复的融合是我国康复医学的优势和特色。

总之，中西医结合基础理论研究成果，为临床脑卒中功能障碍中西医结合康复治疗奠定了理论基础。

二、脑卒中功能障碍中西医结合康复治疗结合方法

从方法学上讲，科学是运用一定的方法生产新知识的过程，科学方法则是达到或实现生产新知识而采取的最有效的程序、途径、准则、工具、技术、手段等。因此，方法是从未认识到认识、从无知到获得知识的途径。建立相应的科学方法，是成为一门科学或科学活动的重要特征之一，而且任何一门科学或学科的发展，均有赖于研究方法的先进与不断更新，总是与方法学的突破和思路的创新密不可分。在神经科学（脑科学）的发展中表现尤为突出。对于脑卒中功能障碍中西医结合康复治疗技术与方法来说，更应该重视研究中西医结合的方法，努力提高中西医结合康复治疗水平。

脑卒中功能障碍中西医结合康复治疗技术与方法，应该通过病证结合、分阶段结合、中西医融会应用、综合诊治等方法，并在临床中充分应用中西医结合基础理论研究的成果，使病证诊治客观化。一是西医辨病与中医辨病辨证相结合；二是吸取中、西医两者治病原则与方法之长，优势互补，治疗上相辅相成，使疗效提高；三是从临证实际出发抓住疾病的主要矛盾，或舍病从证（标证急时按证论治），或舍证从病（证候不明显而病理或实验室检

查仍阳性时按病论治）；四是针对病证过程的阶段性特征，抓住各阶段主要矛盾灵活运用辨病辨证方法，中西医诊疗方法有机结合；五是中、西医理论及方法相互借鉴；六是中、西医药物并用，训练与针药兼施，中医传统康复技术与现代康复技术结合，综合应用中、西医康复治疗方法；七是在中西医康复融合的过程中，防止中西医康复技术无序叠加的现象，导致康复疗效不增反减。中西医康复的最佳融合方式、融合点、治疗顺序先后、治疗的最佳频次、强度等仍有待进一步探索和研究。

脑卒中患者神经功能损伤后，中枢神经系统结构和功能上具有代偿和功能重组能力。有研究表明，脑细胞将通过轴突再生，树突“发芽”，以及突触阈值改变，为脑可塑性的生理、生化和形态学改变奠定基础，中枢神经系统损伤后运动功能的恢复是一种再学习或再训练过程。功能训练可促进中枢神经系统的重塑或功能重组，从而极大地改善患者功能障碍，但重建正常的运动模式是一个漫长而艰巨的过程。针刺、推拿、灸法、中药外治法、传统运动疗法等是中医传统的康复治疗技术与方法，具有疏通经络、行气活血、滑利关节、舒筋止痛等作用，对脑卒中功能障碍康复有独到之处。中医传统康复治疗技术方法与西医康复技术方法结合，优势互补，体现出中国特色的中西医结合康复治疗优势。脑卒中各类型功能障碍中西医结合康复治疗，具体的技术方法及思路，详见本书各功能障碍康复治疗章节。

（赵春华　池明宇　刘树权　李文志）

第九节　脑卒中功能障碍康复护理

一、脑卒中功能障碍康复护理的概念

康复护理是在常规护理的基础上，应用各种专业的护理技术，对患者进行功能障碍的护理和训练。是随着康复医学而发展起来的一门专科护理学科，是康复医学的重要组成部分。为达到躯体、精神、社会和职业的全面康复目标，在脑卒中功能障碍康复治疗计划实施过程中，进行康复护理，与康

复医师和其他康复专业人员紧密配合，实施专门功能训练，预防继发损害，减轻残疾的影响，使患者达到最大限度的功能改善和重返社会。

二、脑卒中功能障碍康复护理的内容

脑卒中功能障碍康复护理中的常规护理与临床其他科室的护理内容相同。功能训练是功能障碍康复护理的主要内容，康复护士要学习和掌握有关功能训练的基本技术和方法，配合康复医生和治疗师对功能障碍进行功能评定和功能训练。同时，预防并发症的发生也是康复护理的主要内容。

三、脑卒中功能障碍康复护理的流程

脑卒中功能障碍康复护理的流程，首先要收集患者资料，从入院开始，通过对患者及其家属的询问，观察和护理评估，了解病史、生活习惯、家庭情况、功能障碍情况、患病过程、治疗经过（如是否经历康复）、现在的功能情况、日常生活活动能力、心理状况及是否有并发症等；然后，根据上述内容，确定护理目标，制定康复护理计划及落实康复治疗计划措施。经过一定疗程的实施后，对护理效果给予评价，制定新的护理计划，再实施、再评价，如此循环，直到患者出院前，同时指导制定家庭护理计划。

四、脑卒中功能障碍分类康复护理

脑卒中功能障碍分类康复护理，详见本书脑卒中功能障碍康复治疗相关章节。

（刘　锋　崔敬军　金　健　耿铭悦）

第二章

脑卒中运动功能障碍中西医结合康复治疗

第一节　概述

人体的运动功能，是大脑皮质发出随意冲动，中间接受基底节、脑干、小脑和脊髓多层次的协调而下行。其中皮质脑干束止于脑干的不同水平，支配脑神经运动核，皮质脊髓束止于脊髓不同水平的脊髓前角细胞，支配相应节段的肌肉活动。脑卒中所致的运动功能障碍是运动系统失去了其高位中枢的调控，使原始的、被抑制的、受到调节的皮层以下中枢的运动反射释放，导致患侧肢体肌群间协调紊乱，肌张力异常，产生异常的运动模式及运动功能障碍。在发病早期因脊髓休克而表现为弛缓性偏瘫，出现偏瘫侧肢体随意运动障碍并伴有明显的肌张力低下，随着脊髓休克的恢复，肌张力逐渐增高而出现痉挛性偏瘫，表现为偏瘫侧上肢屈肌群和下肢伸肌群的痉挛模式，同时会伴有异常运动模式的出现。

脑卒中后出现一侧运动功能障碍，中医学称之为中风偏枯。中医学认为，中风偏枯是由营卫俱虚，真气不能充于全身，邪气侵袭于半身偏虚之处所致一侧上下肢偏废不用之证，又名偏风，亦称半身不遂，常见于中风病恢复期和后遗症期，属中风病类证范畴。

一、脑卒中运动功能障碍分类

因脑损伤部位、面积、体积的不同，所引发运动功能障碍的临床表现也不同，可出现单纯上肢瘫、下肢瘫或手瘫（即单瘫，指一个肢体或一个肢体的某一部分的瘫痪），以及偏侧上下肢瘫（即偏瘫），还可出现双侧上下肢瘫（即四肢瘫）。

二、脑卒中运动功能障碍中西医结合康复治疗思路

脑卒中运动功能障碍的中西医结合康复治疗，是应用中西医结合康复治疗技术与方法来恢复或提高患者的运动功能、降低残疾的有效手段。现代康复理论认为中枢神经系统具有很强的可塑性，中枢神经系统损伤后，通过学习和训练，大脑在结构与功能上可以进行重组，恢复已失去的功能。中医以传统康复理论“整体观”，“天人合一”，辨证施治，调理气血，疏通经络，使偏瘫患者患侧受损功能得以恢复。

脑卒中运动功能障碍的急性期康复治疗，在患者生命体征平稳、神经损伤症状不再进展48小时后，即可开始治疗。此阶段治疗的重点是预防并发症发生，同时促进肢体功能恢复。治疗方法是中西医并重、优势互补。采用现代康复医学的良肢位摆放、被动关节活动范围训练、肌力训练及促进技术等，与中医针刺、推拿治疗相结合进行治疗。中医针刺、推拿治疗可调理气血，疏通经络，使偏瘫患者患侧受损功能得以恢复。如对偏瘫患者头部进行推拿按摩，可以改善患者颅内的血液供应，有“醒脑开窍”之功效。针刺可诱发肢体的运动功能，再通过现代康复技术治疗可以巩固针刺的疗效，维持已激活的突触联系。两者相结合，优于单纯的中医针刺治疗或现代康复治疗。临床观察，中医针刺具有很好的即刻效应，如醒脑开窍针法，针刺后可使瘫痪肢体肌力有1~2级甚至2级以上的提高，与现代康复技术结合可延长疗效。两者结合，可起到优势互补，相互促进的效果。

在恢复期和后遗症期，脑卒中运动功能障碍中西医结合康复治疗是相互取长补短，分阶段实施。中医传统康复治疗是依据患者的证候辨证论治。现代康复医学是在Brunnstrom运动功能恢复理论及功能评定基础上，制定个体化治疗方案，循序渐进，逐步升级。在治疗中，提倡治疗与评定结合，根据患者功能障碍情况的变化，调整治疗方案。充分发挥康复团队的沟通协作，体现团队治疗效果。

当肢体运动功能处于Brunnstrom分期的弛缓阶段时，强化肌力训练，对脑卒中患者运动功能恢复有积极作用（Ⅱ级推荐，B级证据）。针刺、推拿的“治痿独取阳明”原则，与现代康复的抗阻训练和神经肌肉电刺激治疗相结合，虽然理论和方法各有不同，但都可增强肌肉力量，促进运动功能恢复。《中国脑卒中康复治疗指南》明确指出：针灸在脑卒中迟缓性瘫痪期能加速肢体的恢复过程，提高运动功能（Ⅱ级推荐，B级证据）。现代医学研究发

现，针刺治疗可使运动神经元兴奋，诱发肌张力增强，促进运动的产生。尤其以上肢曲池，下肢足三里为主穴的针刺方法效果明显。如针刺过程中同时使用断续波的电针治疗，效果更加显著。

当肢体运动功能处于Brunnstrom分期的痉挛阶段时，采用物理疗法、关节松动等方法，与中医推拿的牵伸法相结合，可以较好地缓解肌张力。对肢体痉挛严重的患者建议给予推拿治疗，以缓解肌张力（Ⅲ级推荐，C级证据）。肌肉痉挛者，可使用肉毒毒素注射治疗，降低肌张力，缓解痉挛。针对肌肉短缩的问题，可采用中医推拿拉伸的方法缓解。

当肢体运动功能处于Brunnstrom分期的分离运动阶段时，可采用诱控疗法与针刺相结合的方法提高肢体运动速度。采用平衡、协调训练与传统运动疗法（如太极拳等）相结合的方法提高肢体运动的准确度以及耐力。临床研究表明，太极拳训练能够增加脑卒中患者肢体肌力，改善脑部血液循环，促进神经系统功能重塑。

在治疗过程中，如患者出现肩痛，采用被动关节活动训练与推拿治疗相结合、物理治疗与中药热奄包治疗相结合的治疗方法，可有效缓解肩痛；如出现手足肿胀或关节活动度差的问题，可采用震动治疗与中药手足熏洗相结合、关节松动与推拿相结合的治疗方法，可起到缓解手足肿胀、改善关节活动度的效果。

总之，大量临床实践证明，脑卒中运动功能障碍中西医结合康复治疗可产生正向协同效果。康复治疗应在准确评估患者功能的基础上，病证结合，同时选择正确的中西医结合治疗技术与方法，制定个体化治疗方案，才能充分发挥现代康复与中医传统康复的优势。中西医康复治疗的有机结合，才能更好地改善患者的运动功能障碍，减少残疾的发生。

第二节　脑卒中偏瘫中西医结合康复治疗

脑卒中导致的偏瘫，是以一侧肢体随意运动不全或完全丧失为主要临床表现的综合征。主要是由病灶侧锥体束及锥体外系的损害所致，病灶的部位和大小常常决定偏瘫的严重程度。

一、脑卒中不同部位损害的偏瘫特征

（一）脑皮质或脑皮质下损伤性偏瘫

脑皮质或脑皮质下损伤性偏瘫，以大脑中动脉的病变最常见。表现为上肢瘫痪重于下肢，远端重于近端。左侧皮质损伤性偏瘫常伴有失语、失用、失认等症状。顶叶损伤，伴有皮质性感觉障碍，其特征是浅感觉（即触觉、温痛觉）等正常，而实体觉、位置觉、两点辨别觉障碍明显。

（二）内囊损伤性偏瘫

内囊损伤性偏瘫典型的症状是三偏征，即偏瘫、偏侧感觉障碍与偏盲。常见的原因是大脑中动脉分支的豆纹动脉供血区出血或缺血。内囊后肢锥体束损伤主要导致对侧偏身运动障碍，也可引起对侧偏身感觉减退及对侧同向偏盲。

（三）脑干损伤性偏瘫

脑干损伤引起的偏瘫多表现为交叉性偏瘫，即上、下肢瘫痪在一侧，颅神经麻痹在另一侧。

脑干各部位损伤的临床表现及综合征详见第一章第四节之“十、脑干”部分。

二、偏瘫运动功能评定

功能评定是偏瘫患者康复治疗的重要组成部分。康复治疗前，首先要进行功能评定，确定障碍的性质、范围、程度，以评定结果作为客观依据，制定康复目标和治疗方案、检测治疗结果及预后预测。偏瘫运动功能评定包括：肌力评定、肌张力评定、关节活动度评定、步态分析、平衡与协调功能评定、日常生活活动能力评定、Brunnstrom评价法、Fugl-Meyer评价法、上田敏评价法、Bobath运动模式质量评价等。

在脑卒中偏瘫的康复治疗中，涉及的功能障碍较多，评定方法也比较多，相同功能障碍点也存在多种评价的方法。在评定方法的选择上，除基础检查和评定外，应根据患者的主要问题和治疗的需要进行选择。如偏瘫肢体运动功能评定，可采用Brunnstrom法做快速筛查，采用Fugl-Meyer法做半定量评价，采用Bobath法用于运动模式质量评价的评定方式。

（一）肌力评定

徒手肌力检查（manual muscle test，MMT）技术是用来评价肌力低下的范围与程度的方法，是临床工作中最常用的评价方法。徒手肌力的评级标准（表2-1）如下：

表2-1 徒手肌力评级标准（MMT）

级别	运动
0	无肌肉收缩，为完全瘫痪
1	有轻度肌肉收缩，但不产生关节运动
2-	不抗重力时只有运动的起始动作
2	不抗重力时有完全活动范围
2+	抗重力时活动范围＜50%
3-	抗重力时活动范围＜100%，＞50%
3	抗重力时有完全活动范围
3+	抗重力，抗最小阻力时有完全活动范围
4-	抗中度阻力，但活动范围＜100%，＞50%
4	抗中度阻力有完全活动范围
4+	初、中期能对抗的阻力同4级，末期对抗5级的阻力
5	能抗重力及最大阻力，完成全关节活动范围的运动

（二）肌张力评定

肌张力是人体维持各种姿势及运动的基础，可分为静止性肌张力、姿势性肌张力和运动性肌张力三种。静止性肌张力是指肌肉处于不活动状态下具有的紧张度。姿势性肌张力是指人体在维持任何一种姿势时肌肉所产生的张力。运动性肌张力是肌肉在运动过程中的张力。

正常肌紧张具有特定的形态，中等硬度、一定的弹性和轻度的抵抗。肌张力降低时表现为肌紧张低下，关节固定时表现出主动肌与拮抗肌的同时收缩较弱。若将肢体放在可下垂的位置并放开时，肢体仅具有短暂的抗肢体重力的能力，随即落下，甚至不能完成功能动作。

肌张力增高（痉挛）是由于上运动神经元或锥体束受损后引起牵张反射兴奋性增高，导致骨骼肌张力增高，其特点为肌张力随牵张速度增加而升高。临床上常与随意运动障碍一同出现，又称之痉挛性瘫痪。评定包括阿什沃思量表（Ashworth scale）、改良Ashworth量表（表2-2）、内收肌张力评分（表2-3）等。

表2-2 改良Ashworth痉挛评价量表

级别	评级标准
0	无肌张力的增加
Ⅰ	肌张力轻度增加：受累部分被动屈伸时，在关节活动范围之末呈现最小的阻力或突然卡住
Ⅰ+	肌张力轻度增加：在关节活动范围50%内突然卡住，然后出现较小的阻力
Ⅱ	肌张力较明显地增加：在关节活动范围的大部分范围内，肌张力均较明显地增加，但受累部分仍能比较容易地进行被动运动
Ⅲ	肌张力显著增高：被动运动困难
Ⅳ	受累部分被动屈伸时呈现僵直状态而不能完成被动运动

表2-3 内收肌张力评分

分级	评定标准
0级	肌张力不增加
1级	肌张力增加；由一人可轻易使髋外展45°
2级	一人轻微用力可使髋外展45°
3级	一人用大力使髋外展45°
4级	两人才能使髋外展45°

髋内收肌张力增加，可出现剪刀步态，同时影响会阴区卫生及性功能，应给予重视。

（三）关节活动度评定

关节活动度（range of motion，ROM）是在特定的体位下，关节可以完成的最大活动范围。其量化的方法是用量角器、尺子等量具，测量关节的近端骨和远端骨运动弧。测量关节活动度使用的工具有电子角度计和量角器两种。应用最普遍的是量角器。每个关节活动度的具体测量方法可参考相关康复医学教材。

（四）步态分析

1.正常步态的基本参数

（1）步宽：两侧足纵轴之间的距离，正常人为5~11cm。

（2）步长：一侧足跟（或足尖）迈步后到对侧足跟（或足尖）的距离，正常人为50~80cm。

（3）跨步长：一侧足跟（或足尖）到同侧足跟（或足尖）迈步后的距离，通常为步长的两倍，正常人为100~160cm。

（4）步频：单位时间内行走的步数，正常人为95~125步/min。

（5）步速：单位时间内行走的距离，正常人为65~100m/min。

2.步行周期（gait cycle）指向前迈步，一足跟着地时起，至该足跟再次着地时止，称为一个步行周期。

一个步行周期分为两个时期，即支撑期和摆动期。足跟着地即进入支撑期，足趾离地进入摆动期，支撑期占步行周期的60%，其中单侧支撑期占40%，双侧支撑期占20%，双侧支撑期包括预承重期和摆动前期，各占10%。摆动期占步行周期的40%。

3.步态分析　步态分析分为定性分析和定量分析。定性分析是医务人员观察患者行走的过程，作出步态分析的结论。而定量分析需要采用各种步态分析仪来采集数据和分析步态特征。

（1）定性分析：定性分析多不借助仪器，用肉眼观察步行中人体运动的方式、障碍点等，对患者步行能力进行评定。可采用步行功能性运动量表评定（functional ambulation category scale，FAC）（表2-4）。

表2-4　功能性运动量表（FAC）

级别	特征	表现
0	无功能	患者不能走，需要轮椅或2人协助才能走
Ⅰ	需要大量持续性帮助	需要使用双拐或1人连续不断地搀扶才能行走及保持平衡
Ⅱ	需要少量帮助	能行走，但平衡不佳，不安全，需要1人在旁给予持续或间断的接触身体的帮助，或需使用膝－踝－足矫形器（KAFO）、踝－足矫形器（AFO）、单拐、手杖等以保持平衡和保证安全

续表

级别	特征	表现
Ⅲ	需要监护或语言指导	能行走，但不正常或不够安全，需1人监护或用语言指导，但不需要接触身体
Ⅳ	平地上独立	在平地上能够独立行走，但在上下坡或不平的地面上行走，以及上下楼梯时仍有困难，需要他人帮助或监护
Ⅴ	完全独立	在任何地方都能独立行走

（2）定量分析：定量分析方法需借助器械或专用设备来观察步态，可得到较好的定量分析资料。所用设备简单的如卷尺、秒表、量角器等测量工具，以及能留下足印的物品；较为复杂的如动态肌电图、录像或高速摄影等设备；还可用专门设备如电子量角器、测力板或测力台、步态分析仪等进行定量分析。定量分析法所用分析参数大致有如下几类：时间距离参数、运动学参数、力学参数、步行周期参数、肌电活动参数和能量代谢参数。时间距离参数主要是分析跨步长、步长、步宽、足角、步速及步频等项目。

4.偏瘫步态特点及分析　偏瘫步态典型特征：由于患侧下肢肌力弱，同时伴有踝关节跖屈内翻，为了使瘫痪侧下肢向前迈进，摆动期患侧代偿性骨盆上提、髋关节外展、外旋，使患侧下肢经外侧划一个半圆弧，而将患侧下肢回旋向前迈出，故又称划圈步态。主要特点是步长短、步行速度慢。步长短的原因是患侧摆动期起始时地面推力不够，患侧足趾离地时和摆动早期髋关节屈肌力量不够；患侧摆动晚期时减速过快，健侧支撑期时，健侧髋关节伸肌过度活动。步行速度慢的原因是步长短，影响步行速度，双侧支撑期延长。

（五）平衡与协调功能评定

平衡与协调功能评定参见本书第四章。

（六）日常生活活动（activities of daily living，ADL）评定

日常生活活动是指个人为了满足日常生活的需要每天所进行的必要活动，分为基础性日常生活活动和工具性日常生活活动。常用的ADL量表评价方法有巴塞尔指数（Barthel index）、Katz指数、修订的Kenny自理评价、

PULS-ES及功能独立性评定等。巴塞尔指数（表2-5）是一种经典的评估、测试日常生活活动能力的工具，广泛运用于临床和研究中。

表2-5　巴塞尔指数评定

序号	项目	得分	评分标准
1	进食	10	在合理的时间内独立地完成进食活动，必要时能使用辅助具
		5	需要部分帮助（如切割食物）
2	洗澡	5	独立
3	修饰	5	独立地洗脸、洗头、梳头、刷牙、剃须（包括安装刀片，如需用电动剃须刀则会用插头）、女性独立化妆
4	穿衣	10	独立地穿脱衣裤、系鞋带、扣扣子、穿脱护具
		5	需要帮助，但在合理的时间内至少完成一半的工作
5	大便	10	无失禁，如果需要，能使用灌肠剂或栓剂
		5	偶尔失禁（每周＜1次）或需要器具帮助
6	小便	10	无失禁，如果需要，能使用集尿器
		5	偶尔失禁（＜1次/24h，＞1次/周）或需要器具帮助
7	上厕所	10	独立用厕所或便盆，穿脱衣裤，使用卫生纸或清洗便盆
		5	在穿脱衣裤或使用卫生纸时需要帮助
8	床椅转移	15	独立、安全地从轮椅到床，再从床回到轮椅，包括从床上坐起，刹住轮椅，抬起脚踏板
		10	最小量帮助和监督
		5	能坐起，但需要大量帮助才能转移
9	行走	15	能在水平路面独立行走45m，可以用辅助装置，但不包括带轮的助行器
		10	在小量帮助下行走45m
		5	如果不能行走，能独立操纵轮椅至桌前、床旁、厕所，能拐弯，能至少行进45m
10	上下楼梯	10	独立，可以用辅助具
		5	需要帮助和监督

巴塞尔指数评定，评定包括10项内容，根据是否需要帮助及其帮助程度分为0、5、10、15分四个功能等级，总分为100分。60分以上为被检者基本日常生活活动（basic activities of daily living，BADL）基本可以自理，40~60分者为BADL需要帮助，20~40分为需要很大帮助，20分以下为生活完全需要帮助。

（七）Brunnstrom评价法

1.Brunnstrom基本理论 在正常运动发育过程中，脊髓和脑干水平的反射因受到较高位中枢的抑制而不被表现。脑卒中后上运动神经元受损，低位运动中枢失去高位中枢的调节和控制，使被抑制的、原始的低位中枢的各种反射释放，出现协同运动、联合反应等异常运动模式。脑卒中后偏瘫患者肢体功能的恢复，遵循一个大致相同过程，并将其分为六个阶段（表2-6）。这个恢复过程因人而异，恢复进程或快或慢，也可能停止在某一阶段不再进展。

表2-6 Brunnstrom肢体功能恢复阶段

阶段	定义
第Ⅰ阶段	急性期发作后，患侧肢体失去控制，运动功能完全丧失，称为弛缓阶段
第Ⅱ阶段	患肢开始出现伴随着痉挛、联带运动和联合反应模式的运动，称为痉挛阶段
第Ⅲ阶段	患肢可以完成随意运动，但由始至终贯穿着联带运动的特点，因联带运动达到高峰，故此阶段称为联带运动阶段
第Ⅳ阶段	痉挛程度开始减轻，运动模式开始脱离联带运动的控制，出现了部分分离运动的组合，称为部分分离运动阶段
第Ⅴ阶段	逐渐失去联带运动的控制，出现了难度较大的分离运动的组合，称为分离运动阶段
第Ⅵ阶段	各关节均可完成随意的运动，协调性与速度均接近正常，称为正常阶段

2.协同运动 多出现于偏瘫的恢复初期，主要表现为肢体关节协同运动，难以完成独立运动，以一定运动模式出现（表2-7、表2-8）。

表2-7 上肢协同运动模式

上肢屈肌协同运动模式	上肢伸肌协同运动模式
肩胛带：上抬、后撤	前突
肩关节：屈曲、外展、外旋	伸展、内收、内旋
肘关节：屈曲	伸展

续表

上肢屈肌协同运动模式	上肢伸肌协同运动模式
前臂：旋后	旋前
腕关节：掌屈、尺偏	背伸
手指：屈曲	伸展

表 2-8　下肢协同运动模式

下肢屈肌协同运动模式	下肢伸肌协同运动模式
髋关节：屈曲、外展、外旋	伸展、内收、内旋
膝关节：屈曲	伸展
踝关节：背屈、外翻	跖屈、内翻
足趾：伸展	屈曲

3.联合反应　偏瘫患者健侧肌肉产生剧烈运动时，可引起患侧的肌肉收缩，是原始的协同运动，有如下几种。

（1）对侧性联合反应

1）下肢：健肢内收，引起患肢内收；健肢外展，引起患肢外展；健肢屈曲，引起患肢伸展；健肢伸展，引起患肢屈曲。

2）上肢：健肢屈曲，引起患肢屈曲；健肢伸展，引起患肢伸展。

（2）同侧性联合反应：上肢屈曲，引起同侧下肢屈曲；上肢伸展，引起同侧下肢伸展。

（八）Fugl-Meyer评价法

Fugl-Meyer评价法是在Brunnstrom评价的基础上进一步量化，包括肢体运动、平衡、感觉、关节活动度和疼痛五项，113个小项。是目前应用较多的评价方法（见附录1-1）。

（九）上田敏评价（见附录1-2）

（十）Bobath运动模式质量评价（见附录1-3）

（十一）病情程度划分及预后判定

1.美国国立卫生研究院卒中量表（NIH Stroke Scale，NIHSS）脑卒中后病情程度的划分标准应用NIHSS评分进行评定（见附录1-4）。

轻度：NIHSS评分＜7分

中度：NIHSS评分8~16分

重度：NIHSS评分＞16分

根据NIHSS评分预后功能的判定，16分以上预后极可能是死亡或严重功能不全，而6分以下则预示恢复良好。神经功能缺损严重的脑卒中患者，其预后也很差。

2.根据脑卒中患者在发病7天内接受康复治疗时的功能状态判断预后（表2-9）。该预后判断标准可信度在90%以上。

表2-9　发病7天内接受康复治疗时的功能状态预后判断

在发病后7天以内开始康复时的状态	预后判断	可信度
1.入院时自理程度		
（1）床上生活自理	独立步行 其中大部分屋外步行独立 其中大部分1个月以内独立步行	85%~100%
（2）全都需帮助，但BADL（如进食、小便控制、翻身等）中2项以上能独立进行	其中多数屋外步行 大部分在2个月内独立步行	88%~100%
起居、移动需全帮助，但偏瘫程度在Brunnstrom Ⅳ～Ⅴ阶段	独立步行 多数屋外步行 大部分在2个月以内独立步行	82%~100%
（3）需全部帮助，且发病前存在		
a.屋内帮助下步行 b.中度以上运动障碍（＜Ⅳ级） c.60岁以上	不能独立步行 其中大部分需全部帮助	87%~100%
2.入院后2周时自理程度		
（1）能达到床上生活自理	独立步行 其中大部分屋外步行 大部分入院后2个月内独立步行	93%~100%
（2）需全部帮助		
a.ADL中3项均要帮助 b.60岁以上	不能独立步行 其中大部分需全部帮助	91%~100%
需全部帮助，且有：		

续表

在发病后7天以内开始康复时的状态	预后判断	可信度
a.迁延性意识障碍 b.重度痴呆或中度痴呆伴夜间谵妄 c.60岁以上	需全部帮助	93%~100%
3.入院1个月后自理程度		
（1）达到床上生活自理	大部分独立步行 其中半数屋外步行 大部分入院3个月以内独立步行	77%~99%
（2）需全部帮助，且：		
a.ADL仅1项 b.60岁以上	不能独立 其中大部分需全部帮助步行	91%~100%
需全部帮助，且：		
a.有迁延性意识障碍 b.从中至重度痴呆 c.两侧损害 d.高度心脏病 e.60岁以上	不能独立步行 其中大部分需全部帮助	92%~100%

入院1个月后，患者生活尚需全部帮助者，年龄在59岁以下，以及年龄在60岁以上，但无迁延性意识障碍、痴呆、两侧损害、高度心脏病，但ADL能作2项以上者属不能作康复预测之列。

三、偏瘫急性期康复治疗

偏瘫急性期康复治疗，当患者生命体征平稳，神经系统损伤症状不再进展48小时以后，即可开始介入康复治疗。

（一）急性期康复治疗目标

1.预防并发症和继发损害。
2.预防肌肉萎缩、关节挛缩。
3.预防肌肉痉挛的出现。
4.提高身体功能，诱发正常运动模式。

（二）急性期治疗方案

1.治疗方案设计　可参照Brunnstrom分级（布氏分级）设计。

（1）Brunnstrom Ⅰ阶段治疗：提高康复欲望，增加肌张力，加强对患者肢体康复认识的教育。

1）良肢位摆放。

2）利用神经肌肉电刺激促进肌张力增加，改善运动能力。

3）被动运动关节，防止关节挛缩，肌肉萎缩，防止下肢静脉血栓形成。

4）通过对本体感觉的刺激来诱发运动感觉。

（2）Brunnstrom Ⅱ阶段治疗：促进肢体协同运动，提高随意运动能力。

1）利用协同运动训练提高肢体的运动能力，治疗时要密切关注主动肌与拮抗肌的肌张力改变情况。

2）利用电针灸等治疗增加肌肉力量。

（3）Brunnstrom Ⅲ阶段治疗：促进肢体近端的随意运动及稳定性。

1）通过牵伸等手法控制痉挛。

2）利用主动运动训练来提高运动能力，治疗时要注意避免过度努力的不利影响。

3）加强肢体近端的训练，逐步提高肢体随意运动的能力。

（4）Brunnstrom Ⅳ阶段治疗：有目的的关节选择性运动训练，诱发主动肌与拮抗肌的协调性收缩，促进分离运动的出现。

（5）Brunnstrom Ⅴ阶段治疗

1）加强单关节的运动训练，诱发更多分离运动。

2）加强上肢的训练，提高灵活性。

3）加强步态训练，改善步行模式，提高步行能力。

（6）Brunnstrom Ⅵ阶段治疗：通过双手协调动作训练，实用动作训练，提高运动的协调性与灵活性。

2. 治疗项目 ①良肢位摆放；②关节被动运动训练；③床上运动训练；④体位变化训练；⑤坐起训练；⑥肢体气压治疗；⑦神经肌肉电刺激；⑧中医药治疗。

（三）方案实施操作方法

1. 良肢位摆放

（1）仰卧位：头枕枕头，枕头高度适中，头部不应过伸、过屈和侧屈。患肩垫起防止后缩，患侧上肢伸展略外展，前臂旋后，手指伸展。患髋垫起防止后缩，膝下放一低枕头支撑防止外旋。

（2）健侧卧位：头部用枕头支撑，保持中立位，不能过屈或过伸；躯干大致垂直于床面，患侧肩胛带充分前伸，肩屈曲90°~100°，上肢置于枕头上，肘和腕伸展；患侧髋、膝屈曲置于枕头上，足不要悬空；健侧自然放置。

（3）患侧卧位：头部用枕头舒适地支撑，躯干稍后仰，背部垫枕头，防止肩受压和后缩，患侧肩胛带充分前伸，肩屈曲90°~100°，患肘伸展，前臂旋后，手自然地呈背屈位；患髋伸展，膝轻度屈曲。健侧上肢置于体上或稍后方，健腿屈曲置于枕头上。注意足底不要放任何支撑物，手不握任何物品。

2.关节被动运动训练　关节被动运动训练可防止关节挛缩，增强血液循环和感觉输入的作用。偏瘫肢体各关节均应实施训练，一般应完成全关节活动范围的运动，动作要轻柔缓慢，不得出现疼痛。防止超关节活动范围活动，造成关节周围软组织损伤。各运动模式每次重复5~10遍即可。当患者出现随意运动时，应及时将被动运动变为辅助主动运动或主动运动。

（1）肩关节运动训练：偏瘫早期患者肩关节运动训练，完成正常关节活动的50%即可，随着上肢功能的恢复，逐渐扩大活动范围。

1）屈曲、伸展运动训练：侧卧位，治疗师一手握住腕关节使其呈背伸位，另一手扶持肘关节保持伸展位，被动做肩关节的屈曲、伸展活动。禁止使用牵拉手法。

2）内收、外展运动训练：治疗师一手握住腕关节使其呈背伸位，另一手控制肩胛下角，被动做肩关节的内收、外展活动，肩外展时使肩胛下角向上旋转。

3）内旋、外旋运动训练：仰卧位，肩外展80°，肘屈曲90°，治疗师一手固定肘关节，另一手握腕关节，以肘关节为轴，前臂向前、向后运动，完成肩关节的内旋、外旋的运动训练。

（2）肘关节运动训练：仰卧位，上肢放在体侧，治疗师一手握住肘关节后部，另一手握住手腕，被动做屈肘、伸肘和肘关节旋前、旋后运动。

（3）腕、手指关节运动训练：仰卧位，治疗师一手固定前臂，另一手四指握患手的掌面，拇指在手背侧，完成腕关节背伸70°、掌屈80°、桡侧屈20°、尺侧屈30°的被动运动。手指关节训练，完成掌指关节屈曲90°、伸展30°~45°的被动运动。

（4）髋关节、膝关节运动训练：仰卧位，治疗师一手托膝关节后方，另一手托足跟，进行髋、膝关节的屈曲。然后在髋关节屈曲状态下完成膝关节伸展。完成后治疗师一手固定患者膝关节上方，另一手固定踝关节上方，完成下肢轴位的内旋和外旋运动。完成后治疗师一手托膝关节后方，另一手握足跟，在髋关节轻度屈曲的状态下，完成髋关节的外展、内收运动训练。最后于侧卧位完成髋关节伸展运动训练。

（5）踝关节运动训练：仰卧位，治疗师一手握住踝关节，一手控制前脚掌，被动做踝背屈、跖屈和内翻、外翻运动训练。

3.床上运动训练

（1）双侧桥式运动：仰卧位，治疗师帮助患者将两腿屈曲，双足踏住床面，让患者伸髋，将臀抬离床面（图2–1）。如患髋外旋外展不能支持时，可帮助稳定患膝。

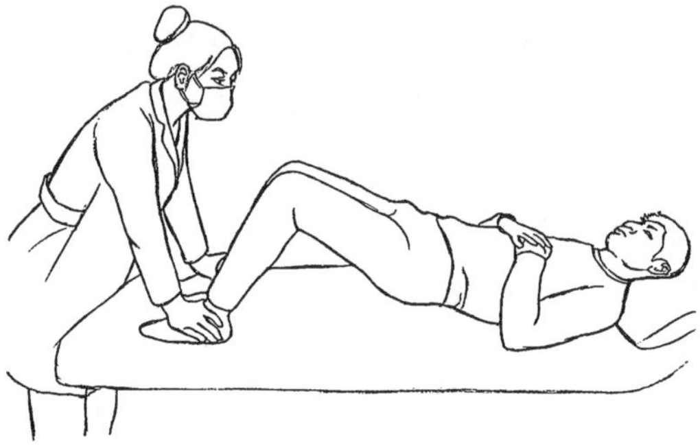

图2–1　双侧桥式运动示意图

（2）单侧桥式运动：当患者完成双桥动作后，可让患者伸直健腿放在床上，患腿完成屈膝、伸髋、抬臀的动作（图2–2）。

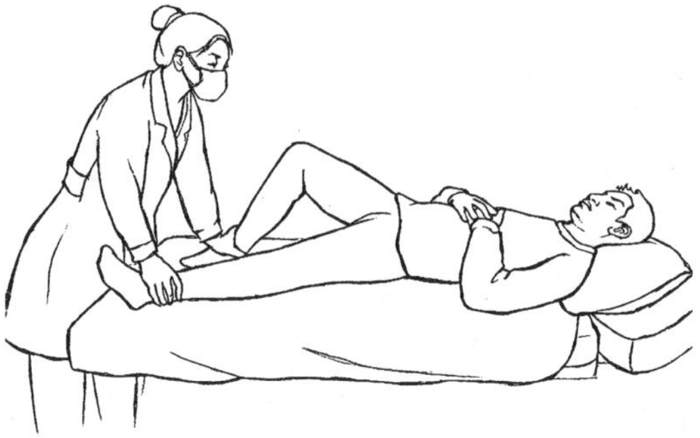

图2–2　单侧桥式运动示意图

（3）下肢内收、外展运动：仰卧位，健腿保持不动，患腿做交替的幅度较小的内收和外展运动，并学会控制动作的幅度和速度。然后患腿保持中立位，健腿做内收、外展运动。

（4）双手抓握上举运动：仰卧位及坐位均可，患者Bobath握手（双手交叉抓握，患侧拇指在上），用健肢带动患肢上举，尽量伸直患臂。

4.体位变化训练

（1）向患侧翻身方法：患者仰卧位，双手叉握，健侧上肢带动患侧上肢向上伸展，健侧下肢屈曲，双上肢先摆动向健侧，再摆动向患侧，可重复摆动，当摆向患侧时，顺势将身体翻向患侧。

（2）向健侧翻身方法：患者仰卧位，用健侧腿置于患侧腿下方，双手叉握，前屈上肢90°，左右摆动，当摆至健侧时，顺势将身体翻向健侧，同时以健侧腿带动患侧腿，翻向健侧。

5.坐起训练 坐起训练在病情稳定数天后开始进行，坐起训练可先从半坐位开始，如患者无头昏等不适症状，可加大角度、延长坐起时间，然后让患者坐到床上或椅子上。

（1）从卧位到坐位的方法

1）患者双手十字交叉，患侧拇指在上并上举，同时让患者将健侧下肢置于患肢下方并向上抬起（图2–3）。

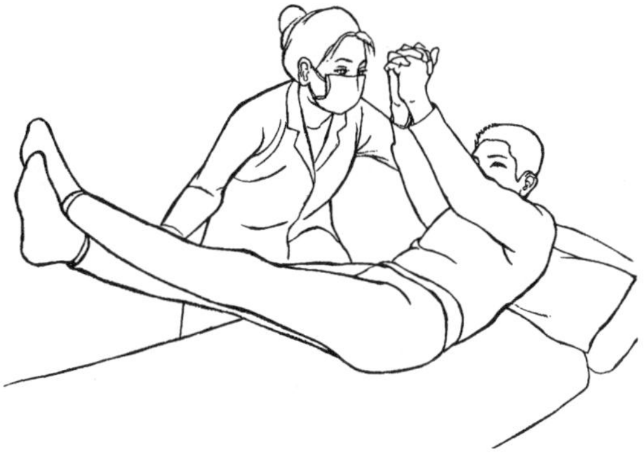

图2–3 坐起训练示意图1

2）操作者嘱患者抬头，一手置于患者颈部，一手放置于患者小腿处，以臀部为支点，旋转，完成从卧位到坐位（图2–4）。

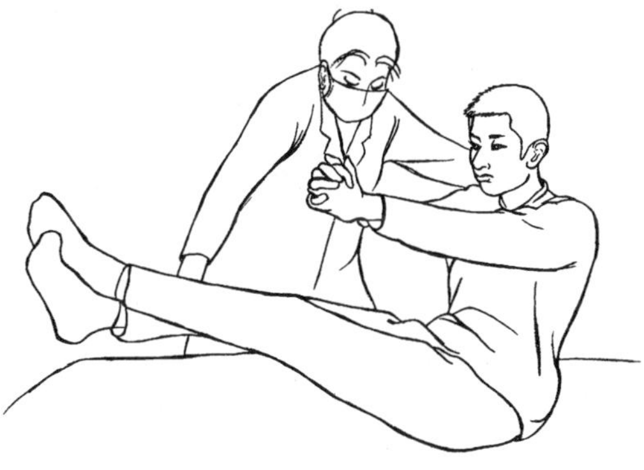

图2–4 坐起训练示意图2

（2）床椅转换方法

1）从床上到轮椅，首先将轮椅放在患者健侧，与床边呈30°~45°角，刹车，脚踏板竖起，用健手扶远端轮椅扶手，以健侧下肢为轴，身体旋转，坐到轮椅上。

2）从轮椅移到床上，将患者健侧靠近床边，轮椅与床边呈30°~45°角，刹车，竖起脚踏板。双足全脚掌着地，用健手支撑床面，重心前移，以健侧腿为轴，身体旋转，坐到床上。

（3）坐位训练：坐位训练包括坐位能力训练和坐位平衡训练。坐位平衡训练应从静态平衡（1级平衡）训练开始，过渡到自动态平衡（2级平衡），再过渡到他动态平衡（3级平衡）。

1）坐位能力训练：从床上坐位训练开始，床的角度为80°~90°，再过渡到床边坐位训练（双脚着地），如患者可以很好地完成，即可以开始轮椅坐位训练。提高轮椅乘坐能力至30分钟左右，是患者到治疗室治疗的第一个重要目标。

如果练习坐起的过程中，出现体位性低血压时，应该立即中止，展开针对体位性低血压的治疗措施。

2）坐位平衡训练：患者坐位，双手置于身体两侧，保持放松。

①1级坐位平衡训练：指不受外力和无身体动作的前提下，保持独立坐位姿势的训练。患者通过协调躯干肌肉保持身体直立。开始需有人在旁边保护，过渡到独立坐位。

②2级坐位平衡训练：指患者可以独立完成身体重心转移、躯干屈曲、伸展等运动，并保持身体平衡的训练。可采取拾取身边物品或坐位作业的方式进行。

③3级坐位平衡训练：指可抵抗外力保持身体平衡的训练。患者在胸前抱肘，给予外力的推拉，破坏坐位稳定，诱发头部和躯干向正中线的调整反应。

6.肢体气压治疗　使用肢体气压治疗仪对双下肢进行压力治疗。仪器由电源、主机、线控开关及气囊组成。气囊有足部、手部、手臂及腿部的规格。包括循环压力治疗和梯度压力治疗两种模式。循环压力治疗压力在60~120mmHg范围；梯度压力治疗腿部30~60mmHg，足部120~140mmHg；治疗时间15~20分钟，每日1次。可促进肢体血液循环，预防静脉血栓的形成。

7.神经肌肉电刺激治疗　指以电流刺激神经和肌肉，以引起肌肉收缩的一种治疗方法。包括低频脉冲电流刺激、功能性电刺激和经皮神经电刺激。神经肌肉电刺激设备按输出通道的数量可分为单通道、双通道和多通道；按使用频率可分为低频、中频和高频三类。临床研究证实，神经肌肉电刺激治疗能增强患肢肌肉力量，改善患者运动功能。临床通常采用低频脉冲电流刺激运动神经，使肌肉收缩，以恢复其运动功能。

8. 中医药治疗

（1）口服中药汤剂及中成药治疗：口服中药汤剂及中成药治疗，参考国家中医药管理局印发的《中风病（脑梗死）中医诊疗方案（2017年版）》《中风病（脑出血）中医诊疗方案（2017年版）》进行辨证施治（内容详见附录2）。

（2）针刺疗法

1）体针治疗：取穴以手足阳明经穴为主，辅以太阳、少阳经穴。

处方：上肢：肩髃、曲池、手三里、外关、合谷、后溪。下肢：环跳、风市、阳陵泉、足三里、悬钟、解溪、太冲、太溪、昆仑。如伴语言謇涩，配哑门、廉泉、通里。

针刺方法：毫针刺，以泻法为主，每日1次，每次留针20~30分钟，10次为1个疗程。

2）醒脑开窍针刺法

主穴：水沟、内关（患侧）、三阴交（患侧）。

辅穴：极泉（患侧）、尺泽（患侧）、委中（患侧）。

配穴：手指握固或功能低下，加合谷（患侧）、八邪（患侧）；语言障碍，加金津、玉液、上廉泉；假性延髓麻痹，加风池、完骨、翳风；延髓性麻痹，加风池、完骨、翳风、点刺咽后壁；上肢运动不利，加外关（患侧）、曲池（患侧）；下肢运动不利，加太冲（患侧）、足三里（患侧）、阳陵泉（患侧）；肝阳暴亢，加太冲、太溪；风痰阻络，加丰隆、合谷；痰热腑实，加曲池、内庭、丰隆；气虚血瘀，加气海、血海、足三里；阴虚风动，加太溪、风池。

针刺方法：

主穴：水沟，向鼻中隔方向斜刺0.3~0.5寸，用重雀啄法，至患者眼球湿润或流泪为度；内关，直刺0.5~1.0寸，用捻转提插泻法；三阴交，用提插补法，以患者酸胀或麻木为度。

辅穴：极泉，原穴沿手少阴经下移1~2寸以避开腋毛，直刺1~1.5寸，用提插泻法，以患者患侧上肢或手指抽动为度；尺泽，微屈肘，直刺0.5~1.0

寸，以患肢抽动为度；委中，仰卧位，患者直腿屈髋，直刺0.5~1.0寸，以患肢抽动为度。

配穴：合谷，针向三间，进针1.5寸，用提插泻法，使患侧第二手指抽动或五指自然伸展为度。亦可合谷透后溪，进针1.5寸，用捻转泻法，有同样疗效；八邪，斜刺0.5~0.8寸，或点刺放血；金津、玉液，用三棱针点刺放血，出血1~2ml，金津、玉液两穴交替使用，每次点刺一侧，每2~3天一次，放血后有可能出现舌下黏膜下血肿，血肿一般可较快吸收，治疗前应向患者及家属交代治疗风险；上廉泉，刺向舌根方向2寸，用提插泻法至舌根发胀为度；风池、完骨、翳风，均向喉结方向进针2.5寸，用小幅度高频率捻转补法，使患者有酸麻胀痛难忍之感；咽后壁点刺，嘱患者发长“啊”音，充分暴露咽后壁，用3寸针快速点刺咽后壁6次；外关，直刺0.5~1寸；曲池，直刺0.5~1寸；太冲，直刺0.5~0.8寸；足三里，直刺1~2寸；阳陵泉，直刺1~1.5寸。

3）平衡针疗法（针健侧肢体）

常用穴位：健侧臀痛穴、膝痛穴、肘痛穴、肩痛穴。

针刺方法：臀痛穴，位于肩后，肩峰至腋后缝连线1/2处，针刺时针尖向腋窝45°角方向斜刺4~5cm（2.5寸）使局部酸麻胀。膝痛穴：肘横纹中央，或手心向下，上臂伸直，肩关节至腕关节连线1/2处取穴，相当于曲池穴外1寸处，针刺时用3寸针直刺2~3寸，使局部出现酸、麻、胀的感觉。肘痛穴：位于髌骨与髌韧带两侧凹陷处，针刺时呈45°角进针2~3寸，使整个膝关节出现酸、麻、胀、沉的感觉。肩痛穴：位于腓骨小头与外踝关节连线的上1/3处；进针后出现触电式针感向足背或踝关节后的麻胀感。

4）耳针治疗

取穴：肾上腺、神门、肾、脾、心、肝、眼、胆、脑点、耳尖、瘫痪相应部位、降压沟。

刺法：每次取3~5穴，双侧，用毫针中等刺激，后遗症隔日刺1次，10次为1个疗程，亦可用王不留行籽贴压。

5）头针治疗

常用穴位：顶颞前斜线、顶颞后斜线、颞前线、枕上正中线、枕上旁线、枕下旁线。

顶颞前斜线：位于头部侧面，前神聪穴至悬厘穴的连线，治疗对侧身体的运动功能障碍，可将全线分成五等份，上1/5治下肢瘫，中2/5治上肢瘫，下2/5治面瘫及运动性失语。

顶颞后斜线：位于头部侧面顶颞前斜线之后约1寸，即百会穴至曲鬓穴的连线。主治对侧身体感觉障碍。亦可将全线分成5等分。上1/5治下肢感觉障碍，中2/5治上肢感觉障碍，下2/5治面部感觉障碍。

颞前线：位于头颞部。颔厌穴至悬厘穴的连线。主治运动性失语。一般情况取左侧。左利手患者取右侧。

枕上正中线：位于枕外隆凸上方的垂直线。即强间穴至脑户穴的连线。治皮层性视力障碍。

枕上旁线：与枕上正中线平行。并与之相距0.5寸的两条直线。治疗皮层性视力障碍。

枕下旁线：枕外隆凸下方两侧2寸长的直线，即玉枕穴至天柱穴的连线。治小脑疾病引起的平衡失调。

针刺方法：患者采取坐位或卧位。常规消毒后选0.3~0.35mm，1.5~2寸毫针，与皮肤呈30°角，用夹持进针法，快速刺入帽状腱膜下其后缓缓推进至相应长度，用滞针手法以患者能忍受的强度滞针2~3分钟。患者头部有紧胀感。治疗时让患者活动肢体，一般隔日1次。

6）眼针治疗

眼针治疗取穴：

阴虚风动：肝区、肾区、上焦区、下焦区。

肝阳暴亢：肝区、肾区、上焦区、下焦区。

风痰阻络：脾区、肝区、上焦区、下焦区。

气虚血瘀：心区、脾区、上焦区、下焦区。

痰热腑实：脾区、胃区、上焦区、下焦区。

针具及刺法：要求针身细，针体直，针尖利。以0.25mm，0.5寸针为主。针刺的要求稳准轻快，不使用手法。而依眼针双向调节作用来达到补泻目的。

7）组针刺三节疗法

组针刺三节疗法取穴：颈节腧穴、脊节腧穴、肌节腧穴。

颈节腧穴：颈椎1~7节两侧，旁开0.5寸，每节左右各有1穴。

脊节腧穴：胸椎穴：第一胸椎两侧旁开0.5~1寸各有1穴；腰椎穴：腰椎1~5节的两侧旁开1寸各有1穴；骶椎穴：骶椎空中，骶椎空两侧各有4穴。

肌节腧穴：经络腧穴。

针具及刺法：颈节腧穴取坐位或俯卧位，低头伸颈取之，用1寸毫针进针0.5~0.8寸，不宜深刺及施捻转术，中等刺激，不留针或留针30分钟；脊节腧穴中胸椎穴用1寸毫针由胸椎两侧向椎体方向刺之，进针0.5寸，不宜深刺，腰椎穴用1~1.5寸毫针，由腰椎两侧向腰椎方向刺之或直刺1~1.3寸；骶椎穴用1.5寸毫针，由骶椎空垂直进针1~1.2寸为宜；肌节腧穴就是经络腧穴，根据解剖确定针刺深度。

颈节腧穴主治上肢瘫痪，头颈及面部脑血管意外后遗症等。

脊节腧穴主治：胸椎穴治疗上肢瘫痪，手、臂疼痛等疾病；腰椎穴治疗腰及下肢疾病；骶椎穴治疗下肢瘫痪、生殖、泌尿及肛肠疾病。

肌节腧穴根据经络腧穴特性治疗局部、经络所过、脏腑等疾病。

（3）推拿疗法：推拿疗法是治疗脑卒中偏瘫的常见有效手段之一，具有温经通络、行气活血、扶正祛邪的功效，可防止关节挛缩、肌肉萎缩。

治疗时遵循“治痿独取阳明”的原则，选取阳明经穴进行揉法、按法、拿法、点压法、弹拨法、擦法等手法，以促进神经、肌肉功能恢复。操作时，宜从近端向远端进行，采用深而有力的手法，时间宜短。不宜使用拔伸法、扳法，避免造成韧带、肌肉损伤，以及关节脱位。

1）头面部：患者仰卧位，术者坐在患者头部上方，首先按揉百会穴1~2分钟，然后自患侧前额至下颌用按揉法，往返5~6次，以面部瘫痪的肌肉为主，并点按攒竹、丝竹空、太阳、下关、颧髎、四白、颊车、地仓等穴。

2）上肢：患者仰卧位，术者坐或站于患侧，自肩关节前、外侧起，沿上臂前、外侧及整个前臂至腕关节，先用按揉，再用㨰法，自上至下操作分别5分钟左右，并点按肩髃、臂臑、极泉、曲泽、尺泽、曲池、手三里、内关、外关、合谷等穴，以摇法做肩关节的被动运动，不可超过生理范围，最后搓揉手法活动指关节。

3）下肢：患者仰卧位，术者自大腿、小腿前、外侧至踝关节用按揉、㨰法分别操作5分钟左右，拿捏大腿内侧肌群3~5次，点按风市、梁丘、血海、阳陵泉、足三里、丰隆、三阴交、太冲等穴，然后，以摇法做髋关节、膝关节、踝关节的被动运动。患者俯卧位，术者从臀部沿大腿内侧按揉、㨰至踝部，操作5分钟左右，并点按环跳、委中、承山、昆仑等穴。

每次20~30分钟，每日治疗一次，10次为1个疗程。1个疗程后休息1天，再行下1个疗程。

（富作平）

四、偏瘫恢复期康复治疗

偏瘫恢复期康复治疗，是脑卒中患者功能恢复的重要时期。恢复期的康复治疗主要在康复治疗室进行。可以到康复治疗室治疗的标准是：能保持被动坐位30分钟左右。以下情况不能在康复治疗室治疗：①安静休息时心率大于120次/min；②舒张压大于16kPa（120mmHg）；③收缩压大于26kPa（195mmHg）；④劳累性心绞痛；⑤2级以上心功能不全者；有循环呼吸系统等合并症，由专科医生决定。终止训练的标准：①训练中出现头晕、恶心；②训练中出现心绞痛；③训练中出现呼吸困难；④训练中出现心律不齐10次/min以上、脉搏大于140次/min；⑤训练中出现收缩压上升大于5.3kPa（40mmHg）或舒张压上升大于2.7kPa（20mmHg）。出现以上情况要及时终止训练，予以对症诊治后再决定何时重新开展治疗训练。

（一）恢复期康复治疗目标

1. 树立康复信心，积极参与治疗。
2. 抑制异常运动模式，促进分离运动出现。
3. 提高步行能力。
4. 提高日常生活活动能力。
5. 积极处理并发症，降低对功能恢复的影响。

（二）恢复期治疗方案

1.Brunnstrom Ⅰ～Ⅱ阶段治疗　主要是增强患者身体功能，增加坐位的稳定性，加强下肢负重能力，利用健侧抵抗运动诱发联合反应，同时关注健侧肢体功能的保持。

治疗方案设计：①促进技术治疗；②诱控疗法；③坐位平衡训练；④电动起立床治疗；⑤神经肌肉电刺激；⑥主被动训练；⑦经颅磁刺激治疗；⑧中频脉冲电治疗及泥蜡治疗；⑨高压氧疗；⑩中医药治疗。

2.Brunnstrom Ⅲ～Ⅳ阶段治疗　主要是抗痉挛治疗，控制异常运动模式，促进分离运动的出现，提高步行能力和日常生活活动能力。

治疗方案设计：①坐站转移及站立平衡训练；②促进技术治疗；③诱控疗法；④抗痉挛治疗；⑤平衡与协调训练；⑥步态训练；⑦主被动训练及震动治疗；⑧手功能训练；⑨作业治疗；⑩中医药治疗。

3.Brunnstrom Ⅴ～Ⅵ阶段治疗　此阶段患者的肌张力降低或已恢复正常，逐渐修正错误运动模式，产生正常的运动模式，开始技巧性运动，但运动的顺序和速度差。治疗以提高肢体运动速度、准确度以及耐力训练为主。

治疗方案设计：①促进技术治疗；②平衡与协调训练；③诱控疗法；④步态训练；⑤作业治疗；⑥震动治疗；⑦中医药治疗。

（三）方案实施操作方法

1.Brunnstrom Ⅰ～Ⅱ阶段

（1）促进技术治疗

1）促进躯干控制能力训练

①仰卧位：双下肢屈曲，治疗师双手分别固定患侧髋关节及膝关节，协助向健侧旋转躯干，停留片刻后回位，重复数次。

②健侧卧位：治疗师一手置于患者肩部，另一手置于患者髋关节处，两手做反方向运动，停留片刻后再做反方向运动，重复数次。通过牵拉躯干肌群，可降低躯干肌群紧张度，促进躯干控制能力和灵活性。

2）促进上肢控制能力训练

①上肢负重训练：坐位，肩关节外展、外旋，肘关节伸展，腕关节背伸，手指伸展位支撑于身体侧方，重心逐渐移向患侧，由患侧上肢负重，停顿片刻再缓慢恢复原位，反复数次。通过上肢伸展位负重，可对肩关节进行挤压刺激，同时拉伸上肢屈肌群，缓解痉挛，促进肩关节功能恢复。

②促进肘关节自主运动训练：面墙站立，双上肢前伸，双手掌心抵于墙面，重心前移做肘关节伸展屈曲运动。该方法可促进肘关节自主运动，同时缓解屈肌痉挛。

3）促进手功能训练

①促进伸腕训练：辅助伸腕训练，如无伸腕动作，可采用毛刷轻刷患肢前臂，同时应用拍打、震动等手法，促进伸腕动作的出现。如有伸腕动作，可给予适当抗阻训练，以对掌或拳近端施加阻力为宜。

②促进抓握训练：治疗师一手握住患手四指，另一手控制患手拇指，并将五指及腕关节均置于伸展位。通过牵张后屈肌的反应与屈肌随意运动的共同作用来诱发手的抓握。

③促进抓握的释放和手指的伸展训练。

方法1：前臂旋后，拉伸拇指的同时，拍打指伸肌群，刺激手指伸展。

方法2：被动屈曲手指及腕部以牵张前臂伸肌，再辅助诱发手指伸展。

4）促进下肢控制能力训练

①髋关节内收、外展的控制训练：仰卧位，健侧不动，治疗师辅助患侧下肢做内收外展运动，同时训练患肢在内收外展运动不同角度的控制能力。

②促进屈髋、伸膝能力训练：患者取仰卧位，屈膝并将患肢放到床沿旁，努力抬腿至床面，如不能独立完成，可由治疗师辅助患者将患脚抬至床面，并反复练习，促进屈髋能力。在髋屈曲状态下，做伸膝运动，如不能独立完成，可由治疗师协助患者伸膝，并反复练习，促进伸膝能力。

促进踝背屈训练：患者取仰卧位，患足支撑于床面上，治疗师一手固定患者踝关节，另一手协助患者踝关节背屈、外翻。同时采用毛刷轻刷患肢胫骨前肌，或应用拍打、震动等手法，促进踝背屈动作的出现。

（2）诱控疗法：诱控疗法是在神经促通技术理论的基础上，在临床实践中综合应用运动疗法、悬吊技术、整脊技术、磁刺激治疗、姿势控制等技术，发现并总结出来的治疗方法。治疗时通过磁刺激周围神经，加强外周感觉的输入，同时配合双侧肢体运动，起到促进双侧大脑皮质功能重组，诱发正常运动模式，控制异常运动，提高运动功能的治疗作用。

脑卒中后，患者运动功能的恢复最终还是取决于受损脑组织的功能重组。大量研究表明中枢神经损伤后，病灶周围甚至对侧大脑皮质能出现功能重组，获得对瘫痪肢体的控制，这便是患肢功能恢复的重要来源。临床实践证明，诱控疗法在患者功能恢复的速度和幅度方面，均优于上述各方法单独治疗的效果，尤其在增强肌肉力量方面效果明显。诱控疗法分三步：首先，调整关节位置；其次，兴奋患肢周围神经，同时配合双侧肢体相同模式运动，每部位治疗以10~15组为宜；再次，是主动运动诱发训练。具体步骤及方法如下。

1）颈部拉伸：使用悬吊设备，悬吊点设置为头部，治疗师坐在患者头前方，一手放于患者乳突前缘，一手放于患者下颌，用力向外牵拉，每次15秒，共3组，牵拉后做颈部前屈及侧屈活动（图2-5、图2-6）。

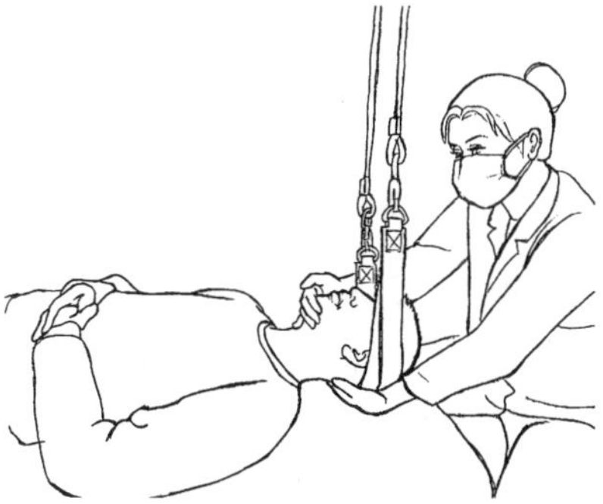

图2-5　颈部拉伸示意图

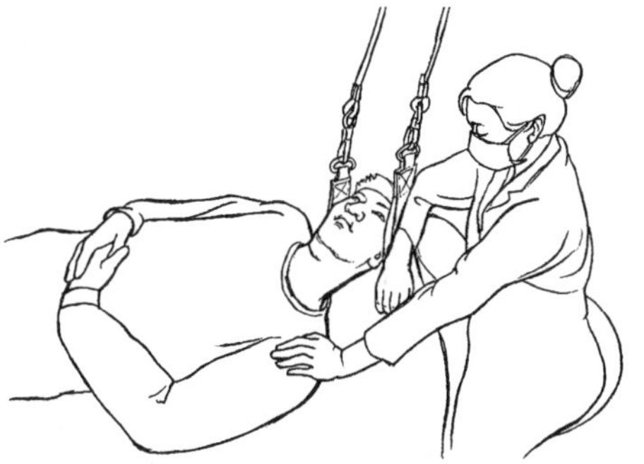

图2-6　颈部侧屈示意图

错误的身体姿势及非正常关节位置可产生非正常的运动，可使身体的功能不能正常发挥，身体柔软性变差，导致异常运动模式、疼痛等问题。临床实践证明，通过对颈部的拉伸、侧屈等治疗，可使脊神经产生一定的形态变化，通过这些物理变化，可提高神经兴奋的传导。同时对颈椎椎体活动度进行调整，能很好地解决身体姿势问题，使颈椎更好地发挥功能。

2）肩部治疗

①肩关节调整：用整脊枪对肩部胸锁关节、肩锁关节、盂肱关节进行调整。脉动设置为低档（100N）或中档（200N），脉动次数：1次（图2-7、图2-8）。

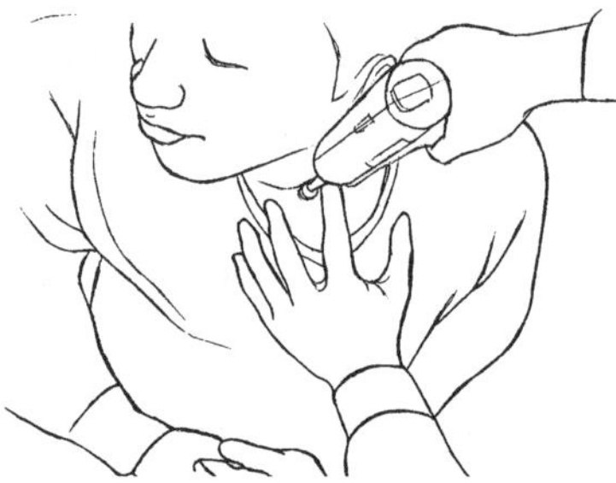

图2-7　胸锁关节调整示意图

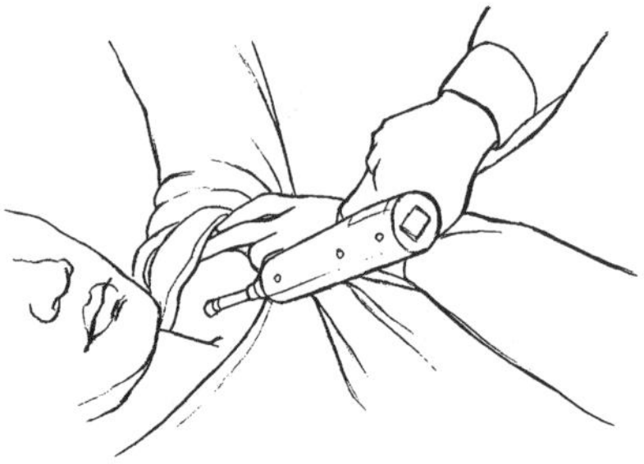

图2-8　肩锁关节调整示意图

②手法松动肩胛骨（肩胛胸壁分离手法）：患者侧卧位，患侧在上，躯干垂直于床面；利用悬吊设备，将活动点设置为肩，连接点为手，高度为上肢与躯干呈15°左右即可；治疗师先以胸部挤压患者肩部，双手拿住肩胛骨内侧沿，进行内收、外展运动；然后双手分别拿住肩胛下角和肩胛上缘，进行上提、下降、上下回旋的运动。

ER 2-1

ER 2-1 肩胛胸壁分离手法操作视频

肩部关节调整不仅对功能恢复有帮助，同时对肩痛有明显的治疗效果（图2-9）。

③磁刺激治疗：使用磁刺激仪，选择高频高强度兴奋肩胛上神经，使冈上肌收缩，同时嘱患者双侧上肢做外展运动，患肢如不能完成外展，治疗师可辅助完成（图2-10）。刺激停止后，使上肢内收。然后刺激腋神经，使三

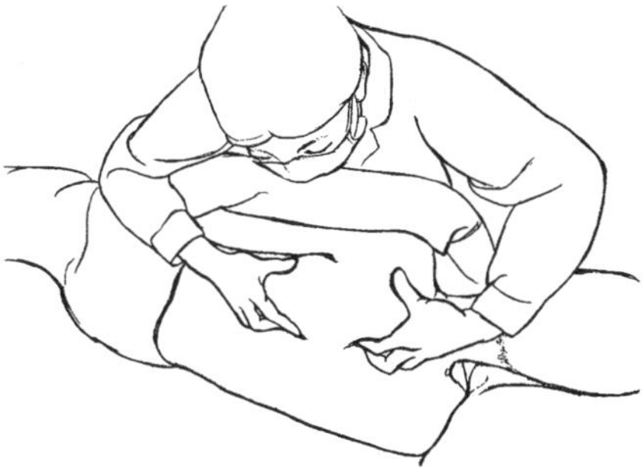

图2-9　肩胛胸壁分离手法示意图

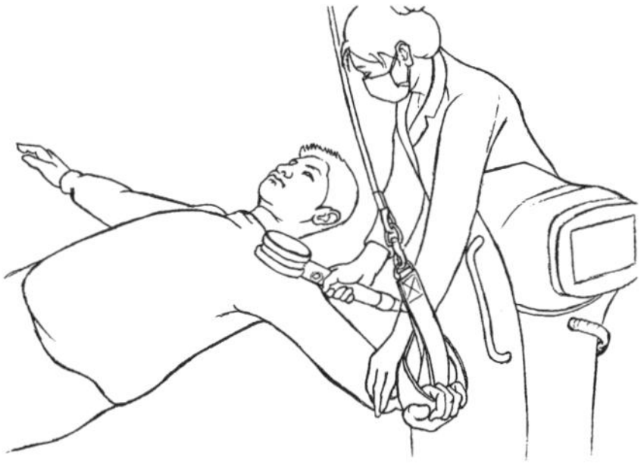

图2-10　兴奋肩胛上神经治疗示意图

角肌收缩，同时双侧上肢做外展运动，患肢如不能完成外展，治疗师可辅助完成（图2-11）。

ER 2-2

ER 2-2肩部磁刺激治疗操作视频

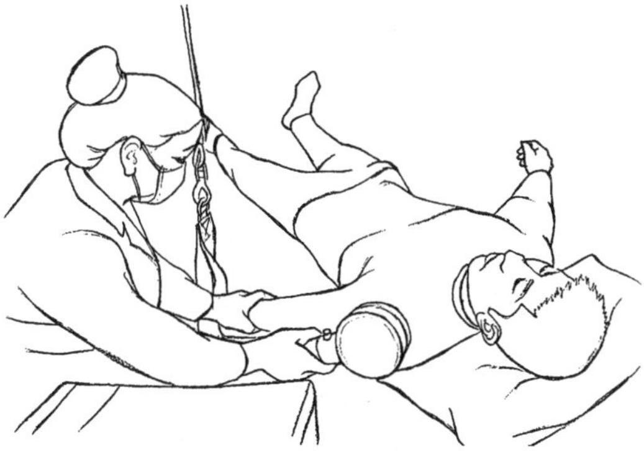

图2-11　兴奋腋神经治疗示意图

④肩部肌群力量训练：对肩关节不同运动方向，使用辅助、主动或抗阻的方法，进行肌肉力量训练，如斜方肌、冈上肌、肩胛提肌、大小菱形肌等。

3）上肢屈肌治疗

①肱二头肌：首先对肱二头肌进行拉伸，拉伸至最大角度时停顿3~5

秒，肌肉拉伸以2~3次为宜。然后利用磁刺激仪兴奋肌皮神经，使肱二头收缩，嘱患者双侧上肢做同速屈肘运动。肌肉迟缓选择高频高强度，痉挛选择低频低强度。最后对肱二头进行力量训练（图2-12）。

ER 2-3

ER 2-3肱二头肌治疗操作视频

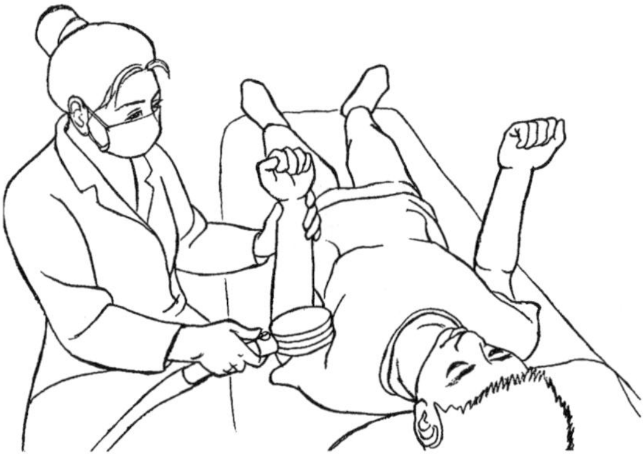

图2-12　兴奋肌皮神经治疗示意图

②前臂屈肌群：治疗步骤及磁刺激剂量选择同上，磁刺激兴奋正中神经和尺神经。运动方式为屈腕屈指（图2-13）。完成后进行主被动屈腕屈指力量训练。

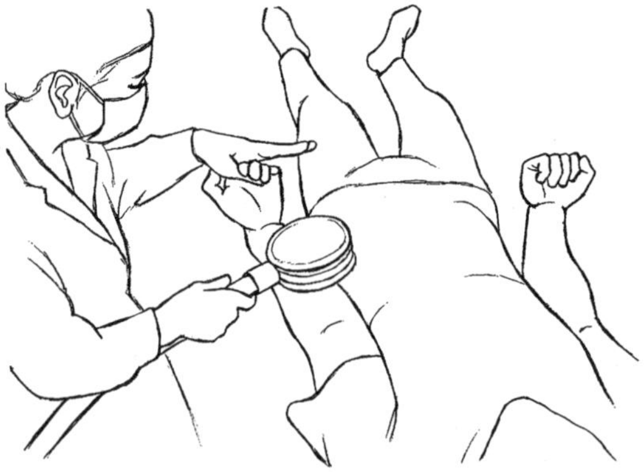

图2-13　兴奋正中神经治疗示意图

4）上肢伸肌治疗

①肱三头肌：拉伸肌肉后，磁刺激选择高频高强度兴奋桡神经上臂部，使肱三头肌收缩，嘱患者双侧上肢做同速伸肘运动，刺激停止后，屈肘。最后对肱三头肌进行主、被动力量训练（图2–14）。

ER 2-4

ER 2–4 肱三头肌治疗操作视频

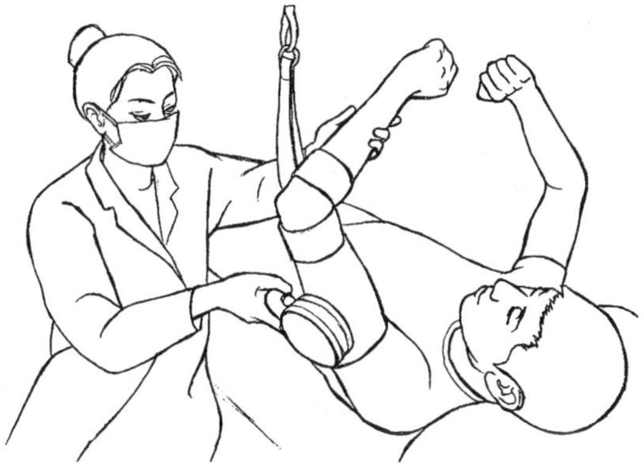

图2–14　兴奋桡神经上臂部治疗示意图

②前臂伸肌群：方法同上，磁刺激兴奋桡神经前臂部，运动方式伸腕、伸指（图2–15）。完成后进行主被动伸腕、伸指力量训练。

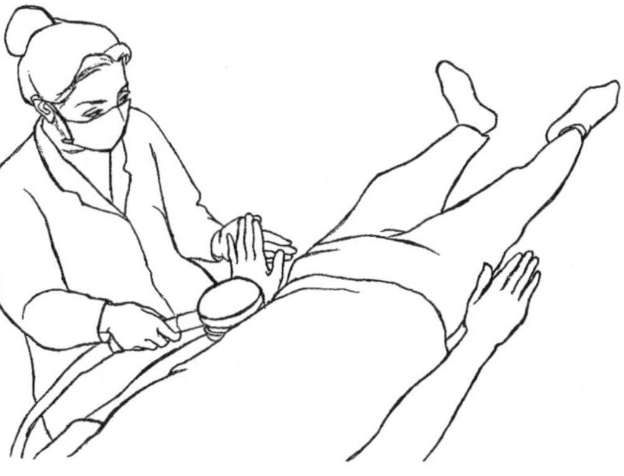

图2–15　兴奋桡神经前臂部治疗示意图

5）髋部治疗：首先，患者俯卧位，利用整脊枪对骶髂关节进行调整，位置在双侧髂后上棘内侧，脉动方向向外侧，脉动设置为中档（200N）或高档（400N），脉动次数为一次。然后，患者仰卧位，对骨盆进行相对于床面的上下、左右活动。最后使用悬吊设备对腰部肌群进行3~5组闭链训练（图2–16、图2–17、图2–18）。

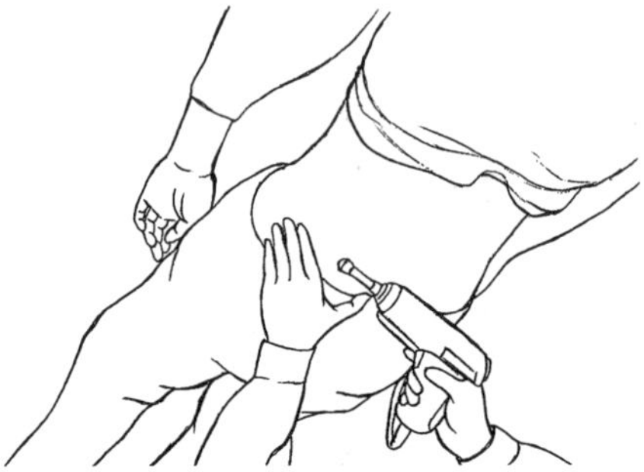

图2–16　骶髂关节调整示意图

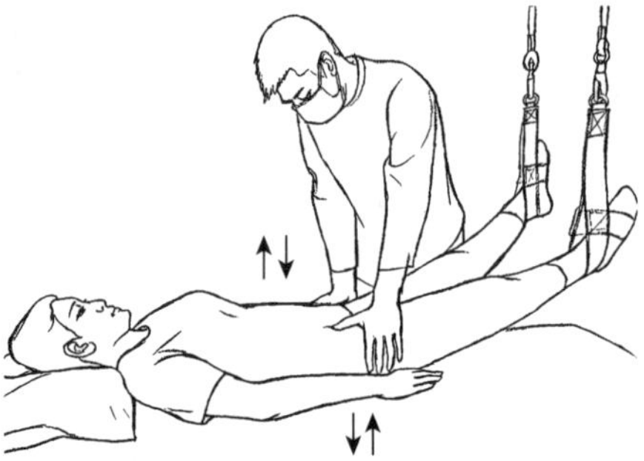

图2–17　骨盆相对于床面的上下活动方法示意图

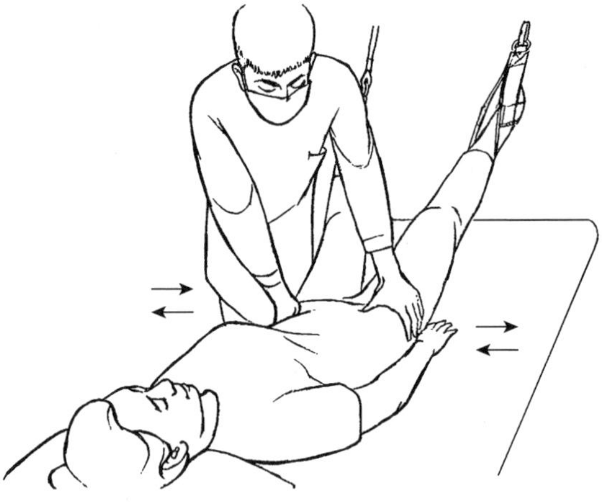

图2–18　骨盆相对于床面的左右活动方法示意图

6）臀大肌、臀中肌、臀小肌治疗：利用悬吊设备进行治疗，患者侧卧位，患侧在上，首先拉伸肌肉，然后进行磁刺激，选择高频高强度兴奋臀下神经，在臀大肌收缩的同时做后伸训练。兴奋臀上神经，在臀中肌、臀小肌收缩的同时做外展训练。最后对臀大肌、臀中肌、臀小肌分别进行闭链训练以增强肌肉力量（图2–19、图2–20）。

ER 2-5

ER 2-5 臀大肌、臀中肌、臀小肌治疗操作视频

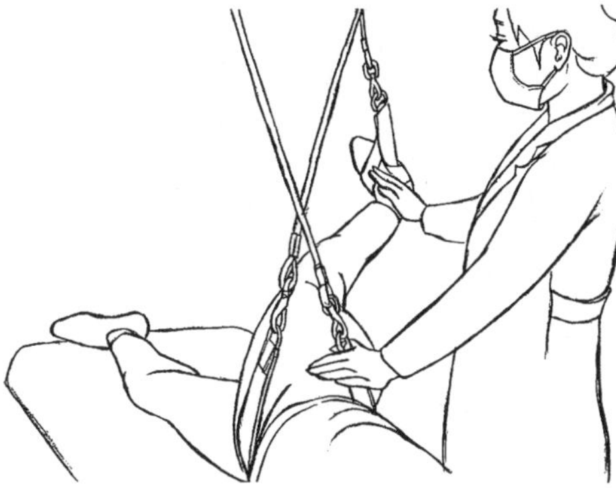

图2-19　臀大肌收缩后伸训练方法示意图

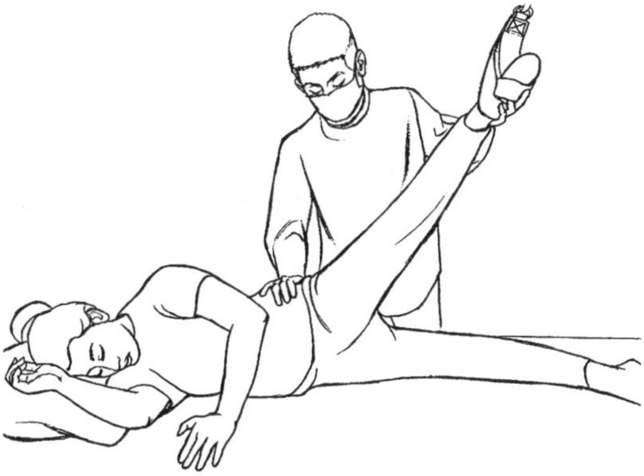

图2-20　臀中肌、臀小肌外展训练方法示意图

7）股四头肌训练：患者仰卧位，屈髋屈膝，双足着床，悬吊点为双侧膝关节。磁刺激选择高频高强度兴奋股神经，使股四头肌收缩，嘱患者双侧下肢做伸膝运动。可根据情况给予辅助，完成后进行股四头肌主、被动力量训练（图2-21）。

ER 2-6股四头肌训练操作视频

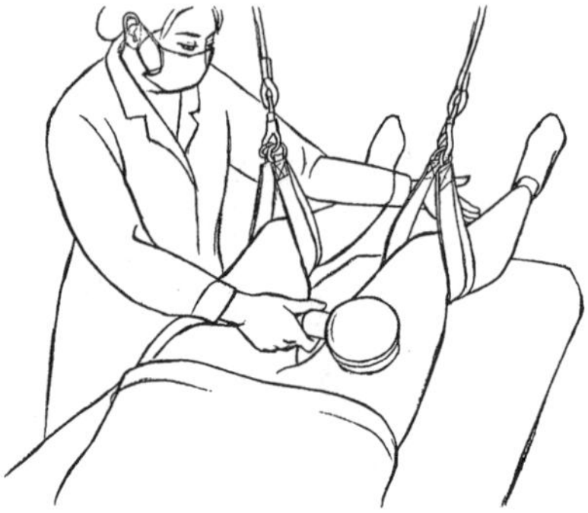

图2-21　兴奋股神经训练方法示意图

8）踝背伸和外翻训练

①踝背伸训练：体位如上，磁刺激选择高频高强度兴奋腓深神经，使胫骨前肌收缩，嘱患者双侧下肢同时做足背伸运动。可根据情况给予辅助，然后进行胫骨前肌主、被动力量训练（图2-22）。

ER 2-7踝背伸训练操作视频

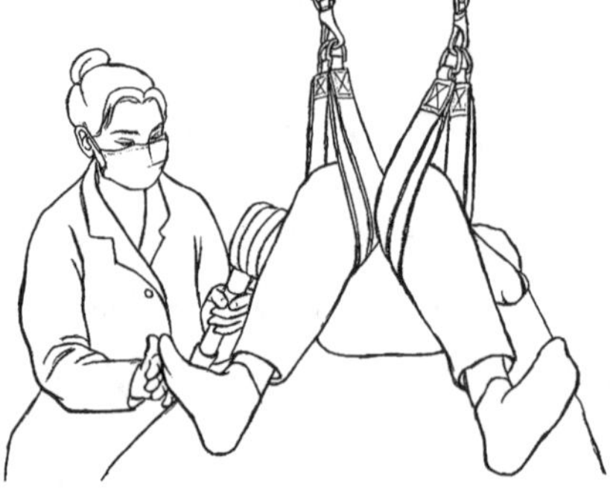

图2-22　兴奋腓深神经训练方法示意图

②踝外翻训练：体位如上，磁刺激选择高频高强度兴奋腓浅神经，腓骨长短肌收缩，嘱患者双侧同时做足外翻运动。可根据情况给予辅助，然后进行主被动力量训练。

（3）坐位平衡训练及电动起立床治疗：坐位平衡训练参照前述方法。电动起立床治疗，可使患者安全地完成0°~90°体位的变化。可起到提高患者下肢负重能力，预防下肢静脉血栓形成及体位性低血压的作用。同时直立状态可增加视野范围，增加交流空间，预防抑郁，提高患者对康复治疗的信心。初次治疗可从30°开始，逐渐过渡到60°、90°，防止出现体位性低血压，时间一般选择15~20分钟。正常治疗时间为25~30分钟，每日1次。

（4）神经肌肉电刺激参照前述。

（5）主被动训练：主被动训练是通过训练设备，完成上肢、下肢反复屈伸的运动训练。设备可感应患者肢体运动能力并自动给予被动、助力、主动和抗阻模式训练。通过主被动训练可促进脑功能重组，提高肢体协同运动能力。同时可缓解痉挛，改善血液循环，预防下肢静脉血栓。上下肢治疗时间均为12~15分钟，每日1次。

（6）经颅磁刺激治疗：经颅磁刺激（transcranial magnetic stimulation，TMS）是在电磁技术的基础上，发展起来一种无创的在大脑外部对神经细胞进行刺激的电生理技术，是一种可以影响和改变大脑功能的生物刺激技术。神经可塑性中最基本、最重要的就是突触的可塑性。在突触的可塑性中，有两个重要的类型：①长时程增强（long-term potentiation，LTP）：由于突触连续高频活动而产生的可以延续数小时，甚至数日以上的该突触强度的增强；②长时程抑制（long-term depression，LTD）：由于突触低频连续活动而产生的持续的该突触强度的抑制。研究发现，磁刺激的刺激强度、刺激频率和刺激模式都可以影响突触的LTP和LTD。一般情况下，高于5Hz的经颅磁刺激会诱发LTP，低频率（频率为1Hz，含1Hz以下）的经颅磁刺激会诱发LTD。

临床上应用重复经颅磁刺激（repeated transcranial magnetic stimulation，rTMS）对脑卒中开展针对性的治疗，已经有多个Ⅱ级水平证据的研究证实，脑卒中后在损伤皮质给予rTMS可以改善运动功能。

对于刺激的频率、强度、时间等参数的选择目前没有统一方案。只要rTMS的参数选择（频率、强度、持续时间、间歇时间）在安全指南规定的范围内，高频rTMS是安全有效的。但是，20Hz以上的阈上刺激应用于脑卒中患者有诱发癫痫的危险。

脑卒中后患侧大脑皮质兴奋性降低，受累肌肉的皮质代表区受抑制，同时健侧大脑皮质运动代表区的兴奋性增高。此时应用高频rTMS作用于患侧大脑半球受损区，给予高频rTMS（10Hz，90%MT），在结构上重塑并兴奋残余皮质和传导束，从而改善脑卒中相应功能的预后。

应用低频rTMS（1Hz，90%MT）抑制健侧大脑半球相应区域，解除其对患者大脑半球受损区的抑制，达到促进功能恢复的目的。

低频rTMS多针对恢复期患者的患侧大脑半球受损区，采用0.5~1.0Hz，80%~100%MT的刺激，多表现为相应的运动功能改善，这个改善效果可持续至少2周。

也可以采用双侧刺激，首先在健侧半球给予50秒的低频rTMS（1Hz，90%MT），间歇5秒后，在患侧半球给予5秒的高频rTMS（10Hz，90%MT）。双侧刺激对偏瘫手功能的改善要明显优于单侧刺激，但这种治疗方式在临床实际操作中存在一定困难。

随着技术的发展，不断有新模式的TMS出现在康复治疗领域，TMS不仅应用于中枢神经治疗，还应用于对周围神经的治疗。应用TMS对周围神经治疗时，要配合肢体运动训练，治疗师要选择相应的治疗体位和运动方式，配合双侧肢体运动，以增强脑功能区的代偿。具体详见诱控疗法。

（7）中频脉冲电治疗：频率在1~100kHz的脉冲电流称作中频电流，用中频电流治疗的方法叫中频脉冲电治疗。包括等幅中频电疗法、低频调制中频电疗法、干扰电疗法和音乐电疗法。偏瘫治疗多选择电脑中频治疗仪。设备有相应的电极、衬垫和导线等配件，具体操作和处方选择可参照说明书。中频脉冲电治疗具有促进血液循环、消炎止痛、兴奋神经肌肉的功效。如偏瘫患者肩部肌肉无力，出现肩半脱位及粘连疼痛，使用中频脉冲电治疗可增强肌肉力量、缓解疼痛。

（8）高压氧疗法：高压氧治疗是在高压氧舱中进行的一种治疗。氧舱中压力0.2MPa，患者吸氧40分钟，间歇吸空气5分钟，再吸氧40分钟，加、减压各20分钟，1次/d，10次为1个疗程，连续治疗1~4个疗程。

高压氧治疗可迅速使血管收缩，血管床缩小，进而减轻受损神经肿胀，减轻神经管内压力，缓解对受损神经的压迫，使受损神经得以修复。

高压氧可迅速增加血氧含量、血氧分压，增加血氧弥散距离，从而迅速改善受损神经纤维的缺氧状态，有利于细胞膜离子泵功能与毛细血管内皮细胞功能的恢复，使受损神经组织水肿得到彻底纠正。高压氧可加速毛细血管再生和侧支循环建立，为受损组织提供充足的氧气，促进神经纤维的轴突再生和髓鞘的修复。

（9）泥蜡疗：泥蜡疗是将火山灰与蜡按8∶2比例组合的混合物，放置于专用设备中升温和消毒，制备成温度在50~55℃的矿物泥饼。治疗时将矿物泥饼放置于患者需治疗的部位，并用棉垫保温。矿物泥中含有大量的钾、钙、镁、钠、锶等微量元素，在温热效应作用下可充分渗透进皮肤，起到改善血液循环、减少疼痛、防止关节挛缩的作用。其可塑性不受部位影响，便于操作和实施。特别适用于偏瘫患者的肩、手、膝等部位。每次治疗20~30分钟，15~20次为1个疗程。

（10）中医药治疗

1）口服中药汤剂及中成药治疗：口服中药汤剂及中成药治疗，参考国家中医药管理局印发的《中风病（脑梗死）中医诊疗方案（2017年版）》《中风病（脑出血）中医诊疗方案（2017年版）》进行辨证施治（内容详见附录2）。

2）针刺治疗：取穴以手足阳明经为主，太阳、少阳经穴为辅，百会、肩髃、曲池、外关、合谷、后溪、足三里、阳陵泉、三阴交、太冲。亦可选用醒脑开窍针刺法、头针、眼针、平衡针等疗法。根据虚实，选择补泻手法。得气后留针20~30分钟，留针期间行针2~3次。可使用电针仪进行电针疗法以疏通经络。现代研究发现电针应用的直流电可引起肌肉收缩，能有效防止肌肉萎缩，加速受损的神经纤维再生，改善脑部血液循环，降低血脂等。

3）推拿按摩治疗：常用手法有推、滚、拿、搓、按等。

取穴：上肢选肩井、肩髃、臂臑、极泉、曲泽、尺泽、曲池、手三里、内关、外关、合谷等；下肢选环跳、阳陵泉、委中、足三里、承山、悬钟、三阴交、涌泉等。以患侧为主，手法轻重以患者耐受度为标准。有舒筋活络，促进血液循环之功效。

4）中药熏洗治疗：将调配好的外洗中药，放在中药手足熏蒸的设备中，将加热后产生的中药蒸气导入手足仓，熏蒸患者手足。中药液在热气的作用下通过手足皮肤吸收，可起到活血通络，缓解关节挛缩，促进肢体功能恢复的作用。由于受热面积小，不会引起患者大量出汗，因此比较安全。治疗时间为20~25分钟，每日1次，10次为1个疗程，休息1天后可根据患者实际情况继续治疗。

熏洗的中药，要根据病情调配，多以活血化瘀，舒筋通络的药物为主。如制川乌、制草乌、麻黄、泽兰、伸筋草、海桐皮、桂枝、艾叶、透骨草、怀牛膝、生姜、芒硝、鸡血藤、千年健、肉桂、大黄等。熏洗过程中要注意温度的控制，以免烫伤。

2.Brunnstrom Ⅲ～Ⅳ阶段治疗

（1）坐站转移及站立平衡训练

1）坐站转移训练：患者坐位，屈膝，将足跟向后拉至坐椅前缘（足跟不离地面），Bobath握手，身体前倾，治疗师站在患侧，抵住患者的患膝，一手放在患者腰部保护或协助上提，当患者重心由坐骨结节移到双脚时，让患者伸膝、挺胸、站立，完成坐站转移。

2）站立平衡训练：站立平衡训练前应先进行跪位平衡训练，再进行站立平衡训练。

①跪位平衡训练方法：跪位，治疗师位于患侧，保护患侧上肢并支撑于床面，诱导患者向前、后、左、右转移重心，尽可能地让患侧负重同时保持平衡。也可以在悬吊床上进行（见图2-23，图2-24，图2-25，图2-26）。

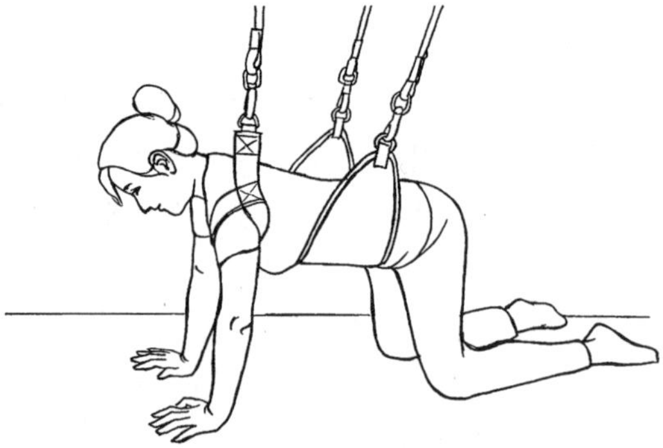

图2-23　跪位方法示意图（1）

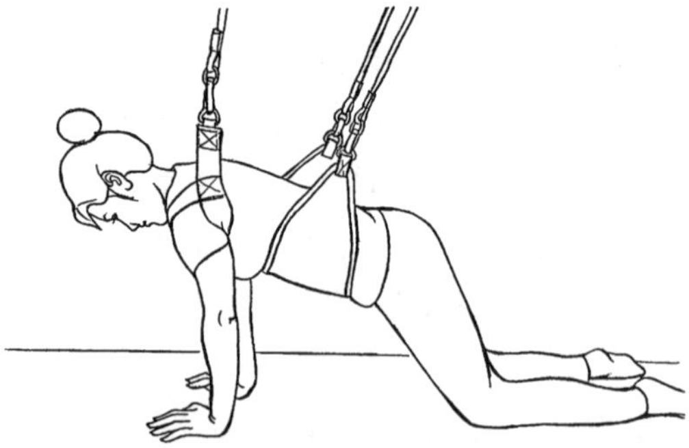

图2-24　跪位方法示意图（2）

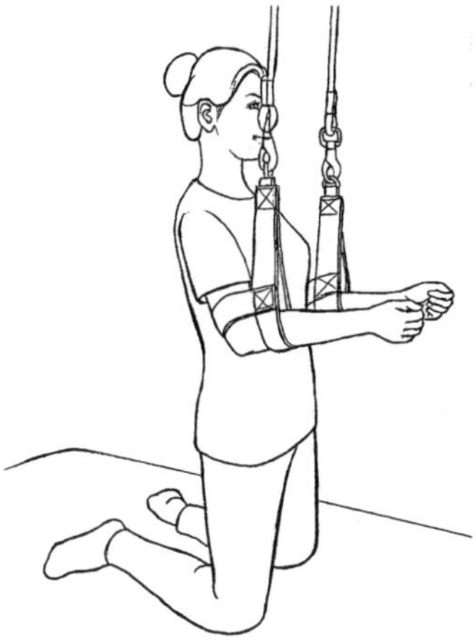

图2-25　跪位训练方法示意图（1）

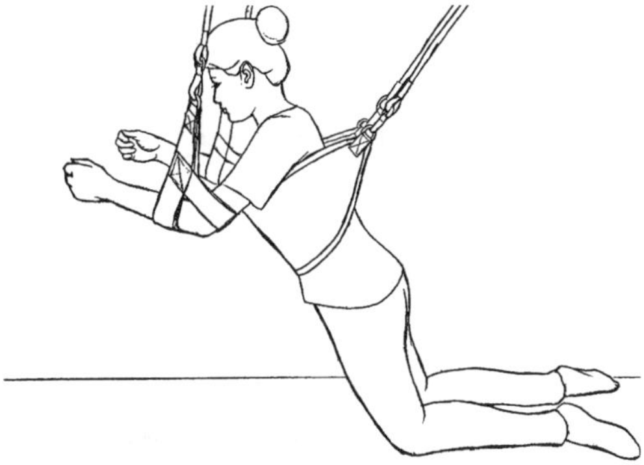

图2-26　跪位训练方法示意图（2）

②站立平衡训练：

Ⅰ级站立平衡训练：指不受外力和无身体动作的前提下保持独立站立姿势的训练，患者用下肢支撑体重保持站立位。必要时治疗师可协助患者控制下肢膝关节。两足间距由大逐步缩小，以减小支撑面，增加难度。

Ⅱ级站立平衡训练：指患者可以在站立姿势下，独立完成躯干屈曲、伸展、左右倾斜等运动，并保持平衡的训练。开始时由治疗师协助完成，逐步过渡到由患者独立完成动作。

Ⅲ级站立平衡训练：指在站立姿势下抵抗外力保持身体平衡的训练。如治疗师对患者身体施加推、拽等外力，并保持身体平衡。

（2）促进技术治疗：此阶段治疗以抑制痉挛，促进肌张力正常化为主。

1）抑制上下肢肌痉挛的训练：仰卧位，协助患者屈髋屈膝，做双手抱膝动作，同时向左右轻轻摆动患者身体。

2）抑制上肢屈肌痉挛的训练：仰卧位，治疗师控制患侧上肢肘伸展，腕及手指背伸，同时做肩屈曲、肩外展运动。

3）抑制下肢伸肌痉挛的训练

①腘绳肌牵张治疗：仰卧位，将患侧下肢置于治疗师肩部，一手控制健侧膝关节，另一手控制患侧膝关节，保持膝关节伸展，在屈髋最大角度停留5~10秒，反复训练5~10组为宜，治疗过程中应避免出现肌肉疼痛。

②小腿三头肌牵张治疗：仰卧位，治疗师一手握住踝关节，另一手控制足跟，并用前臂抵住前脚掌，利用治疗师重心的摆动完成对小腿三头肌的牵拉（见图2–27）。

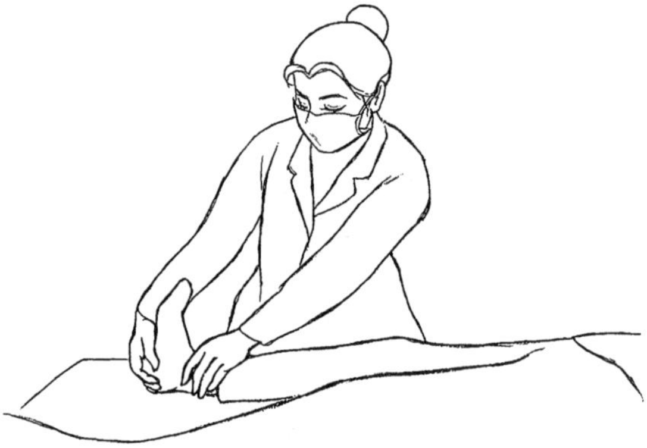

图2–27　小腿三头肌的牵拉方法示意图

（3）诱控疗法参照前述。

（4）抗痉挛治疗：痉挛是上运动神经元综合征常见的表现，有关痉挛的定义，国际上尚未统一。一般在脑卒中发病后3~4周出现，当病变损害到皮质、基底节、脑干及其下行运动通路的任何部位，均可出现瘫痪肢体的痉挛。痉挛的出现是卒中疾病发展的规律，尽管做了早期治疗和预防，仍然有15%~20%的患者不能在6个月内顺利恢复，严重影响患者运动功能，甚至影响患者的生存质量。

痉挛的临床表现，以上肢的屈肌痉挛模式，下肢的伸肌痉挛模式为主，呈现出上肢屈曲内收，下肢伸展外旋的异常姿势（图2–28，图2–29）。肌张力呈持续增高状态，通过反复缓慢的牵张治疗可暂时获得缓解，但维持时间短。痉挛严重影响肢体协调性，使精细活动困难，尤其是在步行时，此种障碍表现得更突出，常出现典型的划圈步态或剪刀步态。

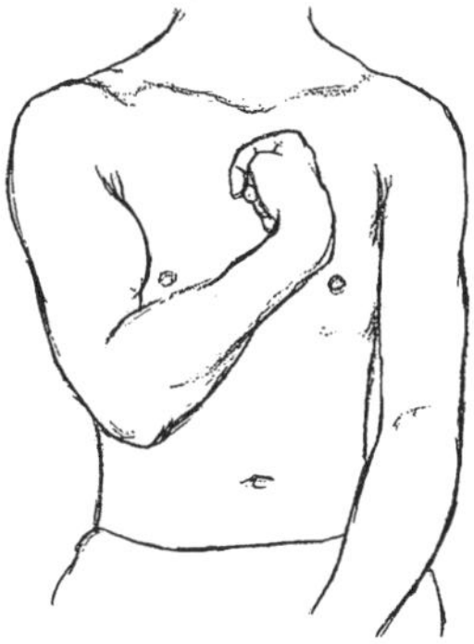

图2-28　上肢屈肌痉挛模式示意图

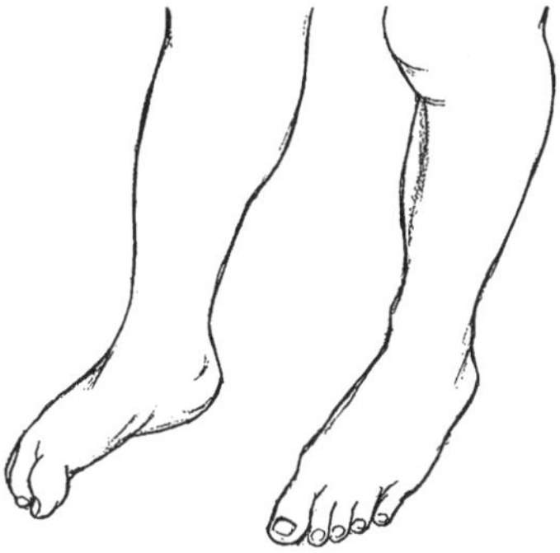

图2-29　下肢伸肌痉挛模式示意图

虽然痉挛对患者功能恢复影响很大，但并不是所有的痉挛对患者都有害，有时痉挛是有利的。例如：下肢伸肌痉挛患者可以依靠增高的肌张力来保持姿势，帮助其站立或行走，在负重下预防失用。此外，痉挛能维持骨的矿化，保持肌肉的质量；痉挛可使瘫痪肢体的下垂性水肿减轻；痉挛可使肌肉对静脉发挥泵的作用，从而减少深静脉血栓（deep vein thrombosis，DVT）形成的危险。

不利影响主要是影响运动功能，出现异常运动模式，使随意运动减慢，选择性运动控制丧失，患者可出现姿势异常、行走困难、平衡障碍、吃饭、穿衣困难等问题。

充分认识痉挛的程度与危害，积极给予物理治疗、药物治疗和功能训练等综合治疗，将会不同程度地减轻或缓解痉挛，使患者的生活质量得到改善。

总体功能评估可采用量表如Brunnstrom阶段评定、Fugl-Myer评分、Barthel指数等。肌肉痉挛状态评估多采用改良Ashworth痉挛评价量表。

痉挛的治疗原则是患者因肌痉挛出现功能问题或护理问题时才需要治疗。因此临床医生应首先考虑肌痉挛是不是真的有害，并考虑治疗对患者的功能产生的影响。

痉挛的治疗主要包括物理治疗、药物治疗和外科手术治疗。

物理治疗是肌痉挛的基础治疗。包括关节被动活动、牵伸、主动运动训练等。牵伸，又称之为牵张，是一种作用于局部、风险小、疗效确切的痉挛治疗方法。被动牵张作为一种局部治疗手段具有对抗痉挛肌肉短缩的优势，是物理治疗缓解痉挛技术中最常用的手法，不但可以起到暂缓痉挛，保持痉挛肌群肌纤维的长度，而且还可以维持关节的活动范围，防止关节挛缩变形。牵张的方式因人、痉挛程度、所处环境而不同。包括徒手牵张、器械牵张、系列夹板、系列支具、石膏固定等方法。主动运动训练以功能活动作为目标，旨在克服痉挛对患者功能的影响。临床上常与理疗、按摩、针灸、矫形器及药物等措施合理结合进行综合治疗。

药物治疗包括口服全身性抗痉挛药物、局部注射神经化学阻滞药物和鞘内注射抗痉挛药物。全身性的抗痉挛药物适用于全身多部位的肌肉活动亢进，在受累肌群较多、局部治疗效果不佳的情况下，可以作为首选方法，以口服为主。临床上常用的全身性抗痉挛药物主要可以分为以下几类：①神经递质抑制剂：如巴氯芬（氯苯氨丁酸）、甘氨酸及其前体物质等。②苯二氮䓬类：如地西泮（安定）、氯硝西泮、氯氮䓬等。③影响离子外流的药物：如丹曲林、拉莫三嗪等。④单胺类药物：如替扎尼定、可乐定等。常用局部注射神经化学阻滞抗痉挛药物可分为以下几类：①局部麻醉药物：如利多卡因、依替卡因和布比卡因等。②乙醇类化合物：如乙醇、苯酚等。③肉毒毒素。鞘内注射治疗最初尝试用于下肢肌肉活动亢进，不能步行的患者，如脊髓源性的屈肌痉挛，后来才有鞘内给药用于大脑源性痉挛。约30%的患者用口服药不能有效的控制痉挛，或不能耐受其不良反应，鞘内植入泵给予巴氯芬则是一个很好的选择。外科手术治疗是痉挛处理的最后阶段。常见的手术有选择性脊神经后根神经切断术；周围神经切断术；肌腱延长、松解或转位术等。外科手术治疗在脑卒中的痉挛康复治疗中几乎很少应用。

以肉毒毒素为代表的去神经化学阻滞疗法为本节重点讨论内容。肉毒毒素是由革兰氏阳性厌氧芽孢杆菌肉毒梭菌在繁殖过程中产生的一种外毒素，依其毒性和抗原性的不同，分为A、B、C1、C2、D、E、F、G共8型，其中A型（type A botulinum toxin，BTX-A）毒力强、稳定，易于生产、提纯和精制，因而广泛地用于实验研究及临床。其神经毒素的轻链均为锌肽链内切酶，可作用于神经肌肉接头处不同的底物，高度选择地抑制突触前膜乙酰胆碱的释放，使靶肌肉松弛。通常症状越局限，累及的肌肉及运动功能越单纯，肉毒毒素的治疗效果越好。偏瘫患者肢体常用注射部位及注射方案如下。

1）胸大肌注射方法：触摸到腋前襞，用拇指和示指夹住胸大肌，在两个手指之间进针，进入皮肤后注意进针深度，要在肋骨的上方注射，以避免气胸的发生。剂量50~200U，注射点2~6个。

2）肱二头肌注射方法：于上臂中段1/2处略下方，肌腹隆起处，内外侧肌束分别注射，剂量75~200U，注射点2~4个。

3）肱肌注射方法：肘窝皱褶线近端2指，从肱二头肌肌腱外侧进针，避开肱二头肌、肌皮神经及血管。剂量40~150U，注射点1~2个。

4）旋前圆肌注射方法：肱骨内侧髁与肱二头肌肌腱之间连线中点远端2指处进针，剂量25~75U，注射点1~2个。

5）肱桡肌注射方法：肱二头肌肌腱与肱骨外髁之间连线中点注射，剂量25~100U，注射点1~4个。

6）桡侧腕屈肌注射方法：于肘横纹下四横指，肱二头肌肌腱止点内侧一横指处进针，剂量25~100U，注射点1~2个。

7）尺侧腕屈肌注射方法：于肱骨内髁与手腕连线的上1/3处进针，剂量20~100U，注射点1~2个。

8）指深屈肌注射方法：小指置于尺骨鹰嘴处，环指、中指以及示指沿尺骨骨干排列，在示指尖手腕尺骨尺侧缘进针。剂量20~50U，注射点1~2个。

9）指浅屈肌注射方法：于肱二头肌肌腱止点与手腕连线的中点向内上方选点进针。剂量20~50U，注射点1~2个。

10）拇短屈肌注射方法：于第一掌骨内侧缘中点进针，剂量5~30U，注射点1个。

11）拇收肌注射方法：于第二掌骨的掌面中点进针，剂量5~30U，注射点1个。

12）拇对掌肌注射方法：于第一掌骨体中点进针，剂量5~35U，注射点1~2个。

13）大收肌注射方法：于大腿内侧上1/3进针，剂量100~200U，注射点1~2个。

14）长收肌注射方法：于大腿前内侧，腹股沟韧带下方一手宽的距离，股静脉内侧进针，剂量5~150U，注射点1~2个。

15）短收肌注射方法：于长收肌和耻骨肌后面，大收肌前面进针，剂量50~100U，注射点1~2个。

16）股薄肌注射方法：于大腿后内侧缘，沿着大腿内缘向下注射，剂量80~120U，注射点1~2个。

17）股二头肌注射方法：于坐骨结节与腓骨小头连线的中点上下选点进针，剂量100U，注射点1~2个。

18）半腱肌注射方法：于坐骨结节与胫骨内上髁连线的中点偏上选点进针，剂量100U，注射点1~2个。

19）半膜肌注射方法：于坐骨结节与胫骨内上髁连线的中点偏下进针，剂量100U，注射点1~2个。

20）腓肠肌注射方法：于腘窝与足跟连线的上1/4处，左右两侧分别进针，剂量100~200U，注射点2~4个。

21）比目鱼肌注射方法：于足跟与腘窝连线的1/2和2/3处，两侧分别进针，剂量100U，注射点4~6个。

22）踇长屈肌注射方法：从跟腱外侧，足跟与腘窝连线的下1/3处进针，剂量50U，注射点1个。

23）趾长屈肌注射方法：于胫骨内侧缘上半段中部，紧靠胫骨后缘进针，剂量50U，注射点1个。

24）胫骨后肌注射方法：于小腿背面中部，胫骨后面深部进针，剂量50~100U，注射点1~2个。

25）踇短屈肌注射方法：于足跖侧，第一跖骨下面进针，剂量10~20U，注射点1个。

26）趾短屈肌注射方法：于足弓中心进针，剂量10~20U，注射点1个。

（5）平衡与协调训练：参见第四章“脑卒中平衡与协调功能障碍中西医结合康复治疗”。

（6）步态训练：步行功能是人类日常生活最基本的功能需求，也是最复杂的活动之一，涉及中枢神经的控制及身体各部位诸多组织器官参与的精确复杂的过程。步行功能缺损是卒中后最常见的功能障碍，就患者的生存质量而言，下肢的步行功能远较上肢功能意义深远。

步态训练是以促进步行转移能力的恢复，矫治异常步态，提高患者的生活质量为目的的训练方法。训练应在有经验的康复治疗师指导下，循序渐进地进行，不要过度疲劳。步行训练前，要加强患肢负重能力训练，同时加强髋、膝的控制能力训练，如出现足跖屈内翻，应尽早使用踝足矫形器矫正畸形改善行走姿态。

步态训练方法：

1）持拐步行训练：拐杖的高度以患者股骨大转子的高度为宜。动作顺序：健手持拐杖向前伸出，与健侧下肢共同负重；患侧下肢向前迈出，由患侧下肢和拐杖共同负重；健足跟上。

2）助行（步）器的使用方法：助行（步）器的高度以使用者站立时，双上肢略弯曲为宜。应用时双手提起助行（步）器并向前放稳，身体重心前移至双上肢，向前移动健侧足，再移动患侧足，完成一个行走周期。

3）平行杠内的步行训练方法：向前伸出健侧上肢，用健手握住木杠并将部分重心移向前方；向前迈出患侧下肢，这个过程中由健侧上、下肢负重；健侧下肢跟上，这个过程由健侧上肢和患侧下肢负重。

4）上下楼梯训练：①上楼梯的顺序：拐杖（或健手）→健侧下肢→患侧下肢；②下楼梯的顺序：拐杖（或健手）→患侧下肢→健侧下肢。

5）天轨减重步行训练：天轨减重步行训练近年来已普遍应用于临床，因其灵活性和安全性的特点，可使患者安全地进行早期步态训练。减重步行训练刺激了患者的脊髓步行发生器和大脑的步行中枢，激活受损大脑半球感觉和运动区的活动，使患者步行速度、步幅、平衡功能及步行姿态均得到提高。天轨减重步态训练治疗时需前置矫形镜，让患者观察运动姿态。其适应证、禁忌证及训练方法如下。

【适应证】

①神经系统疾病：脑血管意外、脑外伤、脑肿瘤、脑部炎症引起的肢体瘫痪、脑瘫、帕金森综合征，由于各种原因引起的脊髓损伤后截瘫，外周神经损伤引起的下肢肌无力。

②骨关节疾病和运动创伤恢复期：下肢关节置换术后的早期下肢负重训练，骨关节病变手术后功能恢复训练，骨关节病变缓解疼痛促进功能恢复的训练，如肌腱、韧带断裂等运动创伤的早期恢复训练。

③假肢、矫形器穿戴前后的下肢步态训练及年老、体弱、久病卧床患者早期小运动量安全性有氧步行训练。

【禁忌证】

①肢体重度挛缩畸形。

②并发阿尔茨海默病或严重认知功能障碍。

③不稳定型心绞痛发作、严重肝、肺、肾功能不全等需严格限制活动的患者。

④下肢骨折未愈合或损伤不稳定阶段。

⑤下肢静脉血栓不稳定的患者。

【训练方法】

下肢肌力2~3级（在治疗师的帮助下可以站立但不能行走）训练方法及内容：

①站立负重训练：减重标准60%~70%，患者可直立，双足跟着地、膝关节伸直。垂直站立保持身体平衡，可根据患者情况增加时间。

②站立位平衡训练：减重标准50%，患者直立，双膝可略弯曲。治疗师

在患者侧面，嘱患者进行前后、左右的躯干摆动，如患者不能主动完成，治疗师可协助完成。

ER 2-8

ER 2-8站立位平衡训练操作视频

③重心转移训练：减重标准50%。

左右重心转移训练：患者双脚分开与肩同宽，治疗师双手置于患者的双髋，诱发患者身体重心左右摆动，当摆动到一侧的最大角度时停顿3~5秒，如患者不能主动完成，治疗师可辅助完成（图2-30）。

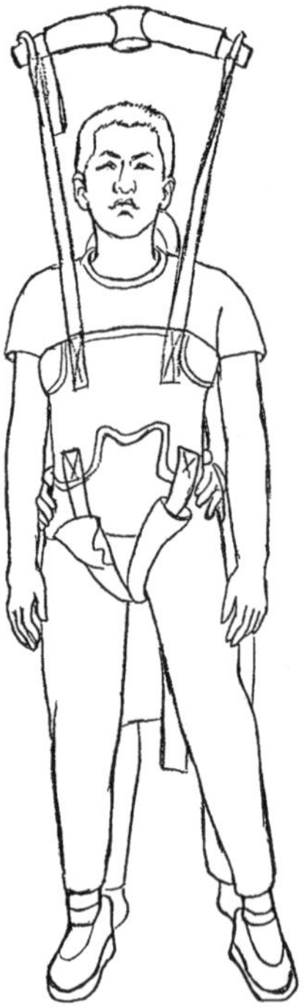

图2-30　左右重心转移训练方法示意图

前后重心转移训练：患者双脚前后站立，前后距离为患者一足长，治疗师站立于患者前面，双手置于患者双肩，治疗师双手辅助患者完成前后重心转移，患者重心完全置于负重侧肢体时停顿3~5秒，然后再进行转移，交替

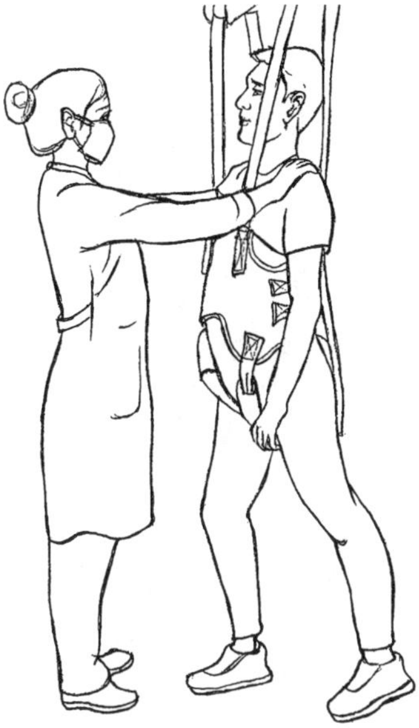

图2-31　前后重心转移训练方法示意图

ER 2-9

ER 2-9重心转移训练操作视频

训练（图2-31）。

④抬腿能力训练：减重标准50%，患者双脚并齐站立，治疗师站在患者身后，双手置于患者双髋，嘱患者抬腿，在最高点停顿3~5秒。双侧交替训练，以患侧为主。若患者不能自主完成，治疗师辅助患者提髋，完成抬腿动作。抬腿力量训练可增强髂腰肌、股四头肌力量，提升步行中的抬腿能力，同时增强对侧臀大肌力量，增强站位稳定性，是步态训练重要的一环（图2-32）。

ER 2-10

ER 2-10抬腿能力训练操作视频

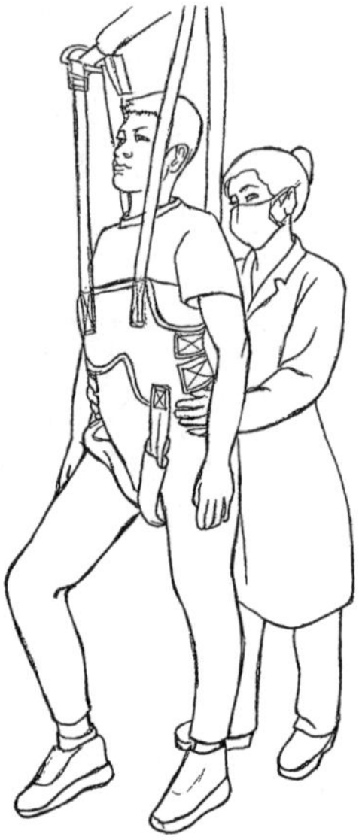

图2-32　抬腿能力训练方法示意图

⑤迈步训练：减重标准50%，患者双腿并齐站立，先迈健侧，后迈患侧。若患者不能自主完成迈步，治疗师一手置于患者健侧的肩部，一手置于患侧的髋部，将身体重心转至对侧，辅助患者完成迈步训练。治疗时应小步慢行、控制身体姿态（图2-33）。

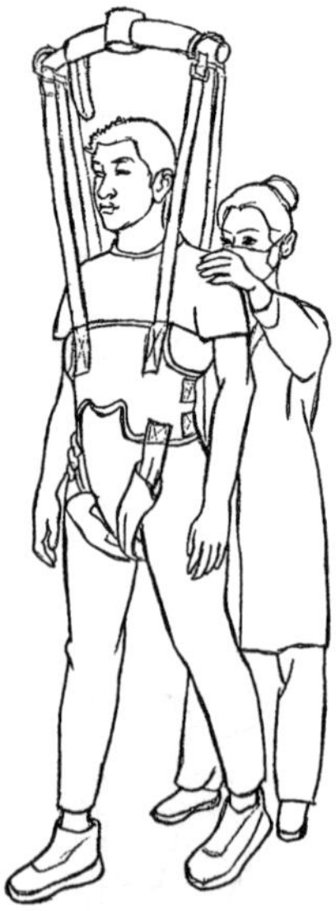

图2-33　迈步训练方法示意图

下肢肌力3~4级（患者可以独立站立，在辅助下可行走，存在异常步态）训练方法及内容：

①直行训练方法：减重标准20%~30%，站立位，双膝可进行较大幅度屈曲。治疗师站在患者身后，一手置于患者健侧的肩部，控制前倾，一手置于患侧的髋部，辅助提髋。若患者过于提髋，治疗师可辅助患者先将重心转移到健侧，再让患者患侧屈髋屈膝后再迈步。

ER 2-11

ER 2-11 直行训练方法操作视频

②侧行训练方法：减重标准同上，患者侧向站立，治疗师站在患者身后，一手置于前行侧肩部，控制前倾，一手置于对侧髋部，辅助患者重心转移到前行侧，完成侧行训练。双侧交替进行，侧行训练有助于增强臀中肌力量，横向稳定性，同时牵拉内收肌群。

天轨减重步行训练时间要根据患者实际情况选择，一般为25~35分钟，每日1次。

6）机器人步行训练：机器人步行训练是通过康复机器人对下肢运动功能障碍进行的训练，通过机器人本身的驱动力带动人体完成功能性动作，从而使因疾病或老年导致运动功能障碍者通过改善、代偿或替代的方法恢复正常运动功能。康复机器人按照其功能目的可分为两类：功能康复机器人和功能替代机器人。

①功能康复机器人：使用机器人的目的是辅助训练功能障碍的患者，最终帮助患者改善或者恢复运动功能。根据作用原理和目标病症不同，功能康复机器人可以分为末端驱动型机器人、外骨骼式机器人。

末端驱动型机器人对人体肢体的主要驱动力在脚上，通过带动脚的运动来引导患者完成步行或上下楼梯运动，反复训练后最终达到恢复步行的目的。其优势是比较符合人类闭链运动的步行特点，给患者髋、膝关节的自由度比较高，缺点是因为对肢体的限制不够。因此此类末端驱动型机器人更适合于各种脑损伤或者不完全性脊髓损伤患者恢复期使用。

外骨骼式机器人控制了人体从髋关节以下的整个下肢，通过精确限制每个关节的活动来引导患者完成步行运动，反复训练最终达到恢复步行的目的。其优势是能精确控制各个关节运动。通过“反复重复正确运动模式诱导脑功能重组”帮助患者恢复，缺点是给患者的自由度不够，不利于患者的主动发挥。因此，此类康复机器人更适合于各种脑损伤或者不完全性脊髓损伤患者早期使用。

对于脑损伤患者，多数是单侧下肢运动功能障碍导致的步行障碍，给偏瘫患者穿上此类双下肢的外骨骼式机器人，患者很难走出康复训练诱导脑功能重组所需要的正常步态，康复效果有限。因此，在偏瘫患者步态训练临床应用较少。

②功能替代机器人：是替代患者已经丧失的步行功能，在临床上主要是指各种不同损伤平面的完全性脊髓损伤患者和小部分较严重的不完全性脊髓损伤患者。

（7）主动被动训练参照前述。

（8）震动治疗：震动治疗是利用外源性震动刺激，可改变肌肉长度和关节活动度，刺激肌肉和肌腱收缩，增加肢体血流速度和周围组织灌注量，可改善肢体肿胀、缓解痉挛、改善关节活动度、增加关节和脊柱的稳定性、增加本体感觉。震动治疗设备有水平震动和垂直震动两种。治疗频率设定15~30Hz、每组1分钟，间歇10秒，每次治疗5组，10次为1个疗程。

（9）手功能训练：

1）方法一：被动背伸腕关节及手指到最大角度，以不引起疼痛为原则，固定3~5分钟，放松，重复数次后，肌张力开始降低，在背伸位，嘱患者有意识地做抓握动作训练。

2）方法二：被动屈腕及屈指到最大角度，呈屈腕握拳状，以不引起疼痛为原则，固定3~5分钟，放松，重复数次后，辅助伸腕和伸指，通过伸肌的拉伸促进伸肌力量，达到伸腕和伸指的目的。

（10）作业治疗：作业治疗对改善偏瘫患者的日常生活活动能力十分重要，有认知知觉障碍患者，亦要进行认知知觉方面的训练。日常生活活动训练早期即可开展，如训练进食、个人卫生等，以后逐步进行穿衣、床椅转移、洗澡等有关日常生活活动的训练。还可以通过编织、绘画、陶瓷工艺、橡皮泥塑等训练两手协同操作，通过打字、砌积木、拧螺丝、拾小钢珠等训练手的精细动作，亦可以进行与家务劳动有关的作业训练，以提高患者的综合能力。

（11）中医药治疗

1）口服中药汤剂及中成药治疗：口服中药汤剂及中成药治疗，参考国家中医药管理局印发的《中风病（脑梗死）中医诊疗方案（2017年版）》《中风病（脑出血）中医诊疗方案（2017年版）》进行辨证施治（内容详见附录2）。

2）针刺治疗：中医将脑卒中后肢体痉挛归属为拘挛，为本虚标实证，肝肾阴虚为本，肢体拘挛为标，治疗应以补虚泻实为主。处方：曲池、足三里为主穴，上肢可配肩髃、外关、合谷，辅以阳池、后溪；下肢选配环跳、阳陵泉、伏兔、解溪，辅以风市、悬钟；头针选取双侧顶颞前斜线、顶颞后斜线、顶中线、顶旁1线和顶旁2线针刺。上肢内侧穴位以捻转泻法强刺激为主，不宜留针；亦可选用眼针、平衡针疗法。上肢后外侧穴位以提插补法弱刺激为主，可加灸，需留针20分钟左右。上肢应以阳经腧穴为主，下肢多选择患肢的阴经腧穴。现代医学研究表明针刺拮抗肌腧穴可使拮抗肌兴奋收缩，通过交互抑制原理使痉挛肌张力降低，缓解痉挛。

临床研究表明，针灸结合现代康复治疗技术方法，可以舒络活血，通经活络，利用不同穴位，不同强度的刺激，产生兴奋或抑制作用，对肢瘫的恢复能起到重要作用。

3）推拿按摩治疗：针对痉挛性瘫痪患者的推拿按摩治疗，以牵伸法为主，以缓解肌肉痉挛，改善关节活动度。手法牵伸时，力量应该缓慢增加，当感觉到肌肉等软组织的抵抗时，在此位置上保持至少15秒，然后放松，反复进行。痉挛性瘫痪牵伸时间长短目前还没有达成共识，一般认为24小时至少应有2小时使肌肉保持在完全伸展状态为佳。

在不同的肌群部位，也可以采用不同的手法，调节患肢肌肉和神经功能，诱发正常运动模式的建立，有利于促进主动运动和分离运动的完成，提高整体功能的恢复。

弹拨法：弹拨肱二头肌、肱桡肌、肱骨内上髁、内收肌、股四头肌、小腿三头肌肌腱附着处，以酸胀为度，每处1~2分钟，可以缓解肌痉挛。

擦法：用掌擦法擦上肢的后侧（相当于肱三头肌和前臂伸肌肌群）、大腿的后侧和外侧（相当于腘绳肌和阔筋膜张肌）、小腿前面（小腿前肌群），每处1~2分钟，频率为120次/min左右，局部发热为度。

运动关节法：缓慢伸肘、伸腕和伸指关节后，屈肘、屈腕和屈指关节；缓慢屈髋、屈膝和背屈踝关节后，伸髋、伸膝和跖屈踝关节，每处1~2分钟。

4）传统运动疗法：大部分传统运动疗法，如太极拳、八段锦、五禽戏等，在此阶段均可实施，但要根据患者的实际情况安排。建议以导引训练、坐式太极拳为主，导引训练可坐位实施，方法是将呼吸、意念、运动结合起来，可提高身体整体状态，缓解痉挛，促进正确运动模式的建立。可采用五禽戏或巢元方导引法的基本动作，循序渐进，每日总训练时间不少于30~45分钟，连续治疗6周为1个疗程，至少坚持2个疗程。

临床研究表明，太极拳训练能够增加脑卒中患者肢体肌力，改善脑部血液循环，促进神经系统功能重塑。

5）中药熏洗治疗：参照恢复期Brunnstrom Ⅰ～Ⅱ阶段方法实施。

3.Brunnstrom Ⅴ～Ⅵ阶段治疗

（1）促进技术的应用

1）促进上肢的随意运动训练：患者坐位或仰卧位，保持上肢上举过头，要求患者屈肘用手摸头顶（控制下进行），范围由小到大，并训练在不同角度停留。辅助力要根据患者完成情况，逐渐减少到不参与。利用翻书或翻转动作训练前臂的旋前和旋后。

2）促进手腕及手指伸展力量训练

方法1：坐位，前臂中立位放置在桌面上，嘱患者尽力做伸指及伸腕动作，并在随意角度停顿。

方法2：上述体位，在手背外侧放置重物，嘱患者伸指及伸腕移动重物，重物位置先放置手背部，然后调整到手指部，重量以患者能完成动作为标准，重复往返数次训练，以达到提高伸展力量的效果。

方法3：上述体位，手握纸杯伸出桌子边缘，嘱患者做伸腕动作，拿起杯子，放下杯子，再拿起杯子，反复数次，过程中要尽量桡偏、不屈肘。

3）促进手腕及手指屈曲力量训练

方法1：坐位，前臂中立位放置在桌面上，嘱尽力做屈指及屈腕动作，并在随意角度停顿。

方法2：上述体位，在手内侧放置重物，嘱患者屈指及屈腕移动重物，同等重物位置先放置手心部，然后调整到手指部，重量以患者能完成动作为标准，重复往返数次训练，以达到提高屈曲力量的效果。

4）促进前臂旋后训练方法：坐位，手握圆柱状物体，前臂旋后，努力使物体顶部接触桌面。尽量保持前臂不离开桌面。

5）促进拇外展及旋转训练方法：上述体位，嘱患者用拇指指腹配合其他手指拿住和放开杯子，尽量不屈腕和旋前。

6）促进抓握能力训练方法：坐位，利用木钉板训练，提高抓握能力。

7）促进手指抓握灵活性训练方法：练习拇指与其他手指相碰，尤其是环指和小指。成功后让患者用拇指分别与各指拾起桌子上的物品，放在盒内。

8）促进下肢随意运动训练：仰卧位，保持膝伸展，屈髋，做直腿抬高训练。屈髋90°，做伸膝和屈膝训练。侧卧位，膝伸展，做后伸运动训练。每个动作逐渐加大自主运动范围，最后达到可在不同角度停留。侧卧位，训练下肢控制能力。

（2）平衡与协调训练参见第四章。

（3）诱控疗法参见前述。

（4）步态训练参见前述。

（5）作业治疗参见前述。

（6）震动治疗参见前述。

（7）中医药治疗

1）口服中药汤剂及中成药治疗：口服中药汤剂及中成药治疗，参考国家中医药管理局印发的《中风病（脑梗死）中医诊疗方案（2017年版）》《中风病（脑出血）中医诊疗方案（2017年版）》进行辨证施治（内容详见附录2）。

2）针刺治疗：可按照“治痿独取阳明”理论选取穴位。上肢：肩髃透极泉（下1寸）、臂臑、曲池、外关、手三里、合谷等。下肢：风市、伏兔、足三里、丰隆、解溪、阳陵泉、悬钟、三阴交、太冲等。

操作方法：常规操作。

头针：针刺取穴与操作方法同偏瘫急性期。

3）推拿治疗：采用运动关节类手法及按揉法、拿法、搓法等，以防止关节挛缩，解除功能锻炼或针刺后的肌疲劳，增强本体感觉的刺激，促进运动模式的改变。

4）传统运动疗法：如太极拳、八段锦、易筋经等，对具有独立站立能力的患者实施，可促进脑卒中患者正常运动模式，抑制异常姿势，提高平衡能力，降低跌倒风险。

八段锦动作柔和缓慢，以腰部为中心，转换身体重心，两臂内、外旋动作，具有养血调神、疏通经络的功效。研究表明，每周3次，每次45分钟，连续8周的训练可改善脑卒中患者上肢运动功能以及平衡功能。

（赵春华　刘　娜）

五、偏瘫后遗症期康复治疗

（一）后遗症期康复治疗目标

1. 保持信心，维持身体功能。
2. 利用健侧代偿及辅助具，提高日常生活活动能力。
3. 积极处理并发症，降低对生活质量的影响。

（二）治疗方案设计

1. 维持功能训练。
2. 训练健侧的代偿功能。
3. 辅助具的应用。
4. 日常生活活动能力训练及指导。
5. 并发症处理。
6. 中医药治疗。

（三）方案实施操作方法

1. 维持功能训练　即维持运动功能、维持心肺功能及维持体能。维持运动功能包括关节活动范围训练、肌力训练、步行能力训练、日常生活活动能力训练等。

2. 训练健侧的代偿功能　训练健侧的代偿功能，充分发挥健侧代偿能力。

3. 辅助具的应用　辅助具，简称辅具。其定义为“残疾人使用的，特别生产的或一般有效的，防止、补偿、减轻、抵消残损、残疾或残障的任何产品、器械、设备或技术系统”。脑卒中对人体的影响是多方面的，辅助具的应用，在一定程度上消除或抵消了脑卒中患者的缺陷和不足，消除了部分患者回归社会和家庭的障碍。

脑卒中患者常用的辅具包括：步行辅助具、自助具、支具、保护器具等。

（1）步行辅助具：步行辅助具是利用健康上肢辅助下肢支撑体重、保持平衡和行走的器具。包括杖类、助行器、轮椅。

1）杖类：杖的规格品种繁多，包括手杖、臂杖、腋杖、多足杖等。其中单足手杖、多足杖更适合脑卒中患者。

①单足手杖：多由木质或铝合金材料制成，适用于偏瘫患者健侧握力

好，支撑力强的患者。

②多足杖：有三足和四足两种，由于支撑面大且稳定性好，多用于平衡功能差，用单足手杖不够安全的患者。

③手杖的使用方法：手杖的高度选择有三种方法，上臂自然下垂，屈肘45°，掌心与地面的距离即为合适高度；屈肘30°，腕背伸30°，将手杖支脚置于前外侧方15cm的地方时的高度；手杖高度设置与大转子等高。

三点步行：伸出手杖，迈出患足，再迈健足。三点步行速度较慢，适用于偏瘫程度较重，平衡功能较差的患者。也有少数患者是伸出手杖，迈出健足，再迈患足。

两点步行：同时伸出手杖和患足，再迈健足。两点步行速度较快，适用于偏瘫程度较轻，平衡功能较好的患者。

使用手杖的注意事项：使用四角拐时应将开口平坦的一侧靠近患者身体；当患侧下肢支撑力＜90%时，不宜使用单足手杖；当患侧下肢支撑力＜55%时，不宜使用四角拐及单拐。

2）助行器：助行器是辅助人体行走的器具，也称助行架。助行器包括普通助行器和轮式助行器两类。普通助行器一般由金属材料制成，高度可调，可折叠。适用于上肢功能较好，平衡能力差或步行功能障碍的患者。轮式助行器是在普通助行器加装轮子的基础上加两只或四只轮子，便于移动，减少阻力。

助行器的使用方法：高度选择同手杖高度的方法相同。

步行方法：首先将助行器置于身体面前，站立在助行器的框中，双手持扶手向前移动助行器适当的距离，摆稳助行器，并支撑扶手，患腿移动迈出，重心前移，健腿跟进迈出，可与患腿平齐，也可在患腿前方。

注意事项：助行器的使用要掌握好在行走过程中与患者身体的距离，过于靠近助行架有向后倾倒的危险，过远会导致患者身体前倾重心前移，影响患者的平衡；当患者双下肢支撑力总和＜100%时，不宜使用助行器。

3）轮椅：轮椅的种类很多，包括标准轮椅、电动轮椅、坐立两用轮椅、单侧驱动式轮椅等。脑卒中患者常用的轮椅为标准轮椅和电动轮椅。

患者在轮椅上，要保持正确的坐姿，不应过于倚靠椅背，以免身体后倾，也不应过于前倾，以免停车时患者跌落。在软瘫期时患侧扶手应略垫高，高度为能使肩关节保持在正常位置，或略高一点，防止肩关节半脱位。

（2）自助具：自助具为改良后的用品、用具，患者自主使用或在他人的帮助下使用，借助自助具能够提高日常生活活动的能力。自助具分为日常生活类、家居类、文化信息类、环境改造类、休闲娱乐类。

1）日常生活类：包括进食类、修饰类、穿衣类、排泄类、洗澡类、阅读交流类、家务类。

①进食类：如轻便餐具、曲柄调羹、多用套袖、吸附胶垫、盘圈、改良木筷、双把杯等。

②修饰类：如长柄梳、长柄刷、刷子保持器、牙膏固定器、台式指甲钳、剃须刀夹持器、粗柄口红等。

③穿衣类：如纽扣器、拉衣钩、穿袜器、鞋拔、脱鞋器、拉链器、单手领带等。

④排泄类：如马桶增高坐垫、马桶座椅、床边便盆器、便后擦拭器等。

⑤洗澡类：如手套式擦洗巾、淋雨凳、浴缸板、浴室扶手等。

⑥阅读、交流类：如握笔器、翻页器、书架、轮椅板、电话固定器、大型字电话、牌架、键盘按键器、沟通板等。

⑦家务类：开瓶盖器、水龙头开关、动态剪刀、改良切菜刀、改良砧板、拾物器、钥匙握持器等。

2）家居类：站立桌、床头桌、固定灯、可调座椅、可调节高度和体位的床、门窗开闭装置、急救信号铃等。

3）文化信息类：视觉辅助器、计算机辅助器、助听器、信号辅助器等。

4）环境改造类：气候控制设备（调湿、调温、通气）、空气净化设备、安全扶手、防滑楼梯等。

5）休闲娱乐类：游戏类、音乐、美术工艺等。

应用这些改良后的器具，患者可以提高生活自理能力，但具体器具的改造和选择要根据患者实际情况实施。

（3）支具：支具在脑卒中功能障碍的康复治疗中具有非常重要的作用。在脑卒中发病的不同时期，应用不同类型的支具可起到不同的作用。软瘫期支具的作用，可保持肢体功能位、防止关节半脱位、保护手部抓握功能、防止关节挛缩；痉挛期支具的作用，可降低过高的张力、减轻痉挛所致的疼痛；恢复期支具的作用，可促进功能恢复、抑制畸形发展、功能代偿。

1）手部支具：手部支具可保护手部的抓握功能。保护和维持手部的抓握姿势十分重要，是保持手部抓握和手指捏持活动的基础。临床常用的手部支具包括抗痉挛的手部支具和抑制痉挛的手部支具两类。其中抗痉挛的手部支具包括抗痉挛矫形器和分指板；抑制痉挛的手部支具包括抓握位矫形器、球状抓握位矫形器、弹簧牵伸矫形器。

2）腕部支具：腕部支具可用于脑卒中软瘫期患者，防止手腕部出现短缩和痉挛。临床常用的腕部支具包括预防和抗痉挛两类。其中预防类支具有：腕手功能位矫形器、抓握位矫形器；抗痉挛类支具有：抗痉挛矫形器、腕关节背伸矫形器。

3）肘部支具：使用肘部支具是预防和抑制上肢屈曲痉挛采取的措施，通过较长时间的持续穿戴，可使肌张力减弱。临床常用的肘部支具包括预防和抑制两类。其中预防类肘部支具为充气夹板，也具有一定的治疗作用；抑制类肘部支具为定位盘式矫形器。

4）踝足矫形器：在脑卒中软瘫期和痉挛期使用不同类型的踝足矫形器，可有效避免和抑制足下垂、足内翻的问题。临床常用的踝足矫形器包括预防、抑制及功能代偿三类。其中预防类踝足矫形器为踝关节功能位矫形器；抑制类踝足矫形器为抗足内翻踝足矫形器；功能代偿类矫形器为动态踝足矫形器。

（4）保护器具：保护器具具有保护患者安全及维持关节形态的作用。由于种类的不同，作用也不同，常用的有腰保护带和肩保护带。

1）腰保护带：腰保护带是由较宽的腰带、链接固定的锁扣及腰带两侧的拉手组成。患者在站位平衡或步态训练中，治疗师或陪护一手拉住拉手，一手控制患者肩部，可防止患者跌倒。

2）肩保护带：肩保护带具有预防、治疗肩关节半脱位，缓解肩部疼痛的作用。目前常见的有保护类的保护带，如肩托、护肩，早期使用对预防和治疗肩关节半脱位有积极意义。但应杜绝使用三角巾吊带。三角巾吊带的使用，容易使肘关节强直固定，影响患者功能的恢复。推荐使用双肩连带，腋下有海绵腋托向上托举类的肩保护，可有效减轻上肢的重量，腋下海绵柔软，避免了对腋下血管和神经的压迫（图2-34为沈阳市第二中医医院设计制作的肩保护带，已获得了国家专利）。

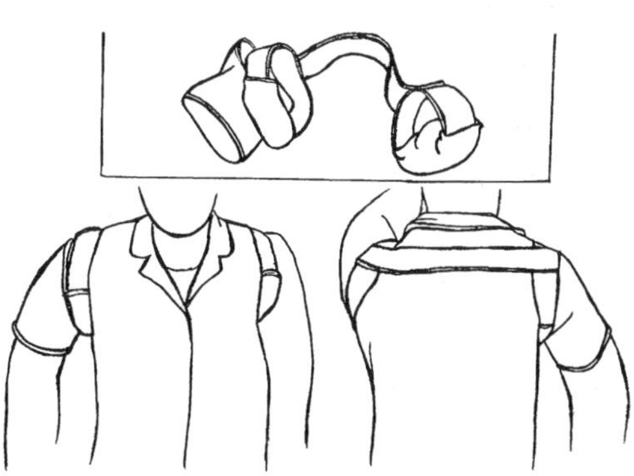

图2-34　双肩连带肩保护示意图

4. 日常生活活动能力训练及指导　日常生活活动（ADL）是指人在独立生活中反复进行的、最必要的基本活动，包括进食、更衣、用厕、出入卫生间、转移及家务活动等，日常生活活动训练是作业治疗的基本方法之一。训练前，首先要使用巴塞尔指数或FIM等方法进行日常生活活动能力的评定，根据评定结果，制订出可行的康复训练计划，然后有步骤地进行日常生活活动训练。

（1）床上运动与转移训练：床上运动训练是最基本的功能活动之一，包括翻身及患者在床上的移动等。它不但可避免发生褥疮，而且让患者学会自己主动进行床上运动后，可减轻照顾者的负担。

患者在室内的转移，包括转移的方式、范围、用具和环境等，如轮椅和助行器的使用、步行、上下楼梯等，可参照前述方法指导。

（2）个人ADL训练及方法指导：个人ADL训练及方法指导从实际出发，制定训练计划。一般可在日常生活环境中进行训练，对特定的动作进行分解，必要时可使用辅助装置，如穿鞋夹、穿袜器等。

1）饮食训练：进食和饮水是综合而又繁杂的过程，若患者存在吞咽困难，应进行针对性治疗。可对一些餐具进行改造，如勺子柄的加粗，防止餐具滑脱的木板及带橡胶吸盘的洗手刷子。

2）洗脸：用健手持毛巾洗脸，然后利用水龙头拧干毛巾擦脸。

3）洗手：可将改造后的细毛刷（毛刷背后加两个吸盘）吸在洗手池壁上，健手在刷上来回刷洗。

4）穿脱衣裤及鞋袜

①穿上衣方法：先穿患侧，再穿健侧。穿衣时患者取坐位，分清衬衣前后左右位置，将衣领朝前平铺在双膝上，将患侧袖口垂直于双腿之间，用健手帮助，将患肢套进衣袖并拉至肩部；健手由颈后抓住衣领并将上衣另一只袖口从身后拉向健侧肩，健手穿入袖中，整理好后系上纽扣。穿套头衫时，则按患手→健手→套头顺序进行。

②脱上衣方法：先脱健侧，再脱患侧，用健手解开纽扣并将上衣脱至肩部；先把健手从袖口中脱出，继而帮助脱出患手。

③卧位穿裤子方法：健手辅助先将患侧下肢搭在健侧下肢上，将患侧下肢伸入裤管中，将患侧下肢放回原位，再穿健侧裤管。用健腿支撑抬起臀部，以便将裤子提至腰部，用健手系好腰带。

④坐位穿裤子方法：健手提起患侧下肢搭在健侧下肢上，将患侧下肢套上裤管后放下，健侧下肢套入裤管，用健手拉住裤腰站起，以便将裤子提至腰部，用健手系好腰带。

⑤脱裤子方法：与穿裤子动作顺序相反，先脱健侧，再脱患侧。

⑥穿袜子和鞋方法：患者取坐位，双手交叉将患者膝关节抬起置于健侧膝关节上方；用健侧手为患足穿袜子和鞋；将患侧下肢放回原地，全脚掌着地，再将健侧下肢放在患侧下肢上方，穿好健侧的袜子或鞋。

⑦脱鞋和袜子方法：用健手帮助将患腿放在健腿上脱掉鞋子或用健足蹬掉患足鞋再脱袜子。

5.并发症处理　偏瘫患者并发症主要有肩关节半脱位、肩－手综合征、肩痛、关节挛缩、深静脉血栓形成等。治疗方法参照本章“偏瘫并发症康复治疗”。

6.中医药治疗

（1）口服中药汤剂及中成药治疗：口服中药汤剂及中成药治疗，参考国家中医药管理局印发的《中风病（脑梗死）中医诊疗方案（2017年版）》《中风病（脑出血）中医诊疗方案（2017年版）》进行辨证施治（内容详见附录2）。

（2）针刺治疗常用穴位

1）上肢：肩内陵、肩髃、肩髎、肩贞、臂臑、曲池、尺泽、手三里、内关、外关、合谷、中渚、八邪。

2）下肢：环跳、风市、髀关、伏兔、阳陵泉、委中、足三里、三阴交、绝骨、解溪、昆仑、丘墟、申脉、太冲。

3）口㖞：地仓透颊车、颧髎、牵正、翳风、合谷、三阴交、太冲。

4）刺灸法：一般用平补平泻法，肢体拘急强硬者可用火针点刺治疗或用平衡针刺法治疗。病久者可加艾灸。三阴交可用“合谷刺”法，取患侧三阴交穴，以50mm长针先直刺，得气后，将针退至皮下，调整针尖方向向足后跟刺入，待产生下肢抽动后，再将针退至皮下，然后卧针顺脾经方向刺入，行补法得气，可留针20分钟。

（3）推拿治疗及中药外治法：如雷火灸、隔物灸、中药热奄包、中药熏洗等均应根据患者临床表现，个体化，辨证实施。

（4）传统运动疗法参照前述。

六、偏瘫康复物理治疗及其他技术方法

（一）物理治疗

物理治疗也称为非药物治疗，治疗方法和种类很多。在偏瘫患者的康复治疗中十分重要，如前面提到的经颅磁刺激、神经肌肉电刺激、中频脉冲

电治疗、震动治疗、高压氧及中医的外治法等均属于物理治疗，不再重复介绍。在偏瘫康复治疗中，还有一些有效物理治疗方法可以选择应用。

1.超声波疗法 按脑部病灶头皮投影区、用接触移动法进行治疗，剂量为0.75~1.25W/cm²，每次5~10分钟，每日1次，10~20次为1个疗程。

2.痉挛肌电刺激治疗 分别刺激痉挛肌和拮抗肌，每次刺激肌肉10分钟，每天1次，10~20次为1个疗程，以改善患肢的痉挛。

3.短波及超短波治疗 属于高频类治疗，具有消炎止痛作用。主要用于偏瘫患者肩痛、肩-手综合征的治疗，可缓解肩关节疼痛，防止关节挛缩。

4.生物反馈疗法 是一种利用现代生物科学仪器，将人体内正常的或异常的生理活动信息有选择地转换为可识别的视觉或听觉信号，使患者经过一系列强化训练和治疗后，能够有意识地自我调节和控制自身体内的这些生理或病理信息，从而调节生理功能、消除病理状态、恢复身心健康的新型物理治疗方法。特别是对患者身心疾病具有较好的治疗效果。治疗作用主要是调节自主神经功能、调节肌肉的张力、调节脑电波节律，是一种安全、有效的物理治疗方法。

（二）其他技术方法

1.镜像疗法 是通过将健侧肢体影像反馈到患侧，利用镜像视错觉，调控并重塑中枢神经系统，促进感觉、运动，甚至认知功能恢复的现代康复方法。强调患者在接受治疗时产生认知错觉，并结合运动观察、想象等成分进行训练，同时，强调双侧运动训练，即患者活动健侧的同时，也尽可能活动患侧肢体，并要求患者想象两侧肢体做相同运动。适用于不同程度的单侧肢体感觉、运动功能障碍患者。

2.强制诱导运动疗法 是在生活环境中限制脑损伤患者使用健侧上肢。其理论基础来自行为心理学和神经科学的研究成果。是由美国Alabama大学神经科学研究员通过动物实验发展起来的治疗上运动神经元损伤的一种训练方法。可以明显提高患侧上肢使用的时间及脑损伤恢复期患者患侧上肢完成运动的质量。

3.虚拟现实治疗技术 通过多种传感设备，患者“投入”到利用计算机生成模拟真实事物的虚拟环境中，康复内容与虚拟现实技术巧妙结合，凸显了传统方式无法比拟的优势，提高了训练的趣味性、功能针对性和反馈的时效性。可促进对侧感觉运动皮质的重塑。通过视觉、听觉、本体感觉的反馈，激励患者不断挑战并获得功能水平的提高，主动运动训练的增加，更有利于功能改善和皮质功能重塑。

七、偏瘫患者并发症康复治疗

（一）肩关节半脱位

肩关节半脱位是偏瘫患者最常见的并发症之一，其发生率可高达80%，大多出现于弛缓阶段。肩部肌肉无力，由于重力作用而发生。肩关节半脱位本身无疼痛，但易引起肩部受损，产生疼痛，故应给予足够重视。早期正确处理，能有效地降低患者肩关节半脱位的发生率。治疗方法如下。

1. 调整肩部关节及肩胛骨的位置，通过手法充分活动肩胛骨。

2. 被动活动肩关节　做全关节无痛的被动运动。治疗中不能过度牵拉患肩，不能产生患侧肩关节或周围组织的疼痛。

3. 加强肩关节周围肌肉力量训练，促进其功能的恢复。

4. 手法治疗　治疗师一手将患侧上肢拉向前方，另一手在腋下快速而有力向上拍打肱骨头，以通过牵张反射来增加三角肌和冈上肌的张力和活动；或者用手在冈上肌、三角肌和肱三头肌表面由近端向远端快速用力按摩。

5. 物理治疗　可应用中频脉冲电、神经肌肉电刺激等提高肩部肌群力量。

6. 保持正确的坐、卧位姿势　如在仰卧位时，患肩下应用枕垫高，以防肩后伸；在坐位时，把患侧上肢放在面前的桌子上或轮椅的扶手上；患者可自己通过双手十指交叉，健侧上肢带动患侧上肢向前上方做充分伸展；站立位时，可用健手托住患肢或佩戴使用肩保护带。

（二）肩痛

肩痛是偏瘫患者常见的并发症之一，表现为肩部疼痛、麻木、烧灼样痛或难以忍受的剧痛等，关节活动明显受限。患者拒按、拒触碰或完全回避治疗。症状可出现于早期或发病几个月后。严重影响功能预后，同时产生情绪和心理障碍。

肩痛的原因一般认为与肩关节半脱位、肩－手综合征及肌痉挛所致肩关节正常机制被破坏等有关。治疗前应首先取得患者的信赖，消除患者恐惧心理。避免因害怕疼痛而拒绝治疗。

治疗方法如下。

1. 调整胸锁关节、肩锁关节、盂肱关节及肩胛胸壁关节。

2. 手法治疗　主要采取牵拉、挤压、拍打等手法，治疗时手法要缓慢、轻柔。肩关节活动度训练，要从小范围开始，逐渐增加角度，以不疼痛为标准。

3. 局部应用中频脉冲电、短波、泥蜡疗、中药外治等物理治疗改善症状。

4. 必要时应用止痛药物控制疼痛。

5. 针刺治疗 采用腕踝针，患侧取上5（相当于外关穴）为进针点，可长时间留针。留针期间可配合患侧肩关节被动活动等。

（三）肩－手综合征

肩－手综合征又称反射性交感神经性营养障碍。是指偏瘫患者恢复期患手突然浮肿、疼痛，同时伴肩关节疼痛，使手的运动功能受到限制。是偏瘫患者的常见并发症。多发生在脑卒中发病后1~3月，发病率约占12.5%~32.0%。治疗方法如下。

1. 床上体位采用良肢卧位的同时，尽量垫高患肢（以超过腹壁一拳高度为宜）。

2. 保持腕关节背伸，改善静脉回流，必要时可制作夹板支持腕关节于适度的背伸位。患者戴夹板的同时需自助活动肩关节，保持肩的活动度。

3. 压迫性向心缠绕 用弹力绷带由远端向近端缠绕手部至腕关节以上，松紧度要适中，每隔20分钟左右要松开几分钟，再重复缠绕。向心性缠绕手指或四肢是一种简单、安全和非常有效的治疗周围性水肿的方法。

4. 增加患肢功能恢复的活动及手部的主动运动，特别是抓握活动，对减轻水肿有很好的作用。肌肉的收缩为减轻水肿提供了泵的作用。

5. 冰疗法 患者的手与治疗师的手同时放入含有水和冰3∶1的混合液中，由治疗师的手能忍受程度来决定浸泡时间，可连续3次，2次浸泡之间有短暂的间隔。

（四）失用性肌无力及肌萎缩

失用性肌无力及肌萎缩，是指由于肌肉不活动所引起的肌容积减小、肌力和耐力下降现象。其中以肌红蛋白减少、肌原纤维减少为主。患侧肌肉因中枢性瘫痪，主动活动减少甚至消失，失用性肌萎缩发展快而严重。健侧肌肉因神经支配完全正常，只是由于卧床时间较长，主动活动减少，失用性肌萎缩发展慢而轻。因此，其肌萎缩程度与瘫痪程度、主动运动及每天的活动量大小有关。治疗方法是促进患侧肢体运动功能的恢复，如正确的被动运动、电刺激、电针促进患侧肢体肌肉的被动收缩，促进患侧肢体进行主动活动并逐渐加大运动量，同时，还应加强身体的营养，使肌萎缩逐渐减轻。

（五）关节挛缩

关节挛缩是指由于各种原因导致的主动或被动关节活动范围不充分。关节挛缩不仅影响治疗，同时对肢体功能和日常生活活动能力有严重影响。

1.关节挛缩的主要原因

（1）疼痛：运动时疼痛是发生挛缩的重要因素，一般说大关节更易受到疼痛的影响而发生挛缩，如偏瘫患者肩痛就会尽可能减少主动或被动运动导致肩关节挛缩。

（2）肢体运动功能障碍：肢体出现瘫痪后，患者无主动运动，在不进行被动运动的情况下关节处于制动状态，造成粘连，出现关节挛缩。

（3）痉挛：卒中患者肌张力异常增高呈痉挛状态，使肌肉处于不平衡，一部分的肌纤维、结缔组织维持在短缩位置。若这种短缩位置出现5~7天，就可使胶原纤维挛缩和肌纤维弹性下降。大约在3周后，肌肉和关节周围的松弛的结缔组织改变为紧密的结缔组织，导致关节挛缩。

（4）神经、肌肉营养不良：偏瘫患者可出现肩－手综合征，引起肌纤维横纹消失、脂肪沉积，肌力减弱或消失。假肥大型肌营养不良是导致挛缩最常见的原因。

（5）异位骨化：即软组织骨化，可引起疼痛和活动受限，严重的可导致关节强直，目前没有较好的处理方法。

2.治疗方法

（1）保持良好肢位，定时变换体位，如翻身等。

（2）主被动关节活动。

（3）牵拉：牵拉方法包括徒手牵拉、自主牵拉、使用器械的持续牵拉方法。牵拉的力量不宜过大，逐渐增加，以出现可耐受的疼痛为度，避免引起肌肉、韧带、关节及骨质的损伤。配合使用温热疗法如雷火灸、中药热奄包、泥蜡疗、微波、红外线等效果更好。可明显改善关节挛缩导致的关节活动度减少的问题。

（4）抑制痉挛治疗：通过抗痉挛治疗可以提高关节活动度，缓解肌肉挛缩。

总之，预防比治疗更重要，也更容易得多。做好患侧肢体良肢位的摆放和早期的康复是预防关节挛缩非常重要的一环。

（六）失用性骨质疏松

失用性骨质疏松，是由于骨骼缺乏负重、重心力及肌肉活动等刺激，以骨量减少和骨组织的显微结构退化为特征的疾病。卒中患者由于肢体瘫痪、卧床时间长、负重活动减少、相应机械性刺激也减少而出现骨质疏松。骨质疏松的患者最易发生骨折，如跌倒可致股骨颈骨折。严重骨质疏松的患者，可因自身动作引起自发性骨折。因而对脑卒中所致的失用性骨质疏松患者应给予高度重视，防止骨折发生。骨质疏松的防治，主要是负重站立。如不能进行自行站立的患者，可用斜板站立床帮助站立，可根据患者情况逐步增加斜坡角度。此外应进行力量、耐久和协调性的训练，肌肉等长收缩及等张收缩，尽早恢复日常生活活动。

（七）位置性低血压

偏瘫患者，若长期卧床，突然地由卧位至坐位或立位等体位变化时，患者可出现头晕、恶心、呕吐、面色苍白、冷汗甚至晕厥等脑缺血、缺氧表现。血压可下降30mmHg以上，脉搏增快到120次/min以上。因此对长期卧床患者，出现的位置性低血压应给予足够的重视，采取必要的措施，避免发生直立性低血压。直立性低血压的预防措施，主要有以下几个方面。

1.定时变换体位，起始动作要缓慢，逐步提高。

2.仰卧时，适当抬高头部，随着病情稳定，逐步抬高上身，以15°、30°、45°逐渐达到80°，直至坐直，每日3次，每次以患者能耐受为准。

3.适当主动或被动运动四肢，改善血液循环，增强反射敏感性。

上述各项预防、治疗措施中最重要的是尽可能避免长期卧床，尽可能早期开始坐位训练，这是防止卒中患者发生直立性低血压的最佳方法。

（八）误用综合征

误用综合征（Disuse Syndrome），是Hireschberg首先提出的，即在康复治疗中使用的方法不正确，引起医源性的继发性损害。常见的原因有以下几种。

1.关节被动活动粗暴　关节被动运动原则是在其关节允许的范围内进行，再逐步扩大范围。如超范围或剧烈活动关节就可能会引起韧带撕裂、关节腔内出血，造成疼痛，如反复进行则可发展为慢性炎症，造成关节挛缩。常见的是出现肩–手综合征、肩关节周围炎等。过大的被动关节运动训练造成的另一后果是关节周围的异位骨化。

因此，在做关节被动活动时必须手法轻柔，注意训练量及训练强度。切忌粗暴的关节被动活动。

2.康复方法及指导的错误　少数医务人员对疾病康复“急于求成”，使运动治疗的量、次数及强度超过了患者实际能承受的负荷，产生全身性疲劳及局部肌肉、关节损伤。如无肌张力就要强行站立，以及患者家属甚至医务人员为使脑卒中患者“早日能走”，常在患者未进行坐、站立训练的情况下，由人扶着强行“步行”，这不仅达不到行走目的，反而加重了膝过伸及划圈步态，甚至膝关节的疼痛或损伤。在卒中患者的痉挛期，只按传统方法进行针灸、按摩，而不按照神经生理原理进行神经促通技术的应用，这不仅不能抑制异常肌张力，反而起相反作用。

治疗前必须掌握患者的全身状况，经过客观、科学的康复评定，遵循少量多次训练康复原则，科学安排每日训练量。遵循Brunnstrom恢复原则，应用运动神经发育及本体感觉神经肌肉促进法等来做康复治疗。应给予患者、家属正确的指导及健康教育，既要做到符合当前国际上倡导的强化训练的总量，又切忌过度，产生负荷过度的不良影响。我们医务人员要提高康复理论知识的学习，要对患者进行科学合理的康复治疗，减少和避免误用综合征的出现。

八、出院后康复措施

（一）巩固疗效、预防再发

开设康复咨询门诊是加强与出院患者联系的一种有效方法。这种康复咨询的功能是综合性的，它将向患者提供全面的咨询服务。包括以下几个方面：①指导患者合理用药；②生活上注意良好的起居和饮食习惯，保持稳定愉快的情绪；③帮助患者排除可能的脑卒中危险因素的影响。对于巩固疗效，预防脑卒中再发具有重要作用。

（二）争取功能的进一步改善

在不同的时间内，要帮助患者制定具体的康复训练计划，向患者提出具体的要求和目标。同时还要取得患者家属的理解和合作，监督患者执行完成计划。住院患者出院后的继续交流十分重要，可以定期组织病友们互相见面，交流治疗与日常生活训练的体会，使他们能互相联络感情和互相鼓舞。还要重视发挥患者单位、社区等社会支持系统的作用，让患者身心愉快地生活。

（三）家庭环境改造

改造家庭设施的原则是，要方便患者完成日常生活活动和预防跌倒。例如，拆除门槛和台阶；厕所改成座厕或设凳式便器；在经常活动的范围内，墙上应装上扶手；床铺高度在40cm左右等措施。

（四）长期卧床患者康复注意事项

脑卒中后，约有10%~20%的患者，不能恢复自主生活，需要长期卧床或依靠轮椅生活。这类患者以居家和养老院生存为主。长期卧床后，不仅会加重功能障碍，加重残疾，同时还可能导致全身多个器官和系统的功能障碍，产生严重的影响。一个系统受累，就可能影响到其他系统，甚至危及生命，严重影响患者的生存质量。为了延长生命，减少病痛，提高幸福指数，需要注意的问题和处理办法如下。

1.关节肌肉问题　长期卧床，身体活动减少，可加重关节挛缩、强直、肌肉萎缩、骨质疏松，出现疼痛，甚至骨折问题。出院前，可教予家属基本的关节活动、牵拉和推拿方法，出院后每天坚持治疗。

2.防止下肢静脉血栓形成　长期卧床，活动量减少，可导致血液黏稠度增高，引起静脉血栓形成。可采取双手交叉，从远及近挤压小腿肌肉的方法预防处理。

3.防止坠积性肺炎的发生　长期制动会使膈肌和肋间肌的肌力下降，呼吸变浅，频率增加，气管的纤毛活动减少，呼吸道分泌物积聚不易排出，导致坠积性肺炎的发生。可采取定时翻身叩背的方法，一般两小时翻身一次，手半握呈空心状，从下及上叩打，协助排痰。

4.便秘　卧床患者因活动减少，胃肠蠕动减少，肠道吸收水分增加，易引起便秘。应口服增加胃肠蠕动药和缓泻剂等药物，如有粪块嵌塞，可使用开塞露软化通便，应保持至少2天一便，饮食上可以增加蔬菜、水果等易消化的食物。

5.排尿困难　长期卧床患者，排尿姿势改变，容易出现排尿困难。长期排尿困难，膀胱过度膨胀，逼尿肌松弛，易导致尿潴留。出现尿潴留后，尿液对泌尿道的冲洗作用减弱，细菌易在尿道口聚集，引起泌尿系统感染。活动量减少，尿液中钙量增加，还容易形成尿道结石。所以出现排尿困难，一定要高度重视。可通过家人心理安慰逐渐适应床上排尿。养成多喝水、定时排尿的习惯。在排尿时可以轻轻揉按小腹膀胱处，同时给予水声、口哨等刺激协助排尿。日常用艾灸、热水袋温热刺激膀胱处，每日1~2次。必要时到医院就医。

6.防止压力性损伤　压力性损伤又称“压疮”或“褥疮”。中医学称之为“席疮”。多因大病久着床席，患者长期受压，不能转侧，气血运行受阻，以致气滞血瘀、脉络不通，肌肉、皮肤、筋膜长期失于濡养而成。以皮肤破溃，疮口经久不愈为特征。压力性损伤一旦发生，不仅影响疾病的康复，而且造成患者的生理、心理痛苦，并增加其经济负担。压力性损伤一般可通过定时翻身、使用充气褥垫等方法加以预防。中医特色护理是对压力性损伤进行辨证分型，采用行气活血、散瘀通络、解毒祛腐生肌之法，达到络畅血行、滋养肌肤之功效。应用恰当的中医护理技术，不仅可以促进创面的恢复，而且可以大大提高患者的生存质量。

压力性损伤的中医特色护理技术包括中药涂擦、艾灸、综合治疗等。

（1）中药涂擦：将具有镇痛、消炎、活血化瘀、去腐生肌等作用的中药制剂涂抹于皮肤创面，刺激神经末梢，反射性扩张血管，促进局部血液循环，改善周围组织营养，达到消肿、消炎、镇痛的目的。中药制剂可采用75%乙醇，将适量的黄芩、黄柏以及川黄连和其他中药成分浸泡其中，7天后取液体均匀涂擦于患处，于7天、14天、21天观察其效果。还可创面涂予云南白药等。

（2）艾灸：具有温经通络、消肿止痛、活血化瘀的功效。艾灸的手法不同，其疗效也不同。在压力性损伤治疗中通常采用温和灸和回旋灸的手法，不固定地反复旋转施灸，以灸部温热潮红为度。一般1~2天做一次，每次6~10分钟，14天为1个疗程。

（3）综合治疗：在每次换药后，使用隔物灸治疗40分钟，然后将中药制剂涂抹于创面，并用无菌纱布覆盖，再施予温和灸和回旋灸10~15分钟。如有溃烂、腐肉或愈合缓慢的情况，应及时就医。

7.基础病监测　长期卧床患者，会引起糖耐量及血压的异常，因缺乏运动，可导致肌膜上与胰岛素结合的部位减少，且胰岛素作用的质量亦下降，引起血糖变化。长期卧床可使心脏每搏输出量和每分输出量减少，左心室功能减退，导致静息时心率增加，引起血压的变化，尤其体位变化时容易出现位置性低血压。因此家庭应配置血压仪和血糖仪，定时监测血糖和血压的变化，以便及时调整用药，防止脑卒中再发。

8.情感障碍 长期卧床患者，容易出现心情低落、烦躁易怒、对生活不抱希望，甚至厌世。家人亲情的呵护、精心的护理、良好的营养、科学的方法，不仅可以保持患者良好状态，预防各种并发症的发生，还可以使他们心情愉快，笑对人生。

九、偏瘫患者康复护理

脑卒中偏瘫患者的康复护理，是在常规护理的基础上，给予以下护理措施。

（一）督促及指导患者家属进行正确的良肢位摆放，尽量减少患者的仰卧位。

（二）注重物品摆放及与患者交流时处于患侧，以唤起其对患侧的注意，缓解单侧忽略。

（三）发生体位变化时，应注重逐渐适应，并注意观察，以防体位性低血压的发生。如患者出现头晕、恶心等不适症状，立即辅助患者平躺，遵医嘱给予相应处理。

（四）保持床单平整，防止压力性损伤的发生。

（五）协助康复治疗师对患者进行功能训练，在训练过程中对患者进行心理疏导，帮助其克服恐惧心理和疼痛顾虑。

（六）辅助患者进行步行转移和姿势训练，指导患者使用轮椅或拐杖、手杖等。

（七）注意保持室内清洁，尤其防止地面湿滑，避免患者移动时出现跌倒。

（刘 锋 张敬伟）

十、典型病例

冯某某，男，69岁，以“右侧肢体不遂8小时”为主诉于2021年5月17日入院。患者8小时前突发右侧肢体不遂，于我院门诊查头颅MRI+DWI提示：左侧侧脑室旁急性脑梗死，以“脑梗死”为诊断收入院，入院症见：右侧肢体不遂，可独立步行，上肢可抬举到头，无言语障碍，头晕，咯白色黏痰，纳可，夜寐安，二便调。查体：神清，语言流利，右侧肢体肌力Ⅳ级，右侧巴宾斯基征阳性，舌质暗淡，苔白腻，脉弦滑。

入院诊断

中医诊断：中风–中经络，风痰阻络证。

西医诊断：脑梗死急性期（左侧侧脑室旁新发梗死）。

2021年5月18日：患者右侧肢体活动障碍症状进一步加重，持物、行走不能，语言欠流利，可表达语意。查体：神清，构音障碍，右侧鼻唇沟浅，咽反射正常，伸舌右偏，右上肢肌力Ⅱ级，右下肢肌力Ⅲ级，左侧上下肢肌力Ⅴ级，肌张力正常，右侧肢体浅感觉减退，巴宾斯基征右侧（+）、左侧（–）。

2021年5月24日复查头部CT平扫提示：颅内多发性脑梗死，影像学检查较前对比，侧脑室旁梗死面积明显增大。行脑病科（神经内科）对症治疗后，患者病情较前平稳，未出现持续加重。康复查房：患者右侧肢体活动无力，右上肢肩屈曲约30°，外展约35°，伸展约10°，轻度肩痛，肘屈曲约20°，手指可完成部分屈曲伸展，无肿胀，不能抓握持物。右下肢直腿抬高约35°，足背屈约5°，踝关节轻度跖屈内翻。从坐到站需帮助，可在搀扶下站立，言语欠流利，听理解正常。

康复诊断：①脑梗死急性期偏瘫（右侧）；②右侧上下肢运动障碍，伴轻度浅感觉障碍，轻度肩痛；③中枢性面舌瘫，轻度言语障碍；④日常生活部分辅助。

治疗前运动功能评定结果如下：①NIHSS评分：9分；②右上肢Brunnstrom分级：第Ⅱ阶段，右下肢Brunnstrom分级：第Ⅲ阶段；③手功能评定：4级；④功能性运动量表评定：2级；⑤肌张力评定（改良Ashworth）：0级；⑥感觉评定：浅感觉检查：痛觉、触觉检查轻度减退、温度觉正常。深感觉检查：运动觉、位置觉、震动觉正常；⑦Berg平衡功能评定：13分；⑧日常生活活动能力评定（巴塞尔指数）：25分；

根据评定结果制定运动功能康复治疗目标：①树立康复信心；②预防关节挛缩、压力性损伤及下肢静脉血栓形成；③加强肌力训练，提高肢体运动功能；④提高肢体随意运动的能力。

根据评定结果制定运动功能康复治疗方案包括：良肢位摆放；体位变化训练；关节被动运动训练；床上运动训练；肢体气压治疗；神经肌肉电刺激；针刺治疗。

方案实施操作方法如下：良肢位摆放操作方法参照本章偏瘫急性期康复治疗部分，教授患者及家属保持正确体位及翻身的方法，尽量健侧卧位，其次患侧卧位，减少仰卧位。保持大关节和手的功能位。争取两小时翻身一次。体位变化训练，从床上坐位训练开始，逐渐过渡到床边坐位，最后到轮椅坐位，教予患者家属坐起及床椅转换方法。关节被动运动训练双侧肢体均要治疗，从健侧开始，治疗顺序：肩胛带－肩关节－肘关节－腕关节－手指关节－髋关节－膝关节－踝关节。在关节无疼痛的情况下，可逐渐加大关节活动的角度。动作要轻柔缓慢，每日1次，每个关节活动10遍。床上运动训练，先进行双侧桥式运动训练，再进行单侧桥式运动训练，最后做下肢内收、外展运动训练。肢体气压治疗和神经肌肉电刺激每日1次。针刺治疗，①醒脑开窍针刺法：主穴：水沟、内关（右侧）、三阴交（右侧）。辅穴（均右侧）：极泉、尺泽、委中。配穴：金津、玉液、廉泉，右侧：地仓、颊车、颧髎、肩髃、曲池、手三里、外关、合谷、八邪、阳陵泉、足三里、丰隆、太冲。②头针：左侧顶颞前斜线；③眼针（均双侧）：脾区、肝区、上焦区、下焦区。三种针法联合应用，针刺方法参见偏瘫急性期康复治疗，留针20~30分钟，每日1次。

2021年6月4日：发病已2周，患者今日坐轮椅到治疗区治疗，精神状态良好，睡眠及二便正常，坐位上肢肩可屈曲约30°，外展45°，后伸20°，有联带运动，无肩半脱位，前屈和外展时有轻度疼痛，可忍受。肘可屈曲约35°，无旋前。手指可屈伸，不能完成全关节活动，伸展时有轻度抵抗，掌指关节有轻度肿胀，无疼痛。可搀扶站立，下肢无肿胀，无疼痛，肌张力正常。患者处于偏瘫恢复期Brunnstrom Ⅲ ~ Ⅳ阶段。

运动功能康复治疗方案包括：坐站转移及站立平衡训练、诱控疗法、作业治疗、神经肌肉电刺激、主被动训练、天轨减重步态训练、中频脉冲电治疗、泥蜡疗、针刺治疗、推拿治疗、中药手足熏治疗。

方案实施操作方法如下：坐站转移及站立平衡训练，先进行坐站转移训练，跪位平衡训练，再逐级进行站立平衡训练（具体操作参照本章前述内容）。诱控疗法，先进行颈部拉伸、侧屈治疗，完成后使用整脊枪调整胸锁关节、肩锁关节、盂肱关节，脉动设置中档（200N），脉动次数为1次，然后手法松动肩胛骨（肩胛胸壁分离手法）。完成后使用磁刺激，选择高频高强度刺激腋神经，三角肌收缩，双侧上肢同时外展，患肢在辅助下完成外展，刺激停止后上肢内收，然后进行肩部肌群力量训练；完成后对肱二头肌拉伸，然后利用磁刺激仪兴奋肌皮神经，选择低频低强度，肱二头肌收缩，配合双侧上肢做同速屈肘运动，然后对肱二头肌进行力量训练；完成后拉伸前臂屈肌群，然后使用磁刺激兴奋正中神经和尺神经，剂量选择同上，运动方式为屈腕屈指。完成后拉伸肱三头肌，然后使用磁刺激治疗，选择高频高强度兴奋桡神经上臂部，肱三头肌收缩，配合双侧上肢同速伸肘运动，刺激停止，屈肘，然后对肱三头肌进行力量训练；完成后对前臂伸肌群治疗，磁刺激兴奋桡神经前臂部，运动方式伸腕、伸指。完成后对髋部治疗，先使用整脊枪对骶髂关节调整，位置为双侧髂后上棘内侧，脉动方向向外侧，脉动设置高档（400N），脉动次数为1次。然后对骨盆进行前后、上下松动。最后使用悬吊设备进行腰背肌闭链训练3组。完成后对臀大肌、臀中肌、臀小肌治疗，患者侧卧位，患侧在上，首先拉伸肌肉，然后选择磁刺激高频高强度兴奋臀下神经，使臀大肌收缩，同时做后伸训练。兴奋臀上神经，臀中肌、臀小肌收缩，同时做外展训练。最后予闭链训练以增加肌肉力量。完成后进行伸膝能力训练，患者仰卧位，屈髋屈膝，双足着床，悬吊双侧膝关节。磁刺激高频高强度兴奋股神经，股四头肌收缩，嘱患者做双侧伸膝运动，然后进行伸膝力量训练；完成后进行踝背伸和外翻训练，体位如上，磁刺激高频高强度兴奋腓深神经，胫骨前肌收缩，配合双侧同时做足背伸运动，然后进行力量训练。以上每个部位予以磁刺激治疗10组。作业治疗，包括进食训练、个人卫生、穿衣、床椅转移等有关日常生活活动的训练。神经肌肉电刺激，极板位置放在前臂伸侧和下肢腓侧，剂量以患者可耐受为标准。主被动训练，选择主动助力模式。天轨减重步态训练，减重标准50%，进行左、右、前、后重心的转移训练、迈步训练及侧行训练，每次25分钟。中频脉冲电治疗，将两块极板分别放置在三角肌前束和后束，选择肩周炎处方，每次20分钟。泥蜡治疗，泥蜡块放置在手部，手指伸展位。上述治疗均每日1次。针刺治疗效不更方，方法不变。推拿治疗用弹拨法，弹拨肱二头肌、肱桡肌、肱骨内上髁、内收肌、股四头肌、小腿三头肌肌腱附着处，以酸胀为度，每处1~2分钟。运用运动关节法，缓慢伸肘、伸腕和伸指关节后，屈肘、屈腕和屈指关节；缓慢屈髋、屈膝和背屈踝关节后，伸髋、伸膝和跖屈踝关节，每处1~2分钟。中药手足熏治疗，每日1次，每次20分钟。

2021年6月28日：患者已住院1个月余。进行中期功康复能评定结果如下：①NIHSS评分6分。②右上肢Brunnstrom分级第Ⅲ阶段，右下肢Brunnstrom分级Ⅴ阶段。③手功能评定：6级。④功能性运动量表评定：4级。⑤肌张力评定（改良Ashworth）：肱二头肌2级、前臂屈肌及手指1级、下肢内收肌及腘绳肌0级、小腿三头肌1级。⑥感觉评定：浅感觉检查示，痛觉、触觉减退，温度觉正常；深感觉检查示，运动觉、位置觉、震动觉正常。⑦Berg平衡功能评定：25分。⑧日常生活活动能力评定（巴塞尔指数）：40分。

运动功能康复治疗方案包括：促进技术、诱控疗法、天轨减重步态训练、平衡与协调训练、手功能训练、功能性作业治疗、针刺治疗、推拿治疗、中药手足熏及传统运动疗法。

方案实施操作方法如下：采用促进技术治疗。促进上肢的随意运动训练：患者坐位或仰卧位，保持上肢上举过头，要求患者屈肘用手摸头顶（控制下进行），范围由小到大，并训练在不同角度停留。辅助力要根据患者完成情况，逐渐减少到不参与，利用翻书或翻转动作训练前臂的旋前和旋后。促进手腕及手指伸展力量训练：坐位，前臂中立位放置在桌面上，嘱尽力做伸指及伸腕动作，并在随意角度停顿。上述体位，手握纸杯伸出桌子边缘，嘱患者做拿起杯子、伸腕、放下杯子、屈腕、再放下动作。过程中要尽量桡偏、不屈肘。促进前臂旋后训练方法：坐位，手握圆柱状物体，前臂旋后，努力使物体顶部接触桌面，尽量保持前臂不离开桌面。促进下肢随意运动训练：仰卧位，保持膝伸展，屈髋，做直腿抬高训练。屈髋90°，做伸膝和屈膝训练。侧卧位，膝伸展，做后伸运动训练。每个动作逐渐加大自主运动范围，最后达到可在不同角度停留侧卧位，训练下肢控制能力；诱控疗法、天轨减重步态训练方法同上；平衡与协调训练，采用平衡仪训练，场景选择由易到难，每日1次，每次20分钟。手功能训练：先被动背伸腕关节及手指到最大角度，以不引起疼痛为原则，固定3~5分钟，放松，在背伸位，嘱患者做抓握动作训练。然后被动屈腕及屈指到最大角度，呈屈腕握拳状，以不引起疼痛为原则，固定3~5分钟，放松，重复数次后，辅助伸腕和伸指，通过伸肌的拉伸促进伸肌力量，达到伸腕和伸指的目的。功能性作业治疗：通过编织、打字、砌积木、拧螺丝、拾小钢珠及与家务劳动有关的作业训练等训练手的精细动作。针刺治疗方案不变。推拿治疗：采用运动关节类手法及按揉法、拿法、搓法等手法治疗。传统运动疗法：采用八段锦运动，八段锦动作柔和缓慢，适合患者练习。

2021年8月27日：患者出院，出院前检查患者精神状态良好，右上肢肘伸展，肩屈曲约80°，可屈肘摸后背，可独立步行50m以上，步行速度和幅度略差。出院前运动功能功能评定如下：①NIHSS评分：2分；②右上肢Brunnstrom分级第Ⅳ阶段，右下肢Brunnstrom分级第Ⅴ阶段；③手功能评定9级；④功能性运动量表评定：4级；⑤肌张力评定正常；⑥感觉评定正常；⑦Berg平衡功能评定：50分；⑧日常生活活动能力评定（巴塞尔指数）：75分。

一年后随访情况：患者生活基本接近完全独立，可自由散步，甚至驾车，但行走过多容易出现“闪脚”，手的精细活动差，表现在拿捏细小东西时不能很好地完成，偶有肩痛。

家庭康复指导：避免疲劳，避免一次性过长时间行走，可分次完成，多练习站立位抬腿及勾脚尖训练，双侧均练习，提高肌群力量。肩部可练习“蝎虎爬墙”，逐步提高和保持关节活动范围，局部可热敷或隔物灸，缓解疼痛。手部可练习捡黄豆或系纽扣动作，用健手捏揉患手肌肉和关节，提高精细度。

小结：该病例为脑卒中偏瘫患者，康复治疗的介入时间是病情稳定后的48小时，治疗前运动功能康复评定结果如下：①NIHSS评分：9分；②右上肢Brunnstrom分级：第Ⅱ阶段，右下肢Brunnstrom分级：第Ⅲ阶段；③手功能评定：4级；④功能性运动量表评定：2级；⑤肌张力评定（改良Ashworth）：0级；⑥感觉评定：浅感觉检查示痛觉、触觉轻度减退，温度觉正常，深感觉检查示运动觉、位置觉、震动觉正常；⑦Berg平衡功能评定：13分；⑧日常生活活动能力评定（巴塞尔指数）：25分。根据评定结果制定运动功能康复治疗方案，在急性期，利用良肢位摆放，防止关节挛缩和抑制痉挛；关节被动运动训练可增加血液循环和感觉输入的作用起到预防关节挛缩、压力性损伤及下肢静脉血栓形成的作用；床上运动训练，可提高身体功能；肢体气压治疗主要是预防下肢静脉血栓形成；神经肌肉电刺激治疗可增加肌肉力量，提高运动功能。

本例患者为老年人，年老体衰，脏腑失调，脾失健运，聚湿生痰，肝失疏泻，肝阳上亢化风，风痰瘀阻于脑而致病，针刺治疗切中病机。心主血脉，内关为心包经络穴，可调理心神，疏通气血；脑为元神之府，督脉入络脑，水沟为督脉穴，可醒脑开窍，调神导气；三阴交为足三阴经交会穴，可滋补肝肾；足三里、丰隆以健脾益气、化痰通络；合谷、太冲以醒神开窍、平肝息风，余穴以疏通经络。以上诸穴共奏醒脑开窍、息风化痰通络之功。现代研究证实：针刺可以改善脑动脉供血，改善脑部微循环，以促进脑细胞恢复，从而改善患者神经功能缺损。醒脑开窍针刺法、眼针疗法及头针疗法均为中医适宜技术，在治疗中风病过程中被广泛应用，均有较好疗效。研究表明，头针、体针、眼针联合应用，疗效优于单一疗法。

在恢复期运动功能康复治疗通过坐站转移及站立平衡训练，可提高患者由坐到站及平衡能力；诱控疗法，综合应用悬吊治疗、运动疗法、整脊技术、磁刺激治疗等方法，增加周围神经感觉输入，提高脑功能重组，提高肢体运动功能；通过促进技术的训练，可促进肢体随意运动的出现；天轨减重步态训练，可提高患者步行能力；手功能训练可提高患者手的灵活性；功能性作业治疗可提高患者两手协同操作及日常生活活动能力；此期针刺及推拿治疗可以改善脑动脉供血，促进肢体功能恢复，达到醒脑开窍、息风化痰通络的作用；中药手足熏治疗，中药液热气通过手足皮肤吸收，可起到活血通络，缓解关节挛缩，促进肢体功能恢复的作用；传统运动疗法，八段锦运动以腰部为中心，转换身体重心，两臂内、外旋动作，具有养血调神、疏通经络的功效。研究表明，每周3次，每次45分钟，连续8周的训练可改善脑卒中患者上肢运动功能以及平衡功能。出院前运动功能康复评定如下：①NIHSS评分：2分；②右上肢Brunnstrom分级第Ⅳ阶段，右下肢Brunnstrom分级第Ⅴ阶段；③手功能评定9级；④功能性运动量表评定：4级；⑤肌张力评定正常；⑥感觉评定正常；⑦Berg平衡功能评定：50分；⑧日常生活活动能力评定（巴塞尔指数）：75分。治疗前后临床表现及评定结果对比说明，对脑卒中偏瘫患者运动功能障碍采用中西医结合的康复治疗技术与方法有效。

（赵春华　金　悦　石　磊　张　贺）

第三节　脑卒中单瘫中西医结合康复治疗

单瘫指一个肢体或一个肢体的某一部分的瘫痪，常见于顶叶、放射冠、额叶中上部，也可见于其他部位的损伤。由于脑损伤的部位、面积大小不同，肢体运动功能障碍可表现为单纯上肢瘫、下肢瘫或手瘫。单瘫的治疗流程与偏瘫一致，首先对患者病因、定性、定位明确诊断，再根据功能评定结果，制定中西医结合康复治疗方案。

一、单上肢瘫康复治疗

（一）单上肢瘫功能评定

单上肢瘫功能评定，包括基本检查评定和专项量表评定。基本检查评定包括：肌力、肌张力、关节活动度评定、感觉、日常生活活动能力评定（具体方法参照“偏瘫”一节相关内容）及Brunnstrom偏瘫功能恢复六阶段理论。

专项量表评定包括：偏瘫上肢功能测试（functional test for the Hemiplegic Upper Extremity，FTHUE）、Wolf运动功能测试（Wolf motor function test，WMFT）、Fugl－Meyer评估量表和运动功能状态量表（motor status scale，MSS）。

1.偏瘫功能恢复六阶段理论　依据Brunnstrom理论，将上肢功能恢复过程分为六个阶段（表2-10）。

表2-10　Brunnstrom上肢功能恢复六阶段

第Ⅰ阶段	弛缓状态，无随意运动
第Ⅱ阶段	肌张力逐渐增高，联合反应出现
第Ⅲ阶段	肌痉挛高峰期，以协同运动模式为主
第Ⅳ阶段	肌痉挛逐渐缓解，协同运动减少，部分分离运动出现。表现在：
	1.肘屈曲，手可以够到后背椎体旁 2.肘屈曲90°前臂中立位，前臂可进行旋前、旋后的运动 3.肘伸展，前臂可屈曲近90°
第Ⅴ阶段	肌痉挛基本消失，出现较充分的分离运动。表现在：
	1.肘伸展，肩外展可达90° 2.肘伸展，肩前屈90°，前臂可以完成旋前旋后运动 3.肘伸展，肩可前屈近180°
第Ⅵ阶段	运动接近正常或正常

2.偏瘫上肢功能测试（FTHUE）　FTHUE是基于Brunnstrom的脑卒中上肢功能恢复理论开发出来的，专门用于偏瘫上肢功能水平的评估方法。该量表在脑卒中相关研究中应用最为广泛，主要适用于上肢功能障碍的患者（表2-11）。

表2-11　偏瘫上肢功能测试（FTHUE）

分级	活动能力
1	患侧的肩、肘、手均无任何主动活动能力
2	患侧的肩、肘或手有轻微活动能力 A.联合反应 B.患手放在同侧大腿上
3	患手能抬至腹部，手指开始有轻微弯曲 C.健手将衣服塞入裤子时，提起患侧手 D.患手提袋子并坚持15s
4	患手能抬至胸前，手指能进行屈伸 E.患手稳定瓶身，用健手打开瓶盖 F.双手拧干毛巾

续表

分级	活动能力
5	患手能抬过头，手指能进行轻微的抓放活动 G.患手搬移小木块 H.患手使用勺子进食
6	肩、肘、腕及手都能独立并协调地活动，但手指活动不灵活 I.患手拿起盒子 J.患手用塑料杯子喝水
7	上肢能活动自如，但进行过于复杂或粗重工作时仍有困难 K.患手用钥匙开锁 L1.患手控制筷子（利手） L2.患手控制夹子（非利手）

3.Wolf运动功能测试（WMFT）由17个测试项目组成，主要用来评价脑卒中上肢运动功能的康复量表。WMFT通过对患者上肢完成活动的质量、时间以及协调能力的测试，来反映上肢功能水平（表2-12）。

表2-12　Wolf运动功能测试（WMFT）

项目	时间	评分
1.前臂放到侧方的桌子上		0–5
2.前臂放到侧方桌子上的盒子上		0–5
3.侧方伸肘		0–5
4.负重侧方伸肘		0–5
5.手放到前面桌子上		0–5
6.手放到前面桌子上的盒子上		0–5
7.手负重放到前面桌子上的盒子上		负重质量（单位：kg）
8.前伸后回收		0–5
9.举起易拉罐		0–5
10.拿起铅笔		0–5
11.拿起回形针		0–5
12.堆棋子		0–5
13.翻卡片		0–5
14.握力测试		握力质量（单位：kg）
15.旋转在锁中的钥匙		0–5
16.折叠毛巾		0–5
17.拎起篮子		0–5
	平均时间：	总分：

Wolf运动功能测试（WMFT）量表等级评分标准：0分：患者上肢不能产生任何动作；1分：患者上肢不能参与功能性活动，但可以做出一些尝试性的动作；2分：患侧上肢能完成任务，但要求健侧上肢给予较少的帮助，或在完成过程中需要尝试2次以上；3分：患侧上肢能完成任务，但比较慢，比较费力；4分：患侧上肢完成运动接近正常，但稍微有点慢，可能缺乏准确性、协调性或流畅性；5分：患侧上肢运动可正常完成。

4.Fugl-Meyer评估量表（见附录1-1）

5.运动功能状态量表（MSS）（表2-13）。

表2-13　运动功能状态量表（MSS）

项目	得分
肩	
1.肩前屈90°，肘0°，前臂中立位	
如果完成，能否保持位置	
2.肩外展90°，肘0°，前臂旋前位	
如果完成，能否保持位置	
3.肩部前屈90°~150°，肘0°	
如果完成，能否保持位置	
4.摸头顶	
如果完成，能否保持位置	
5.摸腰部脊柱	
如果完成，能否保持位置	
6.肩部上提	
7.在有支撑的条件下手臂前伸/收回（大腿或桌子）	
8.肘屈曲90°时肩部前屈30°	
前臂支撑桌面，肘屈曲，肩部后伸30°	
9.肩0°，肘90°，肩内旋到手触腹部	
肩0°，肘90°，肩部外旋	
10.手触对侧膝部	
肘前臂	
1.肩0°，肘90°，前臂旋前	
肩0°，肘90°，前臂旋后	
2.肘0°，完全屈曲	
如果完成，能否保持位置	

续表

项目	得分
3. 肘由屈曲位伸展到0°（减重或抗重）	
4. 手摸对侧肩部	
	肩肘前臂总分：
腕	
1. 肩0°，肘90°，前臂旋前，伸腕	
2. 肩0°，肘90°，前臂旋后，屈腕	
3. 肩0°，肘90°，前臂旋前，腕旋转	
手	
1. 手指集团屈曲	
2. 手指集团伸展	
3. 勾状抓握	
4. 掌指关节屈曲，指间关节伸展	
5. 拇指外展	
6. 拇指内收	
7. 拇指对小指根部	
8. 拇指对示指指尖 拇指对中指指尖 拇指对环指指尖 拇指对小指指尖	
9. 拇指对示指指腹 拇指对中指指腹 拇指对环指指腹 拇指对小指指腹	
10. 抓住饮料瓶，前伸5.08~10.16cm（2~4英寸）并放开	
11. 钳状抓握紧钢笔，签名，写日期或画3条垂直线	
12. 侧捏钥匙	
	腕指总分：
	总分：

注：勾状抓握是掌指关节处于中立位，示指至小指的近端及远端指间关节屈曲的握持方式，如同拎包状。

（二）单上肢瘫功能恢复预测

根据患者发病时上肢Brunnstrom的分级，预测患者6个月后上肢功能的恢复水平（表2-14）。

表2-14　预测6个月后的上肢功能恢复

	6个月后各Brunnstrom级所占的比例（%）				
	Ⅰ及Ⅱ	Ⅲ	Ⅳ	Ⅴ	Ⅵ
发病时的Brunnstrom级					
Ⅰ及Ⅱ	30.18	49.05	5.66	5.66	9.45
Ⅲ	0	12.90	12.90	19.35	54.85
Ⅳ	0	0	0	6.75	93.75
Ⅴ	0	0	0	0	100
Ⅵ	0	0	0	0	100

患者上肢发病时Brunnstrom级若为Ⅳ、Ⅴ、Ⅵ级，6个月后完全恢复（Ⅵ级）的机会是93.75%~100%；如为Ⅲ级，6个月后完全恢复（Ⅵ级）的机会则仅有54.85%。

（三）急性期康复治疗

1.康复治疗目标参照偏瘫急性期康复治疗

2.治疗方案设计　①良肢位摆放；②关节活动度维持训练；③神经肌肉电刺激；④泥蜡疗（肩、手部）；⑤上肢气压治疗；⑥中医药治疗。

3.方案实施操作方法　关节活动度维持训练以上肢为主，同时教授患者下肢进行自主抗阻和负重训练方法，如自主抬腿、与家属对抗地蹬踏、坐位及站立位负重等，应尽早下地，目的是保持下肢正常的肌肉力量和功能，防止失用性功能退化。余治疗方法参照偏瘫急性期康复治疗。

（四）恢复期康复治疗

1.康复治疗目标

（1）建立康复信心，积极参与治疗。

（2）抑制上肢异常运动模式，促进分离运动的出现。

2.Brunnstrom Ⅰ~Ⅱ阶段治疗方案设计　该阶段康复治疗方案设计如下：①促进技术的应用；②诱控疗法；③神经肌肉电刺激治疗；④中频脉冲电治

疗（肩部）；⑤上肢主被动训练；⑥经颅磁刺激治疗；⑦泥蜡疗（肩、手）；⑧中医药治疗。方案实施操作方法如下。

（1）促进技术的应用

1）促进上肢伸肌协同运动模式方法

方法1：仰卧位，患者健侧上肢用力向前伸展，抵抗治疗师施加的阻力，利用联合反应诱发患侧上肢的伸肌协同运动。

方法2：坐位，将患者双上肢控制在肩关节屈曲90°，肩关节内旋。患者用力内收健侧上臂，对抗治疗师的阻力。诱发出现联合反应中的Raimiste现象（Raimiste reaction），患侧胸大肌会出现收缩反应，使患侧上臂内收。利用胸大肌的收缩来诱发肱三头肌收缩，促进伸肘运动。

方法3：坐位，患者伸肘，将前臂旋前至最大角度，用两手的手背部挤压治疗师的腰部，嘱患者保持肘伸直，用力挤压腰部。利用挤腰动作强化伸肘。

方法4：仰卧位，屈肘状态下训练伸肘运动。

方法5：利用各种刺激来促进伸肘，如在肱三头肌表面的皮肤上用力擦蹭；伸肘前主动或被动地使前臂旋前,防止旋后抑制伸肘的运动；患侧上肢负重，患者坐在床上,用患侧上肢伸肘并支撑在侧面的床面上,将体重转移到该侧肢体上等。

患者在接受上述治疗时，可以将头转向患侧，利用非对称性紧张性颈反射，可以增加患肢伸展训练的效果。

2）促进上肢屈肌协同运动模式方法

方法1：仰卧位，患者健侧上肢用力屈时，同时抵抗治疗师施加的阻力，利用联合反应，诱发上肢出现屈曲协同运动。治疗时可以将头转向健侧，利用非对称性紧张性颈反射，增加患侧上肢屈曲的效果。

方法2：坐位，通过肩胛带内收与前屈，引起屈肌协同运动模式。

方法3：肩上提时施加适当阻力，可促进上肢屈肌协同运动模式的出现。

3）促进肩胛带上提的方法：辅助抬肘，对斜方肌上部进行轻叩刺激，引起肌肉反应，再进行等长收缩，保持肩关节不下降，可以反复进行直到诱发主动运动。

4）促进上肢屈曲及伸展协同运动的方法：患者与治疗者面对面坐着，相互交叉前臂再握手，做划船时推拉双桨的动作，治疗时对患者的健肢施加推拉的阻力，并协助患肢完成推拉的动作，推时让患肢前臂做旋前运动，拉时让患肢前臂做旋后运动，患肢出现运动能力后，可根据情况给予相应的阻力，以进一步促进运动能力。

（2）其他治疗方法　参照偏瘫相应阶段治疗。

3.Brunnstrom Ⅲ ~ Ⅳ阶段治疗方案设计　该阶段康复治疗方案设计如下：①促进技术的应用；②诱控疗法；③抗痉挛治疗；④手功能训练；⑤震动治疗；⑥作业治疗；⑦中医药治疗。方案实施操作方法如下。

（1）促进技术的应用：此阶段治疗以抑制痉挛，促进肌张力正常化为主。

方法1：仰卧位，协助患者屈髋屈膝，做双手抱膝动作，同时向左右轻轻摆动患者身体。

方法2：仰卧位，肩屈曲，治疗师控制患侧上肢肘伸展，腕及手指背伸，同时做肩屈曲运动。仰卧位，肩外展，治疗师控制患侧上肢肘伸展，腕及手指背伸，同时做肩外展运动。

（2）针刺治疗：以补虚泻实为主，轻刺拘挛部位。推拿疗法应多采取牵伸手法，可起到缓解肌肉痉挛，改善关节活动度的作用。具体参见偏瘫部分内容。

（3）其他治疗方法参照偏瘫相应阶段治疗。

4.Brunnstrom Ⅴ ~ Ⅵ阶段治疗方案设计　此阶段患者的肌张力降低或已恢复正常，已有部分运动从协同模式中摆脱出来，逐渐修正错误运动模式，训练要点在进一步改进协同动作，使运动更加顺畅，产生正确运动模式。在此阶段运用传统运动疗法，可提高患肢肌力，改善脑部血液循环，促进神经系统功能重塑，提高患肢运动的灵活性。太极拳、八段锦等均可使用。

具体方案如下：①促进技术的应用；②诱控疗法；③作业治疗；④手功能训练；⑤震动治疗；⑥中医药治疗。

方案实施操作方法如下。

（1）促进技术的应用

方法1：坐位，屈肘将上肢收紧在身体旁，抑制肩关节外展状态下，引导手够对侧肩部，逐渐抬高抬肘部，将手够向前额、头顶、后枕。如完成充分，可以训练上肢屈曲方向上的各种更随意动作，以达到更随意运动。

方法2：促进患手背接触到后腰部，逐步够向后背中央。

方法3：促进肩关节屈曲，逐步加大角度至90°，训练中要控制协同运动的因素，改善肩肘控制能力。

方法4：促进伸肘状态下的前臂旋前旋后的运动练习。旋前主要是伸肌协同运动模式，旋后主要是屈肌协同运动模式。可先屈肘并靠紧身体的状态下开始练习，逐渐减少屈肘角度，过渡到在伸肘状态下练习旋后可促使伸肌协同运动模式的分离，随意性运动得以提高。

方法5：促进伸肘肩关节外展训练，逐渐到肩外展90°。

方法6：促进伸肘肩外展90°状态下掌心向上下翻转训练，如能完成表明分离运动已较充分，需进一步提高运动的灵活性、耐力及协调运动训练，并应用于日常生活活动中。

（2）其他治疗方法参照偏瘫相应阶段治疗。

（五）后遗症期康复治疗

后遗症期康复治疗目标、治疗方案设计及实施方法均参照偏瘫后遗症期治疗。

二、单手瘫康复治疗

（一）单手瘫功能评定

单手瘫功能基础评定包括肌力、肌张力、关节活动度、感觉检查、协调性评定等（具体评定方法参照“偏瘫”一节相关内容）及Brunnstrom偏瘫功能恢复六阶段理论。通用量表评定包括：FTHUE（参见单上肢瘫内容）及偏瘫手指功能综合评价标准。

1.Brunnstrom评定　依据Brunnstrom理论，将手功能恢复过程分为六个阶段（表2-15）。

表2-15　手功能恢复六阶段

第一阶段	肌肉弛缓，无随意运动
第二阶段	患手无随意运动，健手用力握时，患手可出现手指屈曲的反应
第三阶段	手指可联合屈曲，呈勾状抓握，不能伸展，偶有反射性伸展
第四阶段	拇、示指可侧方捏物，拇指可松开，手指可小范围伸展
第五阶段	可做圆柱状抓握或球形抓握，能随意伸展手指但不够充分
第六阶段	可做各种抓握、充分伸展手指及完成单个手指活动

注：勾状抓握是掌指关节处于中立位，示指至小指的近端及远端指间关节屈曲的握持方式，如同拎包状。圆柱状抓握是手指伸开，顺势握住圆柱形水杯的握持方式。球形抓握是手指张开顺势握住皮球的握持方式。

2. 偏瘫手指功能综合评价标准（表2–16、表2–17）

表2–16　偏瘫手指功能综合评价标准

综合评价（级别）	检查序号 / 级运动类型	评价标准		
0	1（联合反应）	不充分	无联合反应	
Ⅰ	1（联合反应）	充分	有联合反应	
Ⅱ	2（联合屈曲） 3（联合伸展）	手指联合屈曲＜1/4ROM且手指不能联合伸展，或联合屈曲和伸展均＜1/4ROM		
Ⅲ	2（联合屈曲） 3（联合伸展）	检查2和3中，其中一项达1/4~3/4ROM范围，另一项则无或＜1/4ROM		
Ⅳ	2（联合屈曲） 3（联合伸展）	检查2和3中，其中一项达3/4ROM以上，另一项则无或＜1/4ROM；或检查2和3均达到1/4~3/4ROM范围		
Ⅴ	2（联合屈曲） 3（联合伸展）	检查2和3中，其中一项达3/4ROM以上，另一项也达到1/4~3/4ROM范围		
Ⅵ	2（联合屈曲） 3（联合伸展）	检查2和3均达到3/4ROM以上		
Ⅶ	4（腕关节分离）	充分	不充分	（1）在未达到Ⅵ级时，不能进行Ⅶ级以上的判定 （2）须连续检查4~8，在达到均充分后，选择检查序号大的结果进行判定
Ⅷ	5（手指分离）	充分	不充分	
Ⅸ	6（手指分离）	充分	不充分	
Ⅹ	7（手指分离）	充分	不充分	
Ⅺ	8（手指分离）	充分	不充分	
Ⅻ	9（速度检查）	充分	不充分	仅在检查4~8都充分时才能实施此项检查

表2–17　偏瘫手指功能Ⅱ～Ⅵ级的评价标准

		联合伸展			
		不能	＜1/4ROM	1/4~3/4ROM	3/4ROM以上
联合屈曲	不能	0或Ⅰ	Ⅱ	Ⅲ	Ⅳ
	＜1/4ROM	Ⅱ	Ⅱ	Ⅲ	Ⅳ
	1/4~3/4ROM	Ⅲ	Ⅲ	Ⅳ	Ⅴ
	3/4ROM以上	Ⅳ	Ⅳ	Ⅴ	Ⅵ

3.单手瘫功能恢复预测（表2-18）

表2-18 单手瘫功能恢复预测

手指能在全ROM内完成协调屈伸的时间	手功能恢复程度
发病当天就能完成	几乎可以全部恢复为实用手
发病后1个月之内完成	大部分恢复为实用手，小部分为辅助手
发病后1~3个月之间内能完成	小部分恢复为辅助手，多数为残疾手
发病后3个月仍不能完成	多为残疾手

（二）急性期康复治疗

1.康复治疗目标参照偏瘫急性期康复治疗。

2.急性期治疗方案设计 该阶段康复治疗方案设计如下：①手关节活动度维持训练；②神经肌肉电刺激；③泥蜡疗；④上肢气压治疗；⑤中医药治疗。

3.方案实施操作方法参照偏瘫急性期康复治疗。

（三）恢复期康复治疗

1.康复治疗目标

（1）建立康复信心，积极参与治疗。

（2）抑制异常运动模式，促进分离运动的出现。

2.Brunnstrom Ⅰ~Ⅱ阶段治疗方案设计 该阶段康复治疗方案设计如下：①促进技术的应用；②诱控疗法；③神经肌肉电刺激治疗；④经颅磁刺激治疗；⑤泥蜡疗；⑥中医药治疗。

方案实施操作方法如下。

（1）促进技术的应用

1）促进手抓握的训练：治疗师被动牵张患侧腕关节于伸展位，然后让患者握紧手指，通过让牵张后屈肌的反应与屈肌随意运动的共同作用来引出手指的不完全的屈曲。

2）促进伸腕的训练：治疗师托住患肢前屈，用另一只手轻叩腕伸肌，同时让患者做紧握的动作；患肢外展90°，对患者掌或拳的近端施加阻力；在患者伸腕握拳时将其肘引向伸展，松弛释放时将其肘引向屈曲等。

（2）其他方法参照偏瘫相应阶段治疗。

（3）针刺治疗：此阶段患者主要表现为手瘫软无力，不能抓握。针法：

实证宜泻，活血化瘀；虚证宜补，虚实夹杂则补泻兼施，并配以温针，具体参见偏瘫。

3.Brunnstrom Ⅲ～Ⅳ阶段治疗方案设计　此阶段患者主要表现为屈腕，屈指，或轻微的屈指运动，不能伸张。痉挛主要责任在前臂屈肌，表现为屈腕屈指痉挛，随意运动困难。可采用物理治疗、口服药物或肉毒素注射治疗。中药手足熏治疗，通过中药液的热气作用于患者手部，通过皮肤吸收，可缓解痉挛关节挛缩，促进功能恢复。震动治疗，可改善手部肿胀，提高手部关节活动度。针刺治疗以补虚泻实为主，轻刺拘挛部位。推拿疗法有通经活络、扶正祛邪的功能，多采取牵伸手法，可起到缓解肌肉痉挛，改善关节活动度的作用。

该阶段康复治疗方案设计如下：①促进技术的应用；②诱控疗法；③抗痉挛治疗；④手功能训练；⑤震动治疗；⑥作业治疗；⑦中医药治疗。

方案实施操作方法，参照偏瘫相应阶段治疗。

4.Brunnstrom Ⅴ～Ⅵ阶段治疗方案设计　此阶段患者手部肌张力已明显降低或已恢复正常，可完成很多的日常生活活动，但在速度、力量、灵活性方面仍然不充分，治疗要点在进一步改进协同动作、提高力量和灵活性方面，尽快促进向实用手发展。传统运动疗法如太极拳的云手可以改善脑部血液循环，促进神经系统功能重塑，提高患手运动的灵活性。

具体方案如下：①促进技术的应用；②诱控疗法；③作业治疗；④手功能训练；⑤震动治疗；⑥中医药治疗。

方案实施操作方法具体参照偏瘫相应阶段治疗。

（四）后遗症期康复治疗

后遗症期康复目标、方案设计及操作方法参照偏瘫后遗症期康复治疗。

注：参照偏瘫各期方法治疗时，以手的治疗为重点，同时尽量充分利用整个上肢。

三、单下肢瘫康复治疗

（一）单下肢瘫功能评定

单下肢瘫功能评定包括基本检查评定和专项量表评定。基本检查评定包括：肌力、肌张力、关节活动度评定、感觉、平衡与协调功能评定、日常生活活动能力评定等（具体参见偏瘫）及Brunnstrom偏瘫功能恢复六阶段理论。专项量表评定包括：步态分析、Fugl-Meyer评价法等。

1.Brunnstrom偏瘫功能恢复六阶段理论 依据Brunnstrom理论，将下肢功能恢复过程分为六个阶段（表2-19）。

表2-19 Brunnstrom下肢功能恢复六阶段

第Ⅰ阶段	弛缓状态，无随意运动
第Ⅱ阶段	肌张力逐渐增高，出现轻微随意运动、联合反应和协同运动
第Ⅲ阶段	肌痉挛达顶峰，可随意地发起协同运动
第Ⅳ阶段	肌痉挛逐渐缓解，协同运动减少，出现部分分离运动。表现在： 1.坐位，屈膝90°足跟着地，腿可以向后方滑动 2.坐位，足跟着地，踝可以完成一定的背屈
第Ⅴ阶段	肌痉挛基本消失，分离运动基本正常。表现在： 1.站立位，保持伸髋状态，可以屈膝 2.站立位，踝能完成一定的背屈
第Ⅵ阶段	充分的协调运动，表现在： 1.站立位，髋可以外展 2.坐位，髋可内外旋 3.坐位，踝可内外翻

2.步态分析 参见偏瘫部分论述。

3.Fugl-Meyer评价法（见附录1-1）。

（二）单下肢瘫步行功能恢复预测

根据患者发病时下肢Brunnstrom的分级，预测患者6个月后下肢的功能恢复（表2-20）。

表2-20 预测6个月后的下肢功能恢复

	6个月后各Brunnstrom级所占的比例（%）				
	Ⅰ及Ⅱ	**Ⅲ**	**Ⅳ**	**Ⅴ**	**Ⅵ**
发病时的Brunnstrom级					
Ⅰ及Ⅱ	27.27	34.09	20.45	4.54	13.65
Ⅲ	0	17.94	24.32	10.81	46.93
Ⅳ	0	0	0	7.14	92.86
Ⅴ	0	0	0	0	100
Ⅵ	0	0	0	0	100

（三）急性期康复治疗

1.急性期康复治疗目标参照偏瘫急性期康复治疗。

2.急性期康复治疗方案设计　该阶段康复治疗方案设计如下：①体位治疗——良肢位摆放；②被动关节活动度维持训练；③床上运动训练（桥式运动）；④体位变化适应训练（从卧到坐、床椅转换）；⑤坐位及坐位平衡训练；⑥神经肌肉电刺激；⑦下肢气压治疗；⑧泥蜡疗（膝、踝部）；⑨中医药治疗。

3.方案实施操作方法参照偏瘫相应阶段治疗。

（四）恢复期康复治疗

1.恢复期康复治疗目标

（1）树立康复信心，积极参与治疗。

（2）抑制异常运动模式，促进分离运动出现。

（3）提高步行功能。

2.Brunnstrom Ⅰ ~ Ⅱ阶段治疗方案设计　该阶段康复治疗方案设计如下：①促进技术的应用；②诱控疗法；③从坐位到立位及立位平衡训练；④电动起立床训练；⑤神经肌肉电刺激治疗；⑥主被动训练（下肢治疗）；⑦震动治疗；⑧中医药治疗。

方案实施操作方法如下。

（1）促进技术的应用

1）促进下肢伸肌协同运动

仰卧位，下肢伸直平放于床面，嘱患者健足背屈对抗治疗师施加的阻力，通过联合反应效应，可引发患侧下肢的伸肌协同运动。同时，可让头转向患侧，通过非对称性紧张性颈反射效应，引发协同运动模式，当出现伸展动作后，可进行主动伸展训练。

2）促进下肢屈肌协同运动

仰卧位，下肢伸直平放于床面，嘱患者健足跖屈踝对抗治疗师施加的阻力，通过联合反应效应，可引发患侧下肢的屈肌协同运动。同时，可让患者头转向健侧做下肢屈曲运动，利用非对称性紧张性颈反射强化促进患侧下肢的屈曲运动。当出现屈肌协同运动模式后，可进行主动下肢屈曲的训练。

3）促进患侧下肢内收、外展运动

①促进患侧下肢内收方法：仰卧位，辅助双下肢外展到合适位置，嘱患

者用力内收健侧下肢并对抗治疗师施加的阻力，利用Raimiste现象促进患侧下肢的内收运动。患侧下肢出现内收运动模式后，可进行主动内收训练。

②促进患侧下肢外展方法：体位方法同上，运动方向外展。

4）促进踝关节背屈训练

①牵拉法：用力跖屈患足的足趾牵张趾背屈肌的肌梭，通过Bechterev/Marie-Foix反射引起趾背屈、踝背屈、屈膝、屈髋的反应。

②物理方法：用冰刺激足背的外侧，促进足背屈，反应明显时可出现患侧上、下肢的屈曲运动。也可以用毛刷刺激足背外侧，时间约30秒，可诱发踝背屈。用指尖快速叩击足背外侧，促进踝背屈。出现踝关节背屈后，再进行主动踝背屈训练。随着患者踝背屈能力的提高，逐渐提高难度，进行坐位、升高坐位高度、立位的踝背屈训练。

5）促进膝关节屈曲：坐位，双上肢抱于胸前，躯干尽量前屈，使下肢处于屈肌协同运动模式，易于完成脚向后方移动动作，促进膝关节屈曲。

（2）其他方法参照偏瘫相应阶段治疗。

3.Brunnstrom Ⅲ～Ⅳ阶段治疗方案设计　该阶段康复治疗方案设计如下：①促进技术的应用；②诱控疗法；③步态训练；④平衡训练；⑤抗痉挛治疗；⑥矫型器的应用；⑦主被动训练（下肢）；⑧震动治疗（下肢）；⑨中医药治疗。

方案实施操作方法如下。

（1）促进技术的应用

1）促进屈髋能力训练：仰卧位，直腿抬高训练，治疗师一手拖住足跟，一手控制膝关节，保持膝伸展状态，完成屈髋训练，辅助量依患者能力施加。可促进屈髋能力，同时对腘绳肌和小腿三头肌起到拉伸作用。

2）促进髋外展训练：仰卧位，先被动外展下肢的最大角度，停顿几秒，反复数次。可起到促进外展肌群兴奋，同时对内收肌群牵拉的作用。然后做辅助外展运动训练，当出现一定的外展运动时，可进行部分辅助或主动外展训练。

3）促进踝背屈训练：仰卧位，治疗师一手握住足跟，使足掌抵住前臂，一手控制踝关节，治疗师躯干左右移动完成对小腿三头肌的拉伸，在最大角度，停顿几秒，反复数次。然后做辅助踝背屈训练，可对胫前肌进行冰刺激、叩打刺激等促进踝背屈。

（2）其他方法参照偏瘫相应阶段治疗。

4.Brunnstrom Ⅴ～Ⅵ阶段治疗方案设计　该阶段康复治疗方案设计如下：

①促进技术的应用；②诱控疗法；③平衡训练；④步态训练；⑤震动治疗；⑥中医药治疗（以中药手足熏、针刺、推拿及传统运动疗法为主）。

方案实施操作方法如下。

（1）促进技术的应用

1）促进屈髋能力训练：站立位，少量帮助或扶扶手，屈髋屈膝，在屈髋90°时保持几秒，反复数次。不仅能提高髂腰肌的力量，还可以提高平衡能力。

2）促进髋内外旋训练：坐位，治疗师一手控制小腿，一手放在膝部，嘱患者做内外旋动作，如动作较充分，可予抗阻训练，以促进内外旋能力。

3）促进踝内外翻训练：坐位，治疗师一手拖住足底，一手控制踝关节，嘱做踝内外翻动作，完成辅助、主动及抗阻训练，可促进踝内外翻的能力。

4）促进立位踝背屈训练：站立位，保持平衡，治疗师辅助患者做踝背屈动作，完成由辅助到主动运动。

（2）其他治疗方法参照偏瘫相应阶段治疗。

（五）后遗症期康复治疗

后遗症期康复治疗目标、治疗方案及操作方法参照偏瘫后遗症期康复治疗。

四、单瘫患者康复护理

脑卒中单瘫患者的康复护理，是在常规护理的基础上，给予以下护理措施。

1.督促及指导患者家属进行正确的良肢位摆放。

2.保持腕关节背伸位，使其呈张开状态，手中不要放置任何物品，以免引起抓握反射，必要时可采用分指板固定。

3.应用气压治疗时，应遵医嘱，选择正确的模式及治疗压力，并注意观察肢体血运情况。

4.辅助下肢瘫患者进行早期步态训练时，注意保护膝关节，应告知患者及家属避免过早步行，杜绝拉拽等危险行为。

（张　娜　张明明）

五、典型病例

（一）脑卒中单上肢瘫典型病例

苗某某，男，50岁，以“右上肢活动不利28天”为主诉于2023年4月3日入院。患者28天前突发右上肢活动不利，在当地医院做头颅CT检查示左侧顶叶区梗死，诊断为“脑梗死”，经治疗病情略好转，仍右上肢活动不利，遂转至我院进行康复治疗，入院症见：右侧上肢活动不利，肩前屈约25°，肘屈曲约30°，肩外展约50°，伴肘轻度屈曲，可后伸但不能触碰到腰部，伴肩轻度疼痛，右手持物力弱，头晕头痛，烦躁易怒，纳尚可，夜寐差，二便正常。查体：神清，语言流利，双侧瞳孔等大正圆，直径为2.5mm，对光反射灵敏，双侧眼球运动自如，双侧额纹、鼻唇沟对称，咽反射存在，伸舌居中，颈软，右上肢肌力Ⅳ$^{-}$级，右下肢肌力Ⅴ级，左侧上下肢肌力Ⅴ级，肌张力正常，深、浅感觉正常，双侧肱二头肌腱反射、肱三头肌腱反射、桡骨膜反射、膝腱反射、跟腱反射均为（++），双侧巴宾斯基征（–）。舌质暗淡，舌苔白腻，脉弦滑。

入院诊断

中医诊断：中风–中经络，风痰阻络证。

西医诊断：脑梗死恢复期；

康复诊断：①脑梗死恢复期，单瘫（右上肢瘫）；②右侧上肢运动障碍，轻度肩痛；③日常生活部分辅助。

治疗前功能评定结果如下：右上肢恢复期Brunnstrom分级第Ⅳ阶段；手功能评定：12级；肌张力评定（改良Ashworth）：0级；浅感觉检查，痛觉、触觉、温度觉正常；深感觉检查，运动觉、位置觉、震动觉正常；日常生活活动能力评定（巴塞尔指数）：70分。

根据功能评定结果制定康复治疗目标：①鼓励患者康复信心，积极参与治疗；②抑制上肢异常运动模式，促进分离运动出现。

根据评定结果制定康复治疗方案包括：促进技术治疗、诱控疗法、作业治疗、神经肌肉电刺激治疗、泥蜡疗、针刺治疗、中医推拿治疗。

方案实施操作方法如下：促进技术治疗，患者仰卧位，屈髋屈膝，做双手抱膝动作，同时向左右轻轻摆动患者身体；肩屈曲及外展运动训练，治疗师控制患侧上肢处于肘伸展、腕及手指背伸位，辅助做肩屈曲、肩外展运动，每个方向10组，每日1次。对患者采用诱控疗法：首先在悬吊设备下进行颈部的拉伸和侧屈治疗，各3组，颈部拉伸每次15秒，颈部治疗共3分钟。完成后使用整脊枪对胸锁关节、肩锁关节、盂肱关节进行调整，胸锁关节由上向下，肩锁关节由下向上，盂肱关节，分别从前、后调整，脉动设置为200N，脉动次数：1次。手法松动肩胛骨，患者侧卧位，患侧在上，躯干垂直于床面；悬吊点肩，连接点手；治疗师以胸部挤压患者肩部，双手拿住肩胛骨内侧沿，进行内收、外展运动；然后治疗师双手分别拿住肩胛下角和肩胛上缘，进行上提、下降、上下回旋的运动。上述治疗完成后，使用磁刺激仪，选择高频高强度兴奋肩胛上神经，使冈上肌收缩，同时嘱患者双侧上肢做外展运动，治疗师辅助患者的患肢完成运动。刺激停止，上肢内收。然后刺激腋神经，使三角肌收缩，配合动作同前。完成后在上肢与躯干成0°、45°、90°的不同角度分别进行被动运动、主动运动及抗阻力量训练。完成后对肱二头肌拉伸，然后利用磁刺激仪，选择高频高强度兴奋肌皮神经，肱二头收缩，嘱患者双侧上肢做同速屈肘运动。然后进行肘关节主动屈曲力量训练。完成后拉伸肱三头肌，磁刺激选择高频高强度兴奋桡神经上臂部，肱三头肌收缩，嘱患者双侧上肢做同速伸肘运动，刺激停止，屈肘。最后对肱三头肌进行抗阻力量训练，上述每部位治疗10组。作业治疗：选择木钉、磨砂板及滚筒训练，每日1次，每次30分钟。神经肌肉电刺激治疗：每日1次，剂量以患者可以耐受为标准，每次20分钟。泥蜡疗：放置在肩部，温度控制在50℃左右，每日1次，每次20分钟，缓解肩痛。针刺治疗，处方1：主穴：极泉（右侧）、尺泽（右侧）；配穴：肩髃、肩髎、曲池、手三里、外关、合谷（以上穴位均右侧）、丰隆（双侧）、血海（双侧）、太冲（双侧）；眼针（均双侧）：肝区、脾区、上焦区。处方2：颈节腧穴、胸椎穴、顶颞前斜线（左侧）。针刺方法：极泉，原穴沿手少阴经下移1~2寸以避开腋毛，直刺1~1.5寸，用提插泻法，以患者患侧上肢或手指抽动为度；尺泽，微屈肘，直刺0.5~1.0寸，以患肢抽动为度。合谷，针向三间，进针1.5寸，用提插泻法，使患侧第二手指抽动或五指自然伸展为度；亦可合谷透后溪，进针1.5寸，用捻转泻法。其余穴位均针刺得气后留针，不施手法，两组处方交替应用，每日1次，每次留针20~30分钟。中医推拿治疗：选取阳明经穴进行揉法、按法、拿法、点压法、弹拨法、擦法等手法，每处1~2分钟，从近端向远端进行。

经过24天的治疗，患者于2023年4月27日出院，对患者进行出院前康复评定，结果如下：患者精神状态良好，右上肢保持肘伸展状态肩屈曲约90°，肩外展90°。可屈肘摸后背。无肩痛。右上肢Brunnstrom分级第Ⅵ阶段，手功能评定：12级，深、浅感觉检查正常，日常生活活动能力评定（巴塞尔指数）：95分。

小结：该病例为脑卒中单上肢瘫患者，治疗前功能评定：右上肢恢复期Brunnstrom分级第Ⅳ阶段；手功能评定：12级；肌张力评定（改良Ashworth）：0级；浅感觉检查：痛觉、触觉、温度觉正常；深感觉检查，运动觉、位置觉、震动觉正常；日常生活活动能力评定（巴塞尔指数）：70分。根据治疗前评定结果，选择了促进技术、诱控疗法、作业治疗、神经肌肉电刺激、泥蜡疗与中医针刺、推拿治疗相结合的治疗方案。采用促进技术治疗，以抑制痉挛，促进正常运动模式为主。应用诱控疗法，以增加周围神经感觉输入，配合双侧上肢运动及力量训练，可促进脑功能重组，提高上肢功能。采取作业治疗，可提高患肢灵活性和协调性。采取神经肌肉电刺激，可提高患肢肌肉力量以提高上肢运动功能。泥蜡治疗，可缓解肩部疼痛。本病例患者50岁，平素性情暴躁，且嗜食肥甘厚味，脾失健运，聚湿生痰，肝阳上亢化风，痰随风动，痰浊上扰，痰瘀闭阻于脑，发为本病。针刺治疗极泉疏通肢体经络；尺泽为疏通上肢经筋主穴，能通经强筋；丰隆、血海以活血化瘀、祛痰通络；余穴以活血化瘀、通经活络，应用电针可以增加疗效。临床研究发现，针刺治疗可使运动神经元兴奋，诱发肌张力增强，促进运动的产生。推拿治疗可起到预防关节挛缩、肌肉萎缩的作用。出院前功能评定结果如下：右上肢保持肘伸展状态肩屈曲约90°。肘伸展，肩外展90°。可屈肘摸后背。无肩痛。右上肢Brunnstrom分级第Ⅵ阶段，手功能评定：12级，深浅感觉检查正常，日常生活活动能力评定（巴塞尔指数）：95分。从治疗前后的临床表现及评定结果对比说明，采用中西医结合治疗脑卒中单上肢瘫的方法有效。

（二）脑卒中单手瘫典型病例

李某某，男，46岁，以“左手活动不利20天”为主诉，于2023年3月7日入院。头颅CT显示：右侧放射冠低密度梗死灶。入院症见：左手活动不利，左手有张握动作，不充分，不能持物。倦怠乏力，纳可，夜寐安，二便调。查体：神清，语言流利，双侧瞳孔等大正圆，d=2.5mm，对光反射灵敏，双侧眼球运动自如，双侧额纹、鼻唇沟对称，咽反射存在，伸舌居中，颈软，左侧上肢近端肌力Ⅳ$^{+}$级，远端肌力Ⅲ级，左侧下肢及右侧上、下肢肌力Ⅴ级，肌张力正常，深、浅感觉正常，双侧肱二头肌腱反射、肱三头肌腱反射、桡骨膜反射、膝腱反射、跟腱反射均（++），双侧巴宾斯基征（–）。

舌质暗红，舌苔薄白，脉细涩。

入院诊断

中医诊断：中风–中经络，气虚血瘀证。

西医诊断：脑梗死恢复期。

康复诊断：①脑梗死恢复期，单瘫（左手瘫）；②左手运动障碍；③日常生活部分辅助。

治疗前功能评定结果结果如下：单手瘫Brunnstrom Ⅴ阶段；手功能评定：7级；肌张力评定（改良Ashworth）0级；深、浅感觉检查正常；日常生活活动能力评定（巴塞尔指数）85分。

根据患者功能评定结果，制定康复治疗目标：①建立康复信心，积极参与治疗；②强化分离运动，提高灵活性。

根据评定结果制定康复治疗方案包括：促进技术治疗、诱控疗法、神经肌肉电刺激治疗、泥蜡疗、针刺治疗、震动治疗、手功能训练、中药熏洗治疗。

方案实施操作方法如下：促进技术，训练患者屈、伸腕及手指的力量，促进拇指外展，练习拇指与其他手指相碰，利用木钉板训练，提高抓握能力。诱控疗法，先进行颈部的拉伸及侧屈治疗，时间控制在3分钟内完成。完成后拉伸前臂屈肌群，磁刺激兴奋正中神经及尺神经，配合双手屈腕、屈指运动。完成后拉伸前臂伸肌群，磁刺激兴奋桡神经前臂部，配合双手伸腕、伸指运动。磁刺激选择高频高强度，每项治疗10组。完成后分别进行屈腕、屈指及伸腕、伸指的力量训练。神经肌肉电刺激治疗：每日1次，剂量以患者可以耐受为标准，每次20分钟。泥蜡疗：放置在手部，温度控制在50℃左右，每日1次，每次20分钟，以预防手部肿胀及关节挛缩。针刺治疗。主穴：合谷、后溪；配穴：外关、八邪、丰隆（双侧）、血海（双侧）；眼针：脾区、上焦区。得气后，加电针仪，采用疏密波，中等强度。外关与合谷加电针仪，采用疏密波，中等强度。操作：合谷：选用透刺方法，针向三间，进针1.5寸，用提插泻法，使患侧第二手指抽动或五指自然伸展为度；其次针向大拇指方向，进针1寸左右，用提插泻法，使大拇指抽动为度；再针向后溪，进针1.5寸，用捻转泻法。后溪针向三间，进针1.5寸左右，行提插泻法，以五指伸展为度。八邪：斜刺0.5~0.8寸，或点刺放血；余穴常规针刺，每日1次，每次留针20~30分钟；针刺结束配以震动治疗，频率设定15~30Hz、每组1分钟，间歇10秒，每次治疗5组，10次为1个疗程。然后进行手功能训练，先被动背伸腕关节及手指到最大角度，固定3~5分钟，放松，重复数次后，在背伸位，嘱患者做抓握意识动作训练。训练完成后被动屈腕及屈指到最大角度，呈屈腕握拳状，固定3~5分钟，放松，重复数次后，辅助伸腕和伸指。最后进行中药熏洗治疗，中药熏洗方药（制川乌、制草乌、麻黄、泽兰、伸筋草、海桐皮、桂枝、艾叶、透骨草、怀牛膝、生姜、芒硝、鸡血藤、千年健、肉桂、大黄）外用，治疗仓温度控制在50℃左右，每次治疗时间20分钟，每日1次。

患者于3月20日出院，患手的联合屈曲、联合伸展完成充分，双手拾物速度对照仍有差异，可提轻物。患者出院前评定结果如下：单手瘫恢复期Brunnstrom第Ⅵ阶段；手功能评定11级；肌张力评定（改良Ashworth）0级；深、浅感觉检查正常；日常生活活动能力评定（巴塞尔指数）95分。

小结：该病例为脑卒中单手瘫患者，治疗前功能评定为：手功能评定7级；单手瘫Brunnstrom Ⅴ阶段；肌张力、深、浅感觉检查均正常；日常生活活动能力评定（巴塞尔指数）85分。康复治疗，选择了促进技术、诱控疗法、中医针刺（加用电针仪）、震动治疗、手功能训练、中药熏洗的治疗方案。采用促进技术治疗，以促进伸屈腕、手指及拇外展、旋转的力量。应用诱控疗法，以增加周围神经感觉输入，配合双手的运动及抓握力量训练，可提高手的运动功能，促进脑功能重组。针刺以调和气血，疏通经络为主，加用电针可提高运动神经元兴奋性，结合震动治疗，有利于手部关节松动，增强本体感觉。手功能训练，可提高屈腕、伸腕和屈指、伸指的能力。中药熏洗有活血化瘀、伸筋通络的作用，可提高手的灵活性，防止关节肿胀挛缩。出院前评定结果：单手瘫恢复期Brunnstrom第Ⅵ阶段；手功能评定11级；肌张力评定（改良Ashworth）0级；深、浅感觉检查正常；日常生活活动能力评定（巴塞尔指数）95分。从治疗前后的临床表现及评定结果对比说明，采用中西医结合治疗脑卒中单手瘫的方法有效。

（三）脑卒中单下肢瘫典型病例

阚某某，女，70岁，以“右下肢活动不利1个月”为主诉入院。患者于1个月前突发右下肢活动不利，立即就诊于当地医院，头颅磁共振平扫示：左侧急性梗死灶，诊断为“脑梗死”，经入院治疗后病情好转出院，遗留右下肢活动不利，为进一步康复治疗，于2023年4月18日来诊，经康复门诊收入住院治疗。入院症见：患者右下肢活动不利，可屈髋屈膝轻度抬起，足跟不能抬离床面，可搀扶站立，不能行走，头晕、头痛，口干口苦，心烦不寐，尿赤便干。查体：神清，语言流利，双侧瞳孔等大正圆，直径为

2.5mm，对光反射灵敏，双侧眼球运动自如，双侧额纹、鼻唇沟对称，咽反射存在，伸舌居中，颈软，左侧上下肢肌力Ⅴ级，右侧上肢肌力Ⅴ级，右侧下肢肌力Ⅲ⁻级，肌张力正常，右下肢深、浅感觉减退，双侧肱二头肌腱反射、肱三头肌腱反射、桡骨膜反射、膝腱反射、跟腱反射均（++），巴宾斯基征左侧（-）、右侧（+）。舌质红，苔少，脉弦。

入院诊断

中医诊断：中风-中经络，阴虚风动证。

西医诊断：脑梗死恢复期。

康复诊断：①脑梗死恢复期，单瘫（右下肢瘫）；②右侧下肢运动障碍；③日常生活部分辅助。

治疗前功能评定结果如下：单下肢瘫恢复期Brunnstrom第Ⅲ阶段；肌张力评定（改良Ashworth）：0级；右下肢深、浅感觉检查均减弱；日常生活活动能力评定（巴塞尔指数）40分；功能性运动量表评定：0级；Berg平衡功能评定：3分。

根据评定结果，制定康复治疗目标：①树立康复信心，积极参与治疗；②抑制异常运动模式，促进分离运动出现；③提高步行能力。

根据评定结果制定康复治疗方案包括：促进技术治疗、诱控疗法、天轨减重步态训练、神经肌肉电刺激治疗、下肢主被动训练、电动起立床治疗、针刺治疗、推拿治疗。

方案实施操作方法如下：促进技术治疗，促进下肢伸肌协同运动训练，侧卧位，患侧在上，患侧下肢做伸展运动，头转向患侧，通过非对称性紧张性颈反射，引发协同运动模式，当出现伸展动作后，再进行主动伸展训练。促进下肢屈肌协同运动训练，仰卧位，下肢伸直平放于床面，嘱患者健足屈踝对抗治疗师施加的阻力，通过联合反应效应，引发患侧下肢的屈肌协同运动。促进患侧下肢内收运动训练，仰卧位，辅助双下肢外展到合适位置，嘱患者用力内收健侧下肢，并对抗治疗师施加的阻力，患侧下肢出现内收运动模式后，再进行主动内收训练。促进患侧下肢外展运动训练，体位方法同上，运动方向外展。促进踝关节背屈训练，用力跖屈患足的足趾牵张趾背屈肌的肌梭，通过Bechterev/Marie-Foix反射引起趾背屈、踝背屈、屈膝、屈髋的反应。然后用指尖快速叩击足背外侧，促进踝背屈。诱控疗法，先进行颈部的拉伸及侧屈治疗，时间控制在3分钟内。然后使用整脊枪调整骶关节，患者俯卧位，从髂翼内侧水平向外击打，脉动设置为200N，脉动次数：1次。完成后，仰卧位，悬吊点：膝关节，连接点：双膝，双足着床，牵拉股四头肌后，使用磁刺激仪，选择高频高强度兴奋股神经，同时配合双侧伸膝运，然后进行伸膝力量训练，治疗15组。完成后，体位不变，使用磁刺激仪，选择高频高强度兴奋腓深神经，配合双侧踝背伸运动，完成后再进行踝背伸力量训练，治疗15组。完成后对髂腰肌、臀大肌、臀中肌、臀小肌进行开、闭链训练。天轨减重步态训练，减重标准50%，进行立位平衡、重心转移及迈步训练，时间为20分钟。神经肌肉电刺激治疗、下肢主被动训练、电动起立床治疗均每日1次，具体操作详见本章相关章节治疗内容。针刺治疗，处方1：主穴：环跳、委中（均右侧）；配穴：血海（右侧）、阴陵泉（右侧）、三阴交（双侧）、太冲（双侧）、行间（双侧）、太溪（双侧）。眼针：脾区、下焦区。处方2：主穴：秩边、环跳（均右侧）；配穴：风市（右侧）、梁丘（右侧）、足三里（右侧）、阳陵泉（右侧）、丰隆（右侧）、丘墟（右侧）、太溪（双侧）、太冲（双侧）、行间（双侧）；眼针：脾区、肝区、肾区、下焦区（均双侧）。其中秩边、环跳直刺2~3寸、委中直刺1~1.5寸，以触电感传至足趾为度，余穴常规操作。两组处方交替应用，每日1次，留针20~30分钟。推拿治疗，选取阳明经穴，进行𢶀法、按法、拿法、点压法、弹拨法、擦法等手法，操作时从近端向远端进行。

患者于2023年6月12日出院，共住院治疗56天，对患者进行出院前评定，结果如下：患者可在搀扶下行走近5m，坐位有轻度踝背屈。单下肢瘫Brunnstrom第Ⅴ阶段，功能性运动量表评定：2级；日常生活活动能力评定（巴塞尔指数）：85分，Berg平衡功能评定：36分。

小结：该病例为脑卒中单下肢瘫患者，治疗前功能评定：单下肢瘫恢复期Brunnstrom第Ⅲ阶段；肌张力评定（改良Ashworth）：0级；右下肢深、浅感觉检查均减弱；日常生活活动能力评定（巴塞尔指数）40分；功能性运动量表评定：0级；Berg平衡功能评定：3分。根据评定结果，选择了促进技术治疗、诱控疗法、天轨减重步态训练、肌肉电刺激治疗、下肢主被动训练、电动起立床、针刺及推拿的治疗方案。促进技术治疗进行了促进下肢伸肌协同运动训练、促进患侧下肢内收运动训练及促进踝关节背屈训练。应用诱控疗法，通过颈部拉伸，改善神经通路，磁刺激兴奋股神经及腓深神经，增加周围神经感觉输入，配合双侧肢体伸膝及踝背伸运动，以提高脑功能重组，改善运动功能。采用天轨减重步态训练，刺激中枢模式发生器（central pattern generator，CPG），提高行走功能。肌肉电刺激治疗，可提高肌肉力量，提高下肢功能。主被动训练通过重复运动模式的输入，促进脑功能重组，提高运动功能。电动起立床通过下肢负重，提高下肢肌肉力量。

中医经络理论认为“经脉所过，主治所及”，故针刺以患侧下肢穴位为主。本病例为老年，肝肾阴虚，肝阳上亢化风，上扰脑窍，脑脉闭阻所致。三阴交为足三阴经交会穴，可滋补肝肾；足三里以健脾益气，培补后天；太冲、太溪、行间以滋阴潜阳、疏肝解郁，清热除烦，余穴以疏通经络。针刺是外周感觉输入的一种形式，能够使 γ 运动神经元兴奋，易化脊髓低位中枢，反射性诱发肌张力产生和增强，同时使 α 运动神经元兴奋，促进运动的产生。推拿具有温经通络、行气活血、扶正祛邪的功能，遵循“治痿独取阳明”的原则，对阳明经穴进行㨰法、按法、拿法等手法促进神经、肌肉功能恢复。出院前评定，患者可在搀扶下行走近5m，坐位有轻度踝背屈。单下肢瘫Brunnstrom第Ⅴ阶段，功能性运动量表评定：2级；日常生活活动能力评定（巴塞尔指数）：85分，Berg平衡功能评定：36分。从治疗前后的临床表现及评定结果对比说明，采用中西医结合治疗脑卒中单下肢瘫的方法有效。

第四节　脑卒中四肢瘫中西医结合康复治疗

脑卒中四肢瘫，是因患者两侧大脑半球或脑干病变导致双侧肢体瘫痪，即出现四肢瘫痪。大多数患者表现为双侧肢体不完全性痉挛性瘫痪，同时伴有构音障碍、吞咽困难等假性延髓麻痹症状。如中脑腹侧损害累及双侧大脑脚致两侧皮质脊髓束均受损时，即可出现四肢瘫。脑桥病变较大且累及对侧时，其基本症状是四肢不完全性痉挛性瘫痪，可伴有周围性面瘫、眼球不能外展等临床表现。四肢瘫多见于脑干病变尤其是脑桥出血。因为在脑桥部位两侧，锥体束比较靠近，当脑桥发生出血时，可以同时损害双侧锥体束，导致四肢瘫。多次卒中后，于双侧皮质及基底节或内囊附近出现多发性小软化灶，表现为异常步态，四肢不全性痉挛性瘫痪，同时伴有饮水呛咳、构音障碍、吞咽困难、强哭强笑等假性延髓麻痹症状。

另外，不成对性大脑前动脉（azygos anterior cerebral artery，AACA）是一种Willis环异常，患者两侧大脑半球前部的内侧区域是由一侧的单一大脑前动脉（anterior cerebral artery，ACA）供血。因此，AACA闭塞可能导致双侧额叶梗死，从而出现双侧肢体瘫痪（四肢瘫）。

一、四肢瘫功能评定

四肢瘫的功能评定包括：肌力、肌张力、关节活动范围评定、Brunnstrom偏瘫功能恢复六阶段理论、Fugl-Meyer评定法、上田敏评价法、NIHSS评分及日常生活活动能力评定。具体参照偏瘫运动功能评定。

二、康复治疗目标

四肢瘫康复治疗目标，根据患者发病的不同时期，参照偏瘫肢体功能相应阶段设定。由于两侧肢体功能状态可能存在差异，可根据患者具体情况分别设定。

三、四肢瘫康复治疗

四肢瘫康复治疗，参照偏瘫各期的治疗方案和方法。需要注意的是，在康复治疗过程中双侧肢体均要给予治疗，肢体训练要单侧进行，不要交叉进行。良肢位摆放的基本方法相同，但要兼顾双侧患肢，尽量多采取侧卧位，减少仰卧位。神经肌肉电刺激要两侧分别治疗，不要采取双下肢或双上肢的治疗方式。ADL训练在双侧治疗的基础上以肢瘫较轻的一侧为重点。肢体气压治疗入院后即可开始，双侧上肢、双侧下肢均要治疗。中药、针刺、推拿等中医药治疗参照偏瘫康复治疗相应阶段实施。

四肢瘫痪患者，往往伴随吞咽问题、尿便问题、心理问题、痉挛问题等，要针对不同问题，认真评估，逐个解决。要充分发挥中西医结合治疗的优势，科学精准施治，相互促进。

四、四肢瘫患者康复护理

脑卒中四肢瘫患者的康复护理，是在常规护理及偏瘫康复护理的基础上，给予以下护理措施。

1. 积极预防患者并发症发生。

2. 观察合并症病情变化，做好相关护理记录，并及时调整护理措施。

3. 在功能锻炼时，要采用单侧肢体治疗模式，不要交叉进行。尽量不采用双上肢或双下肢的训练方式。

4. 侧卧位时，躯干与床面呈30°为宜。同时给予泡沫敷料髋部外敷，以减轻皮肤压力，避免压力性损伤。

5.仰卧位时，定时将手伸入枕部、背部及骶尾部，缓解皮肤压力，避免枕后、肩胛及骶尾压力性损伤的发生。

6.仰卧位时，可应用硅胶垫或特殊类型泡沫敷料将足跟包裹，以减轻足跟与床面间的压力，也可应用悬吊装置将足跟抬离床面。

7.合并其他脑卒中功能障碍时，如吞咽功能障碍、二便功能障碍、心理障碍等，应注意同时进行相应康复护理。

（刘　锋　张　娜）

五、典型病例

赵某某，男，72岁，以“四肢活动不利20天”为主诉于2021年5月6日入院。20天前于当地医院查头颅MRI+DWI示脑干及双侧丘脑急性梗死，并住院治疗，患者病情平稳出院，遗留四肢活动不利，为求进一步系统康复治疗，前来就诊，经康复门诊收入院治疗，入院症见：四肢活动不利，左侧上肢可抬举到胸部，伴肘屈曲，轻度肩痛，手可抓握，不能持物；右上肢轻瘫，抬举力弱，手可正常抓握；双下肢瘫，不能移动；头晕，纳可，夜寐安，二便调。查体：神清，听理解正常，记忆力、计算力轻度减退，双侧瞳孔等大正圆，直径为2.5mm，对光反射灵敏，双侧眼球运动自如，双侧额纹、鼻唇沟对称，饮水呛咳，咽反射存在，伸舌居中，颈软，构音障碍，左侧上肢肌力Ⅲ级，左侧下肢肌力0级，右侧上肢肌力Ⅳ级，右侧下肢肌力0级，左上肢肌张力略增强，右上肢肌张力正常，双侧下肢肌张力减低，双下肢深、浅感觉减退，肱二头肌腱反射、肱三头肌腱反射、桡骨膜反射左侧（+++），右侧（++），双侧膝腱反射、跟腱反射（+），巴宾斯基征左侧（+）、右侧（+）。舌质暗淡，苔白腻，脉弦滑。

入院诊断

中医诊断：中风－中经络，风痰阻络证。

西医诊断：多发脑梗死。

康复诊断：①脑梗死恢复期，四肢瘫；②双侧肢体运动障碍，伴深、浅感觉障碍，轻度左肩痛；③日常生活大部分辅助。

治疗前功能评定结果如下：①NIHSS评分：13分；②左上肢恢复期Brunnstrom第Ⅲ阶段，左下肢恢复期Brunnstrom第Ⅰ阶段。右上肢恢复期Brunnstrom第Ⅳ阶段，右下肢恢复期Brunnstrom第Ⅰ阶段；③手功能评定：左手8级，右手10级；④功能性运动量表评定：0级；⑤肌张力评定（改良

Ashworth）：左上肢1级，右上肢及双下肢0级；⑥感觉评定：浅感觉检查，双侧上肢痛觉、触觉、温度觉检查均正常，双侧下肢均减退；深感觉检查，双侧上肢运动觉、位置觉、震动觉正常。双侧下肢均减弱；⑦Berg平衡功能评定：2分；⑧日常生活活动能力评定（巴塞尔指数）：30分。

根据患者评定结果，制定康复治疗目标如下：①树立康复信心，预防关节挛缩、压力性损伤及下肢静脉血栓形成；②诱发下肢协同运动；③提高床上日常生活活动能力。

根据评定结果制定康复治疗方案包括：促进技术治疗；床上训练；诱控疗法；神经肌肉电刺激治疗；电动起立床治疗；主被动训练；泥蜡疗；气压治疗；针刺治疗；推拿治疗。

方案实施操作方法如下：促进技术治疗，采用坐位，双上肢分别训练，屈肘将上肢收紧在身体旁，抑制肩关节外展状态下，引导手够对侧肩部，逐渐抬高抬肘部，将手够向前额、头顶、后枕。然后分别将手背接触到后腰部，再逐步够向后背中央。床上训练主要进行体位变化训练和桥式运动训练。体位变化训练，训练患者向左、向右的翻身能力。桥式运动训练采用双桥训练方法。诱控疗法，首先进行颈部拉伸，然后分别对左侧和右侧肢体各部位所涉及的周围神经进行磁刺激治疗，同时配合双侧运动。神经肌肉电刺激治疗，两侧肢体分别治疗，剂量大小以患者可以耐受为标准。电动起立床治疗，从30°到60°，每个度数停留3~5分钟，再升到90°，每次治疗时间为30分钟。主被动训练，双上肢采用抗阻模式，双下肢采用助力模式。治疗时间均为15分钟。泥蜡治疗是将制备好泥蜡块，分别放置在双膝关节和双手的位置，然后用棉垫包裹保温，蜡块温度控制在50℃左右。气压治疗是通过气压治疗仪对双下肢进行加压治疗，预防下肢静脉血栓形成。上述治疗均每日1次。针刺治疗，选穴：主穴：内关（双侧）、水沟、三阴交（双侧）；辅穴：极泉（双侧）、尺泽（双侧）、委中（双侧）；配穴：金津、玉液、上廉泉，双侧：风池、完骨、翳风、肩髃、曲池、手三里、外关、合谷、八邪、环跳、风市、血海、阳陵泉、足三里、丰隆、丘墟、太冲、太溪。头针：顶颞前斜线（双侧）。操作参见偏瘫治疗内容。每日1次，留针20~30分钟，10次为1个疗程。推拿治疗，双上肢，点按肩髃、臂臑、极泉、曲泽、尺泽、曲池、手三里、内关、外关、合谷等穴，以摇法做肩关节的被动运动。双下肢选取阳明经穴，进行揉法、按法、拿法、点压法、弹拨法、擦法等手法，从近端向远端进行，采用深而有力的手法。

2021年6月8日：患者已住院治疗1个月，进行中期康复评定，结果如下：左上肢恢复期Brunnstrom第Ⅳ阶段，左下肢恢复期第Ⅲ阶段。右上肢恢复期Brunnstrom第Ⅵ阶段，右上下肢恢复期Brunnstrom第Ⅲ阶段，手功能评定：左手10级，右手11级，无肩痛，语言清晰，无饮水呛咳。肌张力评定（改良Ashworth）：双上肢0级，双下肢内收肌群3级，双腿分开较困难，双下肢小腿三头肌2级，双足跖屈内翻。在原治疗方案基础上，对双下肢内收肌群进行肉毒毒素注射治疗，每侧150U，共300U。每侧长收肌3个注射点，各60U，每侧短收肌、大收肌、股薄肌各2个注射点，短收肌各30U、大收肌各40U，股薄肌各20U。注射治疗后，采用推拿的牵伸法缓解肌肉痉挛，手法牵伸时力量缓慢增加，当感觉到肌肉等软组织的抵抗时，在此位置上保持至少15秒，然后放松，反复进行。双足定制踝足矫型器。2021年6月11日双下肢内收肌群肌张力明显下降，踝足矫型器制作完成，进行天轨减重步行训练。减重标准为体重的50%，训练内容为进行前后、左右重心转移训练、抬腿训练及步行训练，每次30分钟，每日1次。

2021年7月26日：患者佩戴踝足矫型器，在保护下使用两轮助行器，可迈步行走2~3m。因患者要求出院，共住院81天。出院前功能评定结果如下：①NIHSS评分：5分；②左上肢Brunnstrom分级恢复期第Ⅴ阶段，左下肢Brunnstrom分级恢复期第Ⅲ阶段，右上肢Brunnstrom分级恢复期第Ⅵ阶段，右下肢Brunnstrom分级恢复期第Ⅲ阶段；③手功能评定：左手10级，右手11级；④功能性运动量表评定：1级；⑤肌张力评定（改良Ashworth）：双上肢0级，双下肢内收肌群1级，双下肢小腿三头肌2级；⑥感觉评定：双侧上肢痛觉、触觉、温度觉检查均正常，双侧下肢均减退；深感觉检查，双侧上肢运动觉、位置觉、震动觉正常。双侧下肢均减弱；⑦Berg平衡功能评定：10分；⑧日常生活活动能力评定（巴塞尔指数）：50分。嘱患者回家后，继续坚持锻炼，以站立、步行为主，步行少量多次为宜，病情有变化及时就医。

小结：该病例为脑卒中四肢瘫患者，治疗前功能评定如下：①NIHSS评分：13分；②左上肢恢复期Brunnstrom第Ⅲ阶段，左下肢恢复期Brunnstrom第Ⅰ阶段。右上肢恢复期Brunnstrom第Ⅳ阶段，右下肢恢复期Brunnstrom第Ⅰ阶段；③手功能评定：左手8级，右手10级；④功能性运动量表评定：0级；⑤肌张力评定（改良Ashworth）：左上肢1级，右上肢及双下肢0级；⑥感觉评定：浅感觉检查，双侧上肢痛觉、触觉、温度觉检查均正常，双侧下肢均减退；深感觉检查，双侧上肢运动觉、位置觉、震动觉正常。双侧下肢均减弱；⑦Berg平衡功能评定：2分；⑧日常生活活动能力评定（巴塞尔指数）：30分。根据评定结果设计了促进技术治疗、床上训练、诱控疗法、神经肌肉电刺激治疗、电动起立床治疗、主被动训练、泥蜡疗、气压治疗及针刺推拿的治疗方案。双上肢促进技术治疗可提高肌肉力量及手的灵活度，双下肢促进技术治疗，可促进协同运动出现；体位变化训练及桥式训练，可提高床上活动能力；诱控疗法，通过磁刺激增加周围神经感觉输入，同时配合双侧肢体运动，提高运动功能，促进脑功能重组；神经肌肉电刺激治疗，可增加肌肉力量，提高运动功能；电动起立床治疗，可以预防直立性低血压，预防关节挛缩，增加下肢肌肉力量；主被动训练，可增加肢体协调运动；泥蜡疗，可保持关节活动度，预防关节挛缩；双下肢的气压治疗，可以预防下肢静脉血栓形成；针刺治疗，本病例为老年人，为年老体衰，脏腑失调，脾失健运，聚湿生痰，肝失疏泻，肝阳上亢化风，风痰瘀阻于脑络所致，心主血脉，内关为心包经络穴，可调理心神，疏通气血；脑为元神之府，督脉入络脑，水沟为督脉穴，可醒脑开窍，调神导气；三阴交为足三阴经交会穴，可滋补肝肾；足三里、丰隆以健脾益气、化痰通络；合谷、太溪、太冲以醒神开窍、滋阴潜阳；余穴以疏通经络。醒脑开窍针刺法、头针疗法均为中医适宜技术，在治疗中风病过程中被广泛应用，均有较好疗效。推拿治疗具有温经通络、行气活血、扶正祛邪的功能，可防止关节的退化僵硬、肌肉萎缩，促进神经、肌肉功能恢复。患者经1个月康复治疗进行中期康复评定，结果如下：左上肢恢复期Brunnstrom第Ⅳ阶段，左下肢恢复期第Ⅲ阶段。右上肢恢复期Brunnstrom第Ⅵ阶段，右上下肢恢复期Brunnstrom第Ⅲ阶段，手功能评定：左手10级，右手11级，无肩痛，语言清晰，无饮水呛咳。肌张力评定（改良Ashworth）：双上肢0级，双下肢内收肌群3级，双腿分开较困难，双下肢小腿三头肌2级，双足跖屈内翻。在原治疗方案基础上，对双下肢内收肌群进行肉毒毒素注射治疗，缓解肌肉痉挛，结合推拿牵伸法延长肌节，可缓解由痉挛造成的肌肉短缩问题。注射治疗3天后，内收肌群张力明显下降。双足佩戴踝足矫型器后可解决踝关节跖屈内翻的问题。天轨减重步态训练，可刺激中枢模式发生器（CPG），提高行走功能。患者出院时功能评定情况：①NIHSS评分：5分；②左上肢Brunnstrom分级恢复期第Ⅴ阶段，左下肢Brunnstrom分级恢复期第Ⅲ阶段，右上肢Brunnstrom分级恢复期第Ⅵ阶段，右下肢Brunnstrom分级恢复期第Ⅲ阶段；③手功能评定：左手10级，右手11级；④功能性运动量表评定：1级；⑤肌张力评定（改良Ashworth）：双上肢0级，双下肢内收肌群1级，双下肢小腿三头肌2级；⑥感觉评定：

双侧上肢痛觉、触觉、温度觉检查均正常，双侧下肢均减退；深感觉检查，双侧上肢运动觉、位置觉、震动觉正常。双侧下肢均减弱；⑦Berg平衡功能评定：10分；⑧日常生活活动能力评定（巴塞指数）：50分。从治疗前后的临床表现及评定结果对比说明，对脑卒中四肢瘫患者采取中西医结合的康复治疗方法有效。

（赵春华　张黎明　陈　霞　陈红雨）

第三章

脑卒中感觉障碍中西医结合康复治疗

第一节　概述

感觉障碍是脑卒中发病后的主要临床表现之一，也可能是脑卒中发病后的唯一症状。65%的脑卒中患者伴有不同程度的感觉障碍。

临床通常将感觉分为普通感觉和特殊感觉两类。普通感觉包括：浅感觉、深感觉、复合感觉；特殊感觉指刺激特殊感受器官所产生的感觉，如嗅觉、视觉、味觉和听觉。因特殊感觉涉及颅神经及特殊感官本身疾病，本章主要介绍脑卒中后普通感觉障碍。

一、感觉障碍的分类和不同部位损伤的临床表现

（一）感觉障碍的分类

根据表现性质，感觉障碍分为刺激性症状和抑制性症状两类。

1.刺激性症状　指发病后出现感觉过敏、感觉倒错、感觉过度、感觉异常及疼痛等。

（1）感觉过敏：即感觉增强，感觉阈值降低，轻微的刺激引起强烈的感觉。

（2）感觉倒错：指对刺激的认识完全倒错，如非疼痛性刺激却诱发疼痛感觉。

（3）感觉过度：指感觉刺激阈增高，达到阈值时可产生强烈的不适感，且持续一段时间才消失。多见于丘脑和周围神经损害。

（4）感觉异常：指无外界刺激而自发的感觉。如麻木感、肿胀感、沉重

感、痒感、蚁行感、针刺感、电击感、束带感和冷热感等。

（5）疼痛：指整个感觉传导通路的任何损伤刺激后都可引发疼痛。没有外界刺激而感觉到疼痛者，称为自发性疼痛。

2. 抑制性症状　指发病后感觉的减退或缺失。同一部位各种感觉均消失称为完全性感觉缺失；同一部位仅某种感觉缺失而其他感觉保存，则称为分离性感觉障碍。

（二）不同部位损伤感觉障碍的临床表现

1. 脑干损伤属传导束型感觉障碍

（1）延髓旁正中部损伤：损伤内侧丘系，发生对侧肢体的深感觉障碍和感觉性共济失调，而无痛觉、温度觉感觉障碍，属分离性感觉障碍。

（2）延髓外侧部损伤：损害脊髓丘脑束及三叉神经脊束核，发生对侧肢体的痛觉、温度觉障碍和病灶同侧的面部感觉障碍，属交叉性感觉障碍。

（3）脑桥和中脑部损伤：损害内侧丘系、脊髓丘脑束产生对侧偏身和面部的各种感觉缺失，属偏身感觉障碍。因和脑神经的感觉纤维有合并，一般都有病变同侧脑神经运动障碍，是与其他部位病变导致的偏身感觉缺失的鉴别点。

2. 丘脑损伤　丘脑是躯体感觉传导路的中继站，不仅全身绝大部分的深、浅感觉传导通路都在此中继，而且也是一个复杂的分析器，一般认为痛觉在丘脑即开始产生。一侧丘脑损伤时常见的症状是对侧半身感觉丧失、过敏或伴有强烈的自发疼痛。

丘脑腹后核（含腹后外侧核和腹后内侧核）损伤导致对侧偏身所有感觉的减退或缺失，属偏身感觉障碍，其特点是肢体重于躯干、上肢重于下肢、肢体远端重于近端、深感觉受累重于浅感觉。外侧膝状体或视放射损伤时，可产生对侧同向偏盲。

3. 内囊损伤　内囊后肢后1/3有丘脑皮质束通过，损伤时出现对侧偏身感觉障碍，特点为肢体重于躯干、肢体远端重于近端、深感觉受累重于浅感觉。

4. 大脑皮质损伤　大脑皮质损伤感觉障碍的临床表现是深感觉、定位觉、两点辨别觉和实体觉障碍明显，精细的、复杂的感觉损害严重，而痛觉、温度觉、触觉等浅感觉障碍较轻或保持不变。

大脑皮质感觉中枢损伤，产生对侧偏身感觉障碍，多为单肢感觉障碍。

其特点是上肢重于下肢，远端重于近端，上肢的尺侧和下肢的外侧常较明显。同时容易出现对侧感觉忽略。

二、脑卒中感觉障碍中西医结合康复治疗思路

脑卒中感觉障碍是以偏身肢体麻木为主要表现，或兼伴有肢体不利、口舌喎斜等临床表现的病症，中医称为中风病肢体麻木；以偏身肢体弥漫的难以忍受的持续性疼痛为主要表现，或兼伴有肢体不利等临床表现的病症，中医称为中风病风痹，相当于西医学脑卒中后丘脑痛。

脑卒中感觉障碍，西医学认为是触觉传导通路中的感受器、神经纤维、传导束或大脑皮质中枢损伤或丘脑脊髓束缺血所致，形成对侧肢体烧灼、麻木刺痛感，可伴有对侧半身的深浅感觉障碍，症状多持续存在，影响患者的生活质量。

中医学认为肢体麻木不仁多为中络所致，《黄帝内经》称为“不通不仁”，由于正气虚弱，肌肤腠理疏松，卫外不固，外邪乘虚而入，致营卫失调，血行不畅，经脉失养，发生肢体麻木。以滋阴潜阳、补气活血、舒筋活络、化痰开窍为方法，在此辨证基础上予中药、针刺等治疗。中医认为疼痛实因“不通则痛”，虚因“不荣则痛”。瘀血痰毒致脉络闭阻，不通则痛，而此处不通为不荣的结果。治疗以通为原则，施以中药、针刺等治疗。

感觉障碍中西医结合康复治疗的原则，是病证结合、辨证论治、个体化治疗。发病初期，在中西药物治疗的基础上结合针刺治疗。恢复期，现代康复医学是在感觉障碍评定的基础上，准确掌握障碍情况后，制定个体化治疗方案及治疗措施。中医康复治疗是在辨证的基础上，实施针刺、推拿等治疗方法。浅感觉障碍治疗方面，可采用西医学叩打、轻拍、摩擦、轻擦等刺激患侧掌心、增加足底感觉输入的治疗方法，与中医的针刺、雷火灸、药浴或穴位注射治疗相结合。深感觉障碍治疗方面，可采用西医学的肢体负重、关节压缩、震动治疗、肢体定位控制训练与中医的针刺、推拿及传统运动疗法相结合。脑卒中后中枢性疼痛的治疗可以采取感觉脱敏疗法、药物疗法与中医的针刺、雷火灸、中药熏洗治疗相结合。

研究证明，针刺具有活血化瘀的作用，可加速血液循环，改善微循环，缓解肢体麻木；中药熏洗具有温经散寒、活血通络的作用，可改善肢体血液流速、微循环及周围神经的供血供氧，达到消除麻木和镇痛的作用。

第二节　脑卒中感觉障碍检查和评定

检查感觉障碍时，患者宜闭目，采取左右、远近端对比的原则，检查包括：浅感觉检查、深感觉检查和复合感觉（皮质感觉）检查。

一、浅感觉检查

（一）痛觉

痛觉障碍有痛觉缺失、痛觉减退和痛觉过敏等。用圆头针针尖以均匀力量轻刺患者皮肤，嘱患者回答："痛"或"不痛"。

（二）温度觉

温度觉检查包括温觉和冷觉，用冷水和热水试管，交替接触皮肤，嘱患者说出"冷"或"热"的感觉。测定冷觉的试管温度为10~20℃，测定温觉的试管温度为40~50℃。

（三）触觉

触觉检查可用棉签或软纸片轻触皮肤，嘱患者每次感觉到时，即回答"有"或说出触到的次数。每次给予的刺激强度应一致，但刺激的速度不能有一定规律，以免患者未受刺激而顺口回答。

二、深感觉检查

（一）运动觉检查

患者闭目，检查者轻轻握住患者手指或足趾的两侧，上下移动5°左右，让患者辨别移动的方向，如感觉不明确可加大运动幅度或测试较大关节，以了解其减退的程度。

（二）位置觉检查

患者闭目，将其肢体放一定的位置，然后让患者说出所放的位置；或嘱患者用其正常肢体做与病侧肢体相同的位置，正常人能正确说出或做出正确位置。测定共济运动的指鼻试验、跟–膝–胫试验、站立、行走步态等，如在闭眼后进行，亦为测定位置觉的方法。

（三）振动觉检查

用一个振动的音叉置于某些骨突起处，如手指、尺骨茎突、鹰嘴、桡骨小头、内外踝、髂嵴、棘突、锁骨等，询问患者有无振动感和持续时间。

三、复合感觉（皮质感觉）检查

（一）皮肤定位觉检查

检查时患者闭目，一般常用棉签、手指等轻触患者皮肤后，由患者用手指指出刺激的部位。正常误差手部＜3.5cm，躯干部＜1cm。

（二）两点分辨觉检查

区别一点还是两点刺激的感觉称为两点分辨觉。检查时用两脚规、叩诊锤的两尖端或针尖同时轻触皮肤，距离由大到小，测定能区别两点的最小距离。两点须同时刺激，用力相等。正常人以舌尖的距离最小，为1mm，指尖为3~5mm，指背为4~6mm，手掌为8~15mm，手背为20~30mm，以背部、上臂及大腿部的距离最大。

（三）实体觉检查

用手抚摸物体后确定该物体名称的能力称为实体觉。检查时患者闭目，将一熟悉的物件（如笔、钥匙、火柴盒、硬币等）放于患者手中，嘱其抚摸以后，说出该物的属性与名称。先试患侧，再试健侧。

（四）图形觉检查

图形觉检查是指辨认写于皮肤上的字或图形的能力。检查时患者闭目，用手指或其他东西（如笔杆）在患者皮肤上画一几何图形（三角形、圆圈或正方形）或数字（1~9），由患者说出所写的图形或数字。

四、感觉评定

触、痛觉的检查结果可采用简化的感觉指数评分（sensory index score，SIS）记录（表3-1）。

表3-1　感觉指数评分（SIS）

左侧						部位	右侧					
触			痛				触			痛		
0	1.25	2.5	0	1.25	2.5		0	1.25	2.5	0	1.25	2.5
						肩锁关节顶部（C_4）						
						中指（C_7）						
						乳头水平（T_4）						
						肋下缘（T_8）						
						脐水平（T_{10}）						
						腹股沟（T_{12}）						
						股前中部（L_2）						
						内踝（L_4）						
						足跟外侧（S_1）						
						肛周（S_4）						

注：评分标准：0分-完全消失；1.25分-减弱或过敏；2.5分-正常。

按上述评分标准将左、右侧的痛、触觉检查结果，相应地在表的左侧和右侧标出。如左侧脐水平的痛觉减弱，可在表左侧痛项下的1.25行与脐水平的水平列交叉处打√。两侧10个测定点的两种感觉查完后，即可统计出总分，由于正常为2.5分，左侧10个测定点每个测两种感觉，所以一侧的最高分为2.5×10（痛）+2.5×10（触）=50分，两侧总分为100分，治疗前后对比判定感觉的变化。

记录时可记为：

左侧：痛　分，触　分，共　分；

右侧：痛　分，触　分，共　分；

左右共　分。

第三节　脑卒中感觉障碍康复治疗

脑卒中的感觉障碍，不仅影响患者运动功能的恢复，同时也严重影响患者的生存质量。如丘脑痛严重时可令患者痛不欲生，因此对感觉障碍的治疗应与运动障碍的治疗同等地重视，并予针对性治疗。

一、感觉障碍的康复治疗目标

脑卒中感觉障碍的康复治疗目标：①消除或缓解患者的感觉障碍；②减轻痛苦，调整患者的焦虑情绪，提高生活质量；③减少因感觉障碍对运动功能恢复的影响。

二、感觉障碍的康复治疗

（一）浅感觉障碍的康复治疗

浅感觉障碍的训练以对皮肤施加感觉性刺激为重点，刺激的种类有叩打、轻拍、摩擦、轻擦等。

1. 用毛刷刺激患侧掌心、足底，增加感觉输入，也可以让患者手指伸展，手掌贴在桌面上，在桌面上滑动。

2. 用粗糙的毛巾摩擦皮肤表面。

3. 让患肢在放置细砂、米粒或面粉的容器内随意画图。

4. 电刺激方法　利用神经肌肉电刺激仪治疗，剂量以患者的最大耐受度为调整标准。

5. 卒中后中枢性疼痛的治疗可以采取感觉脱敏疗法、物理治疗、药物疗法。感觉脱敏疗法通常用于疼痛过敏患者。它以提高疼痛阈值为基础，通过连续不断地增加刺激，使患者对疼痛的耐受力逐渐增加，从而去除患者疼痛的感觉。物理治疗包括：重复经颅磁刺激；经颅直流电刺激等具体方法参照偏瘫康复治疗相关内容。药物疗法包括肉毒毒素注射治疗及口服药治疗。肉毒毒素注射治疗多采用敏感点局部注射的方法，使神经麻痹以缓解疼痛。口服药治疗包括抗抑郁药、抗惊厥药及各类止痛药。临床实验表明抗惊厥药拉莫三嗪具有最有效的的证据（Ⅱ级证据，来自小型随机对照实验）。另一类抗惊厥药加巴喷丁300mg每日两次可有效治疗丘脑痛。

（二）深感觉障碍的康复治疗

脑卒中患者肢体肌力在1个月以上不恢复者，多数有深感觉障碍。其中关节位置觉的恢复难度最大。训练主要包括肢体负重和关节压缩、震动治疗、肢体定位控制训练及Frenkel法。

1.肢体负重训练　通过肢体负重刺激本体感受器，增加患者对患肢的感知，同时可增加肢体的稳定性。

（1）患侧上肢负重训练方法

1）坐位，患侧上肢外旋、外展、前臂旋后、伸腕、伸指，支撑在床面上。

2）用健手控制肘关节，嘱患者躯干向患侧移动，使患肢负重。

3）治疗师在患侧肩部向下施加压力使关节压缩。在负重时可让患者轻微地伸屈肘关节。

（2）患侧下肢负重训练方法

患侧下肢负重训练，可改善膝关节的稳定性。

1）方法1：使用靠背椅，坐位，伸患腿，治疗师用下肢托住患足，并用双手抱住膝关节向下用力加压，在加压的情况下，让膝关节做5°~10°的小范围屈伸运动。

2）方法2：坐位，屈膝90°，双足平在地板上，治疗师在患侧膝关上加垂直向下的力以进行关节的压缩。

2.震动治疗　利用震动治疗仪对患侧上下肢分别进行震动治疗。通过临床观察，震动治疗可很好地改善患者的本体感觉，水平震动和垂直震动均可。频率选择15~25Hz，治疗时间为1分钟，间歇10秒，共5次，每日1次。

3.肢体定位控制训练　嘱患者将肢体平稳地控制在指定位置上，如控制不稳而致肢体逐渐下落，可在肢体下方向上轻拍，使之回位。肢体在指定位置稳定后，要求患者控制5~10秒，完成等长收缩训练。

4.Frenkel法　是传统的小脑功能障碍训练方法，主要原理是通过重复和精确的动作训练，促进神经系统的再学习和重建。该方法利用病变后残存的感觉系统，特别是视觉、听觉和触觉的代偿机制，帮助患者重新建立神经通路。通过对肢体和躯干共济失调的反复训练，可较好地改善深感觉障碍。

（三）皮层复合感觉障碍的康复治疗

让患者触摸不同形状、质地的物体，并给予分辨。训练过程中要求遮挡患者视线。

1. 识别物品形态　患者闭目，把不同的积木放在患者手中，让其描述手中物品的特征，如它是扁的、方的、圆的等等。

2. 识别物品的质地　用形状类似但质地不同的物品如皮子、毡子、砂纸塑料等进行识别比较。

3. 识别日常生活用品　识别手中的物品，如钢笔、打火机、钥匙等，也可以将物品混合放在一起，让患者触摸并认定，以增加识别的难度。

（四）中医药治疗

1. 中风病肢体麻木

（1）口服中药汤剂及中成药治疗：口服中药汤剂及中成药治疗，参考国家中医药管理局印发的《中风病（脑梗死）中医诊疗方案（2017年版）》《中风病（脑出血）中医诊疗方案（2017年版）》进行辨证施治（内容详见附录2）。

（2）针刺治疗：以通经活络，活血化瘀为主。主穴：顶颞后斜线（病灶侧）、十二井穴。配穴：肩髃、曲池、手三里、外关、合谷、后溪、环跳、阳陵泉、足三里、三阴交、太冲、解溪、昆仑。阴虚阳亢证加太溪、风池；气虚血滞证加气海；肝肾阴虚加太溪；痰浊阻窍证加丰隆。

操作：顶颞前斜线：患者采取坐位或卧位。常规消毒后选0.3~0.35mm，1.5~2寸毫针，与皮肤呈30°，用夹持进针法，快速刺入帽状腱膜下，其后缓缓推进至相应长度，用滞针手法，以患者能忍受的强度滞针2~3分钟。患者头部有紧胀感。十二井穴点刺放血，隔日1次。合谷：选用透刺方法，针向三间，进针1.5寸，用提插泻法，使患侧第二手指抽动或五指自然伸展为度；其次针向大拇指方向，进针1寸左右，用提插泻法，使大拇指抽动为度；再针向后溪，进针1.5寸，用捻转泻法。后溪针向三间，进针1.5寸左右，行提插泻法，以五指伸展为度。余穴常规操作，留针20~30分钟，每日1次。

（3）中药熏洗治疗：取伸筋草、透骨草、红花等份，放置在中药手足熏洗设备中，进行熏洗治疗，温度以50~60℃为宜，每次20分钟。

（4）穴位封闭治疗：采用维生素B_{12}注射液局部穴位封闭，穴位以肩髃、曲池、外关、合谷、环跳、足三里、委中、承山为主。每次选2~3个穴位，隔日1次。

（5）推拿治疗：具有促进局部血液循环，改善感觉运动功能的功效。

（6）传统运动疗法：如太极拳、八段锦对提高患者本体感觉，尤其是位置觉有较好的帮助。

2. 中风病风痹

（1）口服中药汤剂及中成药治疗：口服中药汤剂及中成药治疗，参考国家中医药管理局印发的《中风病（脑梗死）中医诊疗方案（2017年版）》《中风病（脑出血）中医诊疗方案（2017年版）》进行辨证施治（内容详见附录2）。

（2）中药熏洗治疗：中药熏洗治疗方用：白芍30g、甘草15g、木瓜30g、骨碎补30g、当归30g、川芎30g、川牛膝30g、鸡血藤30g、伸筋草30g、钩藤30g、血竭30g、乳香30g、没药20g。

将上述药物放入中药熏洗设备中进行治疗，每次20分钟，10次为1个疗程，休息2~3天，可根据患者情况继续治疗。

（3）针刺治疗

主穴：顶颞后斜线、十二井穴。

配穴：肩髃、曲池、尺泽、孔最、郄门、外关、阴郄、合谷、环跳、风市、血海、阳陵泉、足三里、三阴交、照海、太冲。肝肾阴虚证加太冲、太溪；气虚血瘀证加气海；痰浊阻络证加丰隆。

亦可选用眼针：肝区、脾区、上焦区、下焦区。

操作：尺泽：微屈肘，直刺0.5~1寸，以患肢抽动为度；孔最直刺0.8~1寸，郄门直刺0.5~0.8寸，阴郄直刺0.5~0.8寸，均施提插泻法；合谷：针向三间，进针1.5寸，用提插泻法，使患侧第二手指抽动或五指自然伸展为度；亦可合谷透后溪，进针1.5寸，用捻转泻法，有同样疗效；三阴交：直刺1~1.5寸，用提插补法，以患者酸胀或麻木为度；血海向后斜刺1~1.5寸、照海向后斜刺0.2~0.3寸，施提插泻法，均行针1分钟，留针15分钟；十二井穴点刺放血，隔日1次；余穴常规针刺。留针20~30分钟，每日1次。

3. 中风病肢体麻木、中风病风痹的雷火灸治疗

雷火灸又称雷火神灸，以经络学说为原理，使用20余味中药配伍制成，雷火灸燃烧时温度可达240℃左右，具有药力猛、渗透力强的特点，通过灸条燃烧产生的热量、红外线、药化因子及物理因子，共同作用于患者皮肤，

及使用灸条施以独特的手法点穴，各种效应经腧穴和脉络的循经感传共同达到温经通络、祛风散寒、活血化瘀的作用。临床实践证明，对伴有严重凉、热、麻木及丘脑痛的患者应用雷火灸治疗效果显著。雷火灸的治疗步骤及方法如下。

（1）将点燃的灸条放进阵盒。

（2）将准备好的阵盒放在穴位上，用毛巾固定保持温度。

（3）穴位选择：上肢选取曲池穴，治疗时间13分钟。外关穴，治疗时间12分钟。下肢选取足三里，治疗时间25分钟。

（4）点穴：阵盒治疗结束后，用点燃的灸条点穴，上肢穴位：中府、云门、曲池、合谷、二间、三间、商阳、中魁。下肢穴位：足三里、三阴交、解溪、行间、内庭、侠溪、至阴。先使用雀啄灸法9次，后使用回旋灸法，顺时针点9次，连续4次，4次为一壮（时间4分钟左右）。每日1次，两周为1个疗程。

一般情况1个疗程开始显效，如没有变化，预后不佳。如有改善，可继续3~5个疗程，甚至更多，直至达到最佳效果。治疗过程中要避免烫伤。

第四节　脑卒中感觉障碍康复护理

脑卒中感觉障碍的康复护理，是在常规护理的基础上，给予以下护理措施。

（一）浅感觉障碍训练后，应注意观察患者皮肤变化情况，并做好记录，同时根据实际情况给予相应的护理措施。

（二）应用止痛药物治疗的患者，注意观察药物不良反应，如发生不良反应，及时与康复医生沟通，以便及时调整治疗，并做好记录。

（三）负重训练时注意关节保护，避免受到伤害。

（四）指导患者充分利用身边常用物品进行皮层复合感觉障碍的康复训练。

（五）进行耳穴压豆或灸法等中医技术操作，应注意观察效果及不良反应。

（六）通过电刺激、热疗、冷疗等物理手段，刺激感觉神经，促进感觉恢复。

（七）针对患者的心理问题，给予心理支持和疏导，增强患者治愈疾病的信心。

（崔敬军　张敬伟）

第五节　典型病例

张某，女，42岁，患者于2022年8月16日，以“右侧肢体活动不利伴右侧偏身麻木、疼痛一个半月”为主诉入院。患者于一个半月前无明显诱因出现右侧肢体活动不利，伴右半身麻木、疼痛，立即就诊于当地医院，查头颅MRI示：左侧丘脑急性梗死，经入院对症神经内科治疗14日后病情平稳出院，患者右侧肢体活动不利较前好转，仍遗留右侧偏身麻木、疼痛，为进一步治疗，今日转至我院进一步系统康复治疗。入院症见：右侧肢体力弱，尚可行走及持物，右侧偏身麻木、疼痛，倦怠乏力，焦虑，夜寐差。查体：神清，面色㿠白，双侧瞳孔等大正圆，直径为3.0mm，对光反射灵敏，无眼震，双眼球各向运动自如，双侧额纹对称，眼裂对称，双侧鼻唇沟对称，咽反射存在，伸舌居中，语言流利，颈软，右上下肢轻瘫试验阳性，右侧上、下肢肌力Ⅳ$^{+}$级，左侧上下肢肌力Ⅴ级，肌张力正常，右侧偏身痛觉、触觉感觉异常，温度觉减弱，运动觉、位置觉、振动觉正常，复合感觉正常，巴宾斯基征左侧（-）、右侧（+），舌暗淡，苔薄白，脉沉细。

入院诊断

中医诊断：中风-中经络，气虚血瘀证。

西医诊断：脑梗死恢复期。

康复诊断：①脑梗死恢复期，浅感觉障碍，痛觉过敏，温度觉减弱；②偏瘫（右侧）。

治疗前患者感觉障碍康复评定结果如下：痛觉过敏，疼痛为6分，温觉和冷觉检查均减弱，肢体麻木感明显，深感觉检查基本正常。

根据评定结果制定感觉障碍康复治疗目标：①消除或缓解患者的感觉障碍；②减轻痛苦，调整患者的焦虑情绪，提高生活质量。

根据评定结果制定感觉障碍康复治疗方案包括：皮肤感觉性刺激治疗、神经肌肉电刺激治疗、震动治疗、雷火灸治疗、针刺治疗及中药熏洗治疗。

方案实施操作方法如下：皮肤感觉性刺激治疗，让患者手指伸展，手掌贴在桌面上，在桌面上滑动；用粗糙的毛巾摩擦肢体皮肤；利用神经肌肉电刺激仪治疗，选择低频电刺激，电刺激剂量以患者可耐受的最大值为标准，每日1次；震动治疗，使用了垂直震动，治疗频率设定20Hz、每组1分钟，间歇10秒，每次治疗5组；雷火灸治疗，上肢选取曲池穴（患侧），治疗时间13分钟。外关穴，治疗时间12分钟。下肢选取足三里（患侧），治疗时间25分钟，阵盒治疗结束后，用点燃的灸条点穴，患侧上肢穴位：中府、云门、曲池、合谷、二、三间、商阳、中魁；患侧下肢穴位：足三里、三阴交、解溪、行间、内庭、侠溪、至阴。先使用雀啄灸法9次，后使用回旋灸法，顺时针点9次，连续4次，4次为一壮（治疗时间4分钟左右），每日1次。针刺治疗，主穴：顶颞后斜线（病灶侧）、十二井穴（右侧）。配穴：气海、肩髃（右侧）、曲池（右侧）、手三里（右侧）、外关（右侧）、合谷（右侧）、后溪（右侧）、环跳（右侧）、血海（双侧）、阳陵泉（右侧）、足三里（双侧）、三阴交（双侧）、太冲（双侧）、解溪（右侧）、昆仑（右侧）、太溪（双侧）。操作：顶颞后斜线：患者采取坐位或卧位。常规消毒后选0.3~0.35mm，1.5~2寸毫针，与皮肤呈30°，用夹持进针法，快速刺入帽状腱膜下，其后缓缓推进至相应长度，用滞针手法，以患者能忍受的强度滞针2~3分钟，患者头部有紧胀感；合谷：针向三间，进针1.5寸，用提插泻法，使患侧第二手指抽动或五指自然伸展为度；其次针向大拇指方向，进针1寸左右，用提插泻法，使大拇指抽动为度；再针向后溪，进针1.5寸，用捻转泻法；后溪针向三间，进针1.5寸左右，行提插泻法，以五指伸展为度；十宣穴点刺放血，隔日1次。余穴常规操作，留针20~30分钟，每日1次；中药熏洗治疗，取伸筋草、透骨草、红花等份，放置在中药手足熏洗设备中，进行熏洗治疗，温度设定55℃，每次20分钟，每日1次。

患者于2022年9月27日出院，出院前进行了感觉障碍评定，痛觉基本正常，疼痛为2分，温觉和冷觉检查基本正常，深感觉检查基本正常，麻木症状基本消失，可正常睡眠。

小结：该病例为脑卒中后感觉障碍患者，治疗前感觉障碍评定：痛觉过敏，疼痛为6分，温觉和冷觉检查均减弱，肢体麻木感明显，深感觉检查基本正常。根据评定结果，对该患者采用了皮肤感觉性刺激治疗、电刺激治疗。皮肤感觉性刺激和电刺激治疗，虽然方式不同，都是通过增加周围感觉输入，提高中枢神经兴奋，达到提升感觉阈值的目的；震动治疗是通过震动刺激的输入，促进周围血液循环，提高本体感觉，改善感觉功能；雷火灸治疗，具有药力猛，渗透力强的特点，通过灸条燃烧产生的热量、红外线、药化因子及物理因子，共同作用于患者患侧皮肤，使用灸条施以独特的手法点穴，各种效应经腧穴和脉络的循经感传共同达到温经通络、祛风散寒、活血化瘀的作用。本病例患病日久，气血亏虚，气不能行，血不能荣，气血瘀滞所致诸症，中医以气虚血瘀证辨证论治，给予针刺治疗，起通经活络、活血化瘀之功效。十二井穴以激发经气，疏通气血、活血通络；气海、血海、足三里以补益气血、活血通络；三阴交为足三阴经交会穴，配太冲、太溪滋补肝肾以培补先天，余穴以通经活络。中药熏洗治疗，通过中药加热后产生的中药蒸汽作用于患者患侧皮肤，通过皮肤吸收药液，达到温经散寒、通经活络的功效。经一个半月的康复治疗后，患者偏身麻木、疼痛症状较前明显好转，并可正常睡眠。出院前感觉障碍评定结果：痛觉基本正常，疼痛为2分，麻木症状基本消失，温觉和冷觉检查基本正常，深感觉检查基本正常。比较治疗前后评定结果，治疗有效。脑卒中后感觉障碍，尤其是肢体麻木、疼痛，其症状一般不随发病时间的延长而好转，而且有逐渐加重的可能，甚至“痛不欲生”，多伴有焦虑、失眠等心理问题，给患者造成巨大痛苦，严重影响患者的生存质量。从临床实践观察，采用中西医结合治疗效果比较明显，尤其在综合治疗的基础上，使用雷火灸治疗感觉障碍效果较为突出。

（赵春华　姜亚静　刘石宁　刘益鸣）

第四章

脑卒中平衡与协调功能障碍中西医结合康复治疗

第一节　概述

平衡是人体的基本运动技能，是指人体所处的一种姿态或稳定状态，不论处在何种位置，当运动或受到外力作用时，能自动地调整并维持姿势的能力。前者为静态平衡，后者属于动态平衡。平衡训练是以改善人体平衡功能为目的的康复性训练，用以锻炼本体感受器、刺激姿势反射，适用于治疗脑卒中所致的平衡功能障碍。训练通常采取在平衡板、平衡木或窄道上步行、身体移位运动、平衡运动等方式进行康复性训练。

协调功能是指完成平稳、准确和良好控制的运动的能力，也称为共济，是完成精细运动技能动作的必备条件。协调运动主要分为两大类：大肌群参与的身体姿势保持、平衡等粗大运动（如翻身、坐、站、行走）和小肌群实施的精细活动（如手指的灵巧性、控制细小物品的能力等）。其中，精细运动的协调性和灵巧性是在中枢神经系统的控制下，一组或几组小肌群共同进行平稳、准确而协调的随意运动。协调障碍的康复治疗，是利用残存部分的感觉系统，以视觉、听觉和触觉来管理自主运动，其本质在于训练患者集中注意力，进行反复正确的练习。其方法是，在不同体位下分别进行肢体、躯干、手、足协调的活动训练，反复强化练习。

人体能够在不同体位和姿势下保持平衡状态并协调运动，有赖于中枢神经系统控制下的感觉系统和运动系统的共同参与和协作。具体地说，保持正常人的平衡和协调功能，需要正常的肌力、适当的感觉输入（包括视觉、本体感觉及前庭的信息输入）、大脑的整合作用、交互神经支配或抑制（保持身体某些部位的稳定，同时有选择地运动身体的其他部位）、骨骼肌系统能产生适宜的运动，完成大脑制定的运动方案。无论上述哪一个因素出现问题，都会造成平衡和协调功能障碍。由此可见，平衡与协调功能联系密切。

中医学将脑卒中后平衡与协调功能障碍称之为中风病风痱，是以突然起病，坐立不稳，行走不正或步履维艰，双手笨拙，动作不稳，或肢体发僵，手足震颤，或言语含混不清，或视物模糊、目珠旋颤或辘辘转动，或见头晕、耳鸣、易怒等为主要症状的一组疾病，相当于西医学的小脑卒中。

一、维持平衡的生理机制

人体平衡的维持可以简化为感觉输入、中枢整合和运动控制三个环节。

（一）感觉输入

人体通过视觉、躯体感觉、前庭觉的传入来感知身体所处的位置以及其与周围环境的关系。

1. 视觉系统　周围环境及身体运动和方向的信息，被视网膜收集，并经过视觉通路传入视觉中枢。当躯体感觉受到干扰或破坏时，身体直立的平衡主要通过视觉系统来维持。所以，在去除或阻断视觉输入的条件下，如在黑暗的环境中，姿势的稳定性要比睁眼时显著降低。

2. 躯体感觉系统　躯体感觉系统主要由皮肤感觉（触、压觉）和本体感觉组成。在日常活动中，体重的分布和身体重心的位置等信息由与支撑面相接触的皮肤触觉、压觉感受器向大脑传递；面积、硬度、稳定性等随支持面变化而变化的信息由肌肉、关节及肌腱等处的本体感受器收集，并传入大脑。当正常人站立在固定的支撑面上时，足底皮肤的触觉、压力觉和踝关节的本体感觉输入起主导作用。若外周神经病变等导致足底皮肤和下肢本体感觉输入完全消失时，人体失去了感受支持面情况的能力，姿势的稳定性就会受到影响，特别是闭目站立的时候，由于同时失去了躯体和视觉的感觉输入，身体会出现倾斜、摇晃，甚至摔倒。

3. 前庭觉系统　半规管内的壶腹嵴，为运动位置感受器，能感受人体在三维空间中的运动角加（减）速度变化；前庭迷路内的椭圆囊斑和球囊斑，感受瞬时直线加速运动及与直线重力加速有关的头部位置改变的信息。一般情况下，前庭觉系统控制人体重心位置的作用很小，只有当躯体感觉和视觉信息输入均不存在（被阻断）或输入不准确发生冲突时，前庭系统的感觉输入在维持平衡的过程中才变得至关重要。

（二）中枢整合

视觉、躯体感觉、前庭觉三种感觉信息输入在脊髓、前庭核、内侧纵束、脑干网状结构、小脑及大脑皮质等多级平衡觉神经中枢中进行整合加工，并形成运动模式。当体位或姿势变化时，中枢神经系统对三种感觉信息进行整合，迅速判断传入信息的真伪，并加以取舍。

（三）运动控制

多种感觉信息经中枢神经系统整合后，下达运动指令。运动系统接受命令后，以不同的协同运动模式控制姿势变化，从而将身体重心调整回到原来的范围或重新建立平衡。其主要的调节机制如下。

1.踝调节　当人体站在一个比较坚固和较大的支持面上，受到较小的外界干扰时，身体重心首先以踝关节为轴前后转动或摆动（类似钟摆运动），以调整身体重心，保持平衡。

2.髋调节　当人体站立在较小的支持面上（小于双足面积），受到较大的外界干扰时，身体稳定性明显降低，前后摆动幅度增大，此时为了减小身体摆动，使重心重新回到双足的范围内，人体启动髋调节机制，通过髋关节的屈伸活动来调整身体重心和保持平衡。

3.跨步调节　当外力干扰过大，身体的摇动进一步增加，重心超出其稳定极限，髋调节机制也不能应付平衡变化时，跨步调节机制启动，人体自动向用力方向快速跨出或跳跃一步，来重新建立身体重心支撑点，避免摔倒。

二、平衡功能障碍的分类及病因

（一）中枢性平衡功能障碍

由脑损伤、脊髓损伤，引起视觉障碍、前庭系统障碍、本体感觉障碍、精细触觉障碍、肌张力障碍、感觉输入障碍、交互支配或交互抑制障碍等神经系统整合作用障碍，可出现中枢性平衡功能障碍。

（二）周围性平衡功能障碍

肌力与耐力障碍（躯干肌、上肢肌、下肢肌）、关节的灵活性和软组织的柔韧度下降（关节挛缩、肌腱短缩、关节强直、关节软组织粘连、关节脱位、下肢骨折、关节疼痛、关节变形、异位骨化等）可引起周围性平衡功能障碍。

（三）颈椎性平衡功能障碍

颈椎在人体调节平衡功能中也起着至关重要的作用。当存在颈椎病时，颈椎活动范围下降，人体姿势调节出现障碍，特别是脊髓型颈椎病患者，存在步态异常及感觉障碍等，都可引发平衡功能障碍。

三、协调功能障碍的分类及临床表现

人体的协调能力，主要受大脑中枢神经系统控制，参与协调控制的结构，涉及小脑、基底核、脊髓后索。根据脑损伤部位把协调功能障碍分为：小脑共济失调、基底节共济失调、脊髓后索共济失调。

（一）小脑损伤造成的协调障碍的表现

1.辨距不良　对距离的判断力不好，可影响步态、姿势和运动方式，其步态常表现为两脚分开较宽、不规则、不稳定。

2.意向性震颤　震颤发生于随意运动时。

3.姿势性震颤　站立时身体前后摇摆。

4.轮替运动障碍　又称为快速运动不良，完成快速交替运动有困难。

5.运动分律　缺乏精细协调，所完成的活动不是一个平滑的活动，而是一连串运动成分。

（二）基底神经节损伤造成的协调障碍的表现

基底神经节损伤造成的协调障碍的表现主要是运动不正常和肌张力的改变。

1.静止性震颤　随着有目的的运动减轻或消失。

2.运动不能　不能启动一个运动。

3.手足徐动　四肢、躯干、面部以外的部位缓慢的，不随意的扭曲运动。

4.偏身舞蹈症　一侧身体突然出现的、痉挛性的、有力的、没有目的的鞭打样运动。

5.张力障碍　肌张力从高到低的变化且无法预测。

（三）脊髓后索损伤造成协调障碍的表现

脊髓后索损伤造成协调障碍的表现是本体觉和触觉信息不能传入大脑皮质，患者闭眼时，不能确定各关节的位置。

1. 易倾倒　当闭眼或光线暗时，视觉反馈减弱，加重平衡紊乱，患者站立时身体摇晃倾斜，易跌倒。

2. 步态　两脚分开较宽，摇摆不定，步距不等，高抬腿，落地有声，走路看脚。

3. 辨距不良　不能准确摆放四肢位置或不能触及某一特定物体，患者不用眼看就不能说出检查者在他皮肤上所写的文字。

四、脑卒中平衡与协调障碍中西医结合康复治疗思路

脑卒中平衡与协调功能障碍中西医结合康复治疗的原则，是中西医并重，病证结合，个体化治疗，辨证论治，优势互补。急性期患者病情稳定后，即可开始实施早期康复治疗。方法采用中医针刺与现代康复治疗的良肢位摆放、肢体气压等预防及功能训练相结合的治疗措施。在恢复期，现代康复治疗以平衡、协调训练为主，在训练的同时，结合中医针刺和传统运动疗法，提高患者的平衡能力及肢体运动的灵活性。传统运动疗法中，太极云手训练对预防患者跌倒效果明显，八段锦训练可明显改善患者平衡功能，针刺治疗可提高患者肢体肌力及运动灵活性。临床实践证实，平衡与协调功能障碍中西医结合康复治疗的技术与方法，可以起到优势互补，共同促进患者平衡与协调功能康复的效果。

第二节　脑卒中平衡与协调功能障碍评定

一、平衡功能评定

（一）平衡功能评定的意义

平衡功能评定的意义：①判断平衡功能的障碍及障碍的严重程度；②分析影响平衡功能障碍的影响因素；③预测发生跌倒的可能性；④针对障碍的特点和原因，制定康复治疗方案；⑤评定治疗效果，为步行训练提供参考。

（二）平衡的分类

人体的平衡可分为静态平衡和动态平衡两类。

1.静态平衡　即人体或人体某一部位处于某种特定的姿势，例如：坐或站等姿势时保持稳定状态的能力，需要肌肉的等长收缩。静态平衡功能评定可以站位或坐位下进行，检查方法包括双腿站立、单腿站立、足尖对足跟站立（双脚一前一后）、睁眼及闭眼站立。结果分析患者站立维持的时间，以及身体重心自发摆动或偏移的程度。另外，临床经常用三级平衡检测法对患者静态平衡功能评级，静态平衡三级检测方法。

（1）一级检测方法：不借助外力，静态下患者可保持坐位和站立位平衡。

（2）二级检测方法：在坐位和站立位时，进行功能活动保持平衡，如坐位和站位前屈或外展上肢。

（3）三级检测方法：在外力作用下仍能保持坐位和站位平衡。

2.动态平衡　包括体重或重心主动转移能力和稳定极限的评定。

（1）重心主动转移能力评定方法：通过观察患者功能活动如站起、行走、转身、止步和起步等进行评价。也可以借助器材分别对自动平衡和他动平衡进行评估。

（2）稳定极限的测定方法：可以在站位或坐位进行。要求患者有控制地将身体尽可能向各个方向（前、后、左、右）倾斜。当重心超出支持面可诱发保护性上肢伸展反应。测量倾斜角度或支持面到身体最大倾斜角度时重心位置的距离。

（三）评定方法

包括观察法、量表评定法和仪器评定法。

1.观察法　观察法临床上普遍使用的是单腿直立检查法及强化的闭目直立检查法（Romberg test），如一足在另一足的前方并交换，上肢置于不同的位置站立及在活动状态下能否保持平衡的方法（如坐或站立时移动身体，在不同条件下行走），具体方法有：脚跟碰脚趾行走、足跟行走、足尖行走、走直线、侧方走、倒退走、走圆圈及绕过障碍物行走等。以上评定的评分标准：4分：能完成活动；3分：能完成活动，但需要较少的身体接触才能保持平衡；2分：能完成活动，但为保持平衡需要大量的身体接触；1分：不能完成活动。观察法由于较粗略和主观，且缺乏量化，因而对平衡功能的反应性差。但由于其应用简便，可以对有平衡功能障碍的患者进行粗略的筛选，因此目前在临床上仍有一定的应用价值。

2.量表评定法 目前临床上常用的平衡量表主要有Berg平衡量表、Brunel平衡量表及“站起–走”计时测试。

（1）Berg平衡量表评定（表4–1、表4–2）：该量表包含14个动作项目，根据患者完成的质量，每个评定项目均为0分、1分、2分、3分、4分五个功能等级予以记分。4分表示能够正常完成所检查的动作，0分则表示不能完成或需要中等或大量帮助才能完成。最低分为0分，最高分为56分。检查工具包括秒表、尺子、椅子、小板凳和台阶，测试用椅子的高度要适当。

表4–1 Berg平衡量表评定

检查项目	评分标准	
（1）从坐位站起	4分	不用手扶能够独立地站起并保持稳定
	3分	用手扶着能够独立地站起
	2分	几次尝试后自己用手扶着站起
	1分	需要他人小量的帮助才能站起或保持稳定
	0分	需要他人中等或大量的帮助才能站起或保持稳定
（2）无支持站立	4分	能够安全站立2min
	3分	在监视下能够站立2min
	2分	在无支持的条件下能够站立30s
	1分	需要若干次尝试才能无支持地站立达30s
	0分	无帮助时不能站立30s
（3）无靠背坐位，但双脚着地或放在一个凳子上	4分	能够安全地保持坐位2min
	3分	在监视下能够保持坐位2min
	2分	能坐30s
	1分	能坐10s
	0分	没有靠背支持不能坐10s
（4）从站立位坐下	4分	最小量用手帮助安全地坐下
	3分	借助于双手能够控制身体的下降
	2分	用小腿的后部顶住椅子来控制身体的下降
	1分	独立地坐，但不能控制身体下降
	0分	需要他人帮助坐下

续表

检查项目	评分标准	
（5）转移	4分	稍用手扶就能够安全地转移
	3分	绝对需要用手扶着才能够安全地转移
	2分	需要口头提示或监视才能够转移
	1分	需要一个人的帮助
	0分	为了安全，需要两个人的帮助或监视
（6）无支持闭目站立	4分	能够安全地站10s
	3分	监视下能够安全地站10s
	2分	能站3s
	1分	闭目不能达3s，但站立稳定
	0分	为了不摔倒而需要两个人的帮助
（7）双脚并拢无支持站立	4分	能够独立地将双脚并拢并安全站立1min
	3分	能够独立地将双脚并拢并在监视下站立1min
	2分	能够独立地将双脚并拢，但不能保持30s
	1分	需要别人帮助将双脚并拢，但能够双脚并拢站立15s
	0分	需要别人帮助将双脚并拢，双脚并拢站立不能保持15s
（8）站立位时上肢向前伸展并向前移动	4分	能够向前伸出＞25cm
	3分	能够安全地向前伸出＞12cm
	2分	能够安全地向前伸出＞5cm
	1分	上肢可以向前伸出，但需要监视
	0分	在向前伸展时失去平衡或需要外部支持
（9）站立位时从地面捡起物品	4分	能够轻易地且安全地将鞋捡起
	3分	能够将鞋捡起，但需要监视
	2分	伸手向下达2~5cm且独立地保持平衡，但不能将鞋捡起
	1分	试着做伸手向下捡鞋的动作时需要监视，但仍不能将鞋捡起
	0分	不能试着做伸手向下捡鞋的动作，或需要帮助，免于失去平衡或摔倒
（10）站立位转身向后看	4分	从左右侧向后看，体重转移良好
	3分	仅从一侧向后看，另一侧体重转移较差
	2分	仅能转向侧面，但身体的平衡可以维持
	1分	转身时需要监视
	0分	需要帮助以防失去平衡或摔倒

续表

检查项目	评分标准	
（11）转身360°	4分	在≤4s的时间内安全地转身360°
	3分	在≤4s的时间内仅能从一个方向安全地转身360°
	2分	能够安全地转身360°但动作缓慢
	1分	需要密切监视或口头提示
	0分	转身时需要帮助
（12）无支持站立，将一只脚放在台阶或凳子上	4分	能够安全且独立地站立，在20s的时间内完成8次
	3分	能够独立地站立，完成8次的时间＞20s
	2分	无需辅助具，在监视下能够完成4次
	1分	需要少量帮助能够完成＞2次
	0分	需要帮助以防止摔倒或完全不能做
（13）一脚在前无支持站立	4分	能够独立地将双脚一前一后地排列（无间距）并保持30s
	3分	能够独立地将一只脚放在另一只脚的前方（有间距）并保持30s
	2分	能够独立地迈一小步并保持30s
	1分	向前迈步需要帮助，但能够保持15s
	0分	迈步或站立时失去平衡
（14）单腿站立	4分	能够独立抬腿并保持时间＞10s
	3分	能够独立抬腿并保持时间5~10s
	2分	能够独立抬腿并保持时间≥3s但＜5s
	1分	试图抬腿，不能保持3s，但可维持独立站立
	0分	不能抬腿或需要帮助以防摔倒

注：进行（8）站立位时上肢向前伸展并向前移动测试时，站立位时上肢向前伸展并向前移动上肢向前伸展达水平位，检查者将一把尺子放在指尖末端，手指不要触及尺子。测量的距离是被检查者身体从垂直位到最大前倾位时手指向前移动的距离。如可能，要求被检查者伸出双臂以避免躯干的旋转。

表4-2　Berg平衡量表记录表

<table>
<tr><th>姓名</th><td></td><th>性别</th><td></td><th>年龄</th><td></td><th>病案号</th><td></td></tr>
<tr><th>科室</th><td></td><th>病房/床</th><td colspan="2"></td><th>临床诊断</th><td colspan="2"></td></tr>
<tr><th rowspan="2">检查序号</th><th colspan="4" rowspan="2">检查内容</th><th colspan="3">得分（0~4分）</th></tr>
<tr><th>月　日</th><th>月　日</th><th>月　日</th></tr>
<tr><td>1</td><td colspan="4">从坐位站起</td><td></td><td></td><td></td></tr>
<tr><td>2</td><td colspan="4">无支持站立</td><td></td><td></td><td></td></tr>
<tr><td>3</td><td colspan="4">无支持坐位</td><td></td><td></td><td></td></tr>
</table>

续表

检查序号	检查内容	得分（0~4分）		
		月　日	月　日	月　日
4	从站立位坐下			
5	转移			
6	闭目站立			
7	双脚并拢站立			
8	上肢向前伸展并向前移动			
9	从地面拾起物品			
10	转身向后看			
11	转身360°			
12	将一只脚放在台阶或凳子上			
13	两脚一前一后站立			
14	单腿站立			
总分				

Berg量表评分结果分析：①0~20分：提示患者平衡功能差，需要乘坐轮椅；②21~40分：提示患者有一定的平衡能力，可以在辅助下步行；③41~56分：提示患者平衡功能良好，可独立步行；④＜40分：提示有跌倒的危险。

（2）Brunel平衡量表（表4-3）：包括坐位平衡、站位平衡和行走功能等12个项目，每通过一个项目记1分，不通过记0分，满分12分。项目由易到难递进，从受检能力可达到的某项目开始评估，当其不能通过某项目时，评估结束。每项目可评估3次，1次通过得1分，3次均不通过得0分。

表4-3　Brunel平衡量表

项目	动作要领	评估标准
1坐位计时	坐位，无他人帮助，无后背支持，上肢可扶支撑台	维持平衡时间≥30s
2独坐举臂	坐位，无他人帮助，无后背支持，健臂全范围上举、放下	15s内完成次数≥3次
3独坐取物	坐位，无后背支持，平举健臂，伸手向前取物	取物距离≥7cm
4站立计时	站立位，无他人帮助，上肢可扶支撑台	维持平衡时间≥30s
5站立举臂	站立位，无上肢或他人帮助，健臂全范围上举、放下	15s内完成次数≥3次
6站立取物	站立位，无上肢或他人帮助，平举健臂，伸手向前取物	取物距离≥5cm

续表

项目	动作要领	评估标准
7跨步站立	站立位，无上肢或他人帮助，健足前跨，使健足足跟超过患足足尖水平	维持平衡时间≥30s
8辅助步行	无他人帮助，仅在助行器辅助下步行5m	完成时间≤1min
9跨步重心转移	站立位，无上肢或他人帮助，患足前跨，使其足跟位于健足足尖前，重心在患腿和健腿间充分转移	15s内完成次数≥3次
10无辅助步行	无助行器或他人辅助，独立步行5m	完成时间≤1min
11轻踏台阶	站立位，无上肢或他人帮助，患腿负重，健足踏上、踏下10cm台阶	15s内完成次数≥2次
12上下台阶	站立位，无上肢或他人帮助，健足踏上10cm台阶，患足跟上，然后健足踏下台阶，患足收回	15s内完成次数≥1次

（3）“站起－走”计时测试：记录受检者从座椅站起，向前走3m，折返回来的时间并观察患者在行走中的动态平衡。

“站起－走”计时测试记录表（表4-4）评分标准：①1分：正常；②2分：非常轻微异常；③3分：轻度异常；④4分：中度异常；⑤5分：重度异常。如果患者得分3分或以上，则表示有跌倒的危险。除了记录所用的时间外，对检查过程中的步态及可能会摔倒的危险性按以下标准打分。

表4-4 “站起－走”计时测试记录表

次数	完成时间（s）	评分	助行具	备注
1			无/单脚杖/多脚杖/助行架	
2			无/单脚杖/多脚杖/助行架	
3			无/单脚杖/多脚杖/助行架	

注：使用助行具的评分标准：未使用，1分；单脚杖，2分；多脚杖，3分；助行架，4分

3.平衡测试仪评定 平衡测试仪主要由压力传感器、计算机及应用软件三部分组成。压力传感器可记录到身体的摇摆情况并将记录到的信号转换成数据输入计算机，计算机在应用软件的支持下，对接收到的数据进行分析，实时描计压力中心在平板上的投影与时间关系的曲线，形成定量姿势图。定量姿势图可以记录姿势摇摆以及人体动力学及肌电图的参数，可以比较定量、客观地反映平衡功能。平衡测试仪包括静态平衡测试和动态平衡测试。

（1）静态平衡测试：测定人体在睁眼、闭眼及外界视动光线刺激时的中心平衡状态。参数包括重心位置，重心移动路径的总长度、面积，左右向和前后

向的重心位移平均速度，重心摆动的功率谱，睁、闭眼时的重心参数比值等。

（2）动态平衡测试：根据外界的干扰形式分成两类：一类是记录活动平板微小移动或旋转时的反应；另一类是记录多种有用或无用的感觉信息联合刺激时的平衡控制能力。动态平衡测试的测试内容主要有感觉整合测试、运动控制测试、应变能力测试和有限的稳定性测试等。被测试者可以通过躯体的运动反应来跟踪计算机荧光屏上的视觉目标，保持重心平衡；或者，在被测试者无意识的状态下，支撑面突然发生移动（如前后水平方向，前上、后上倾斜），以了解机体感觉和运动器官对外界环境变化的反应以及大脑感知觉的综合能力。

二、协调功能评定

协调功能评定通常从交互动作的协同性和准确性两方面评价。协同性是检查主动肌和拮抗肌之间是否协同配合，准确性是检查测量和判断距离的能力。在进行协调功能评定时，患者意识必须清晰，能够充分配合。另外患者肢体肌力必须Ⅳ级以上，否则评定无意义。

（一）观察

观察日常生活动作如吃饭、穿衣、系纽扣、取物、书写、站立姿势以及步态等活动是否协调自如、准确，有无动作性震颤、言语顿挫等。观察有无不自主运动，如舞蹈样运动、手足徐动、震颤（静止性、动作性）、抽搐。

（二）上肢协调功能评定

1.轮替动作　患者以前臂向前伸平并快速反复地做旋前旋后动作。小脑共济失调的患者动作笨拙，节律慢而不均，称作轮替动作不能。

2.指鼻试验　患者肩外展90°，伸直位，然后用示指指尖指鼻尖。

3.指指试验　患者伸直示指，触碰对面检查者的示指，先睁眼，后闭眼做，若不能完成提示偏向一侧小脑或迷路受损。

4.示指对指试验　患者双肩外展90°，伸肘，再向中线运动，双手示指相对。

5.握拳试验　患者双手握拳、伸开。可同时或交替进行，一手握拳，一手伸开，速度逐渐增加。

6.旋转试验　患者双上肢屈曲90°，前臂同时或交替旋前、旋后。

7.拍膝试验　患者一侧用手掌，同时另一侧握拳拍膝；或一侧手掌在同侧膝盖前后移动，同时另一侧握拳，在膝盖上做上下运动。

（三）下肢协调功能评定

1.跟–膝–胫实验　患者仰卧位，抬起一侧下肢，先将足跟放在另一侧下肢的膝盖上，再沿着胫骨前缘向下推移。

2.拍地试验　患者足跟着地，脚尖抬起做拍地动作，可以双脚同时或分别做。

3.龙贝格征（Romberg sign）患者双足并拢站立，两手向前平伸，闭目，如出现身体摇晃或倾斜则为阳性。仅闭目不稳提示双下肢有感觉障碍，即感觉性共济失调；闭目、睁眼都不稳，提示小脑蚓部病变，即小脑共济失调；蚓部病变易出现向后倾，一侧小脑半球或前庭损伤则向病灶侧倾倒。

4.站立后仰试验　患者立位，嘱身体向后仰，膝关节弯曲，身体可以维持后仰为正常。小脑病变膝不能弯曲，向后方倾倒。

上述功能测试参照协调功能测试评分标准（表4–5）。

表4–5　协调功能测试评分标准

评分	表现
1分	不能完成动作
2分	重度障碍，仅能完成动作的起始运动，不能完成整个动作；运动无节律性，明显不稳定，可见无关的运动
3分	中度障碍，能完成指定的动作，但动作缓慢、拙笨、不稳定；增加运动速度时，完成动作的节律性更差
4分	轻度障碍，能完成指定的活动，但完成的速度和熟练程度稍差
5分	正常

第三节　脑卒中平衡与协调功能障碍康复治疗

一、平衡与协调功能康复治疗目标

平衡与协调功能康复治疗目标：①提高身体平衡能力，改善步行姿态及稳定性，提高步行能力，降低跌倒风险；②提高运动协调能力，改善动作的稳定性、准确性及运动的流畅性，促进随意运动控制能力，提高日常活动能力。

二、平衡与协调功能康复治疗

（一）平衡功能康复治疗

1.平衡功能康复治疗的原则

（1）保持身体良好的对线关系。

（2）身体重心由低向高。

（3）支撑面积由大变小。

（4）从静态平衡到动态平衡。

（5）从睁眼到闭眼。

2.平衡功能康复治疗的方法

（1）调整身体异常对线

1）关节活动度训练：关节活动度受限是导致身体对线异常，姿势控制能力降低，导致平衡功能障碍的主要原因之一，进行改善ROM训练，可达到纠正身体异常对线的目的，为姿势调整提供基本条件。

2）肌力训练：肌力减弱，不仅导致身体对线异常，而且影响身体调整平衡姿势的对策，进而影响身体的平衡。因此增强肌力训练，可达到纠正身体异常对线的目的，为提高平衡能力提供条件。

3）负重能力训练：患侧肢体不稳定或肌张力分布异常而使患者以健侧肢体负重为主，破坏了体重对称性的分布，即双下肢各承担体重的50%。增加患侧肢体的稳定性和提高患侧肢体的负重能力，可使体重呈对称性分布，调整身体对线关系。训练时可以利用姿势矫正镜，通过视觉来调整身体重心至中间位。也可以利用体重计或专用仪器进行训练。

（2）坐位平衡训练

患者取坐位，双手置于身体两侧或大腿外侧，身体放松。

1）Ⅰ级坐位平衡训练：指不受外力和无身体动作的前提下保持独立坐位姿势，患者通过协调躯干肌肉保持身体直立。治疗开始时需有人保护，逐步过渡到无保护独立坐位。

2）Ⅱ级坐位平衡训练：患者可独立完成重心转移、躯干屈曲、伸展、左右倾斜及旋转运动，并能保持坐位平衡的训练。

3）Ⅲ级坐位平衡训练：可以抵抗外力而保持身体平衡的训练。患者在胸前双手抱肘，治疗师施加外力破坏患者的稳定，诱发头部和躯干向中线调正的训练。

（3）站立平衡训练

1）Ⅰ级站位平衡训练：指不受外力和无身体动作的前提下保持独立站立姿势的训练，患者用下肢支撑身体并保持平衡，必要时治疗师可用双膝控制患者下肢，或用支架帮助固定患者膝关节。刚开始治疗时患者两足距离可开较大，以提高稳定性；在患者能够独立站立后可逐步缩小两足之间的距离，减小支撑面，增加难度。

2）Ⅱ级站位平衡训练：患者在站立的情况下，独立完成重心转移、躯干屈曲、伸展、左右倾斜及旋转运动，并能保持站位平衡的训练。开始时治疗师双手固定患者的髋部，辅助完成重心转移和躯体活动，随后过渡到患者独立完成。

3）Ⅲ级站位平衡训练：患者在站立的前提下，可以抵抗外力而保持身体平衡的训练。可采用平衡板训练、站立作业训练等。

（4）提高前庭功能训练

1）方法1：站立位，左右转头训练，患者双足并拢，可先双手或单手扶墙保持平衡，逐渐过渡到不扶墙站立，时间逐渐延长并保持平衡。还可通过逐渐缩短双足间距离使支持面变窄，提高难度。

2）方法2：行走过程中，转头训练，患者双足分立，直视前方目标，边走边转头。①训练时，可通过上肢运动，如上肢前臂先伸展，然后放置体侧，再交叉于胸前，提高难度；②训练时，可通过视觉调整，如双眼先断续闭合，然后闭眼且时间逐渐延长，提高难度。

（5）踝调节协同运动训练：小幅度或缓慢晃动时可诱发出踝关节协同运动模式来保持身体的平衡。踝关节背屈肌和跖屈肌肌力和踝关节活动范围是踝调节的基本条件。训练时患者在站立位进行小幅、慢速地前后摆动以促使踝关节周围肌群收缩。然后施加小幅、慢速干扰以诱发踝调节。逐渐提高难度诱发踝关节协同运动,如改变支持面的稳定性；干扰或改负变视觉提示；增加足底皮肤感觉输入等方法，进一步提高踝关节协同运动的控制能力。某些患者在受到小的外力干扰时并不出现踝关节控制模式,而出现髋关节的运动模式。此时,治疗师应采用固定髋关节的方法抑制髋关节的运动,促进身体小幅前后摆动和踝关节的运动控制。

（6）髋调节协同运动训练：训练前应加强髋关节活动度和伸、屈肌肌力的训练。通过反复对患者身体较大幅度、接近稳定极限或快速的摆动时,诱发出髋关节协同运动模式。也可通过在平衡木上站立、足尖接足跟行走、单腿站立等方法进行训练。

（7）平衡仪训练：患者立于平衡仪上，患者双脚分别站在安装有压力传感器的平台上，双眼注视位于前方的显示器，利用仪器所提供的视觉或听觉反馈信号传递身体重心位置或体重分布的信息，据此调整重心或体重分布至理想状态。

（8）逐步提高难度训练方法：在平衡训练中，可以通过扩大稳定极限、干扰视觉输入、干扰本体感觉输入、改变活动复杂程度以及各种外力的干扰都可以提高训练的难度。各种方法的选择要根据患者的实际情况而定，逐步提高。

（二）协调功能康复治疗

协调功能康复治疗是恢复平稳、准确、高效运动能力的治疗。即利用患者残存部分的感觉系统以及视觉、听觉和触觉来促进随意运动控制能力的训练方法。通过训练使未受损神经元的侧支生长，或者其他神经元或神经通路的替代，在受损区域外的其他区域重新形成感觉印象和运动程序。常用于神经系统和运动系统疾病的患者。

1. 协调功能康复训练方法　训练一定要结合所要完成的具体练习任务，采取单个动作练习或相关动作组合练习，可指导患者利用一些生活动作来辅助强化协调动作，如可采用作业疗法、竞赛等趣味性方法进行训练。具体步骤如下。

（1）患者先从仰卧位开始，再过渡到坐位、站立位、步行中进行训练。

（2）从简单的单侧动作开始，然后过渡到比较复杂的动作。开始的简单运动为上肢、下肢及头部单一轴心方向的运动，逐渐过渡到多轴心方向；复杂动作包括：双侧上肢或双下肢同时运动、一侧上下肢同时运动、上下肢交替运动、两侧肢体做互不相关的动作等。

（3）上肢和手的协调功能训练应从动作的准确性、反应速度快慢、动作节律性等方面进行训练；下肢协调功能训练采用下肢各个方向的运动和正确的步态训练。治疗时先做易完成的大范围、快速的动作，熟练后再做小范围、缓慢的动作训练。先睁眼做，再闭眼做。两侧程度不等时，先从轻侧开始。

2. 协调功能康复训练的临床应用范围

（1）大脑性、小脑性、前庭迷路性、深感觉性协调运动障碍，帕金森病和不自主运动等疾病；

（2）上运动神经元疾病及损伤引起的偏瘫、截瘫和四肢瘫痪；

（3）下运动神经元疾病及损伤（多发性神经炎、脊髓灰质炎等）引起的运动及协调运动障碍；

（4）运动系统损伤疾病。

3.协调功能康复训练的注意事项

（1）训练的方法要适合患者现有功能水平；

（2）操练时切忌过分用力，以避免兴奋扩散，因为兴奋扩散往往会加重不协调。

（三）平衡与协调功能的中医药治疗

1.口服中药汤剂及中成药治疗 口服中药汤剂及中成药治疗，参考国家中医药管理局印发的《中风病（脑梗死）中医诊疗方案（2017年版）》《中风病（脑出血）中医诊疗方案（2017年版）》进行辨证施治（内容详见附录2）。

2.传统运动疗法

（1）太极拳：太极拳是一种低强度的有氧运动，有证据表明，每周5次，每次1小时，持续12周的太极云手训练对预防跌倒效果明显。

（2）八段锦：是中医传统引导与保健的运动方法之一，有证据表明，每周3次，每次45分钟，连续8周的训练可明显改善平衡功能。

3.针刺治疗

（1）醒脑开窍疗法取穴：内关（双侧）、水沟、三阴交（患侧）；风池（双侧）、完骨（双侧）、颈夹脊；患侧：肩髃、肩髎、肩贞、曲池、合谷、腕骨、阳陵泉、足三里、跗阳、交信、解溪、昆仑、太冲等穴。肝阳上亢、风痰阻络加丰隆、太溪；痰热腑实、风痰上扰加丰隆、内庭；脾肾阳虚、痰湿内蕴加丰隆、太溪；肝肾阴虚、瘀血阻络加血海、太溪。

（2）项针疗法：风府、风池、完骨、天柱。

（3）头针疗法：病灶侧顶颞前斜线、双侧枕下旁线或焦氏头针的平衡区、运动区、足运感区。

（4）眼针疗法：肝区、脾区、肾区、上焦区、下焦区。

（5）耳针疗法：取皮质下、脑、心、肝、肾、神门及瘫痪相应部位。

具体操作参见第二章偏瘫急性期治疗。可选用一种针法或几种针法联合应用。每日1次，留针20~30分钟，14天为1个疗程。

第四节　脑卒中平衡与协调功能障碍康复护理

脑卒中平衡与协调功能障碍的康复护理，是在常规护理的基础上，给予以下护理措施。

（一）提供安全环境，病房内要光线充足，保持地面清洁干净，不潮湿，危险环境有警示标识，潜在危险的障碍物应及时清除。

（二）协助康复治疗师对患者进行日常生活活动能力训练，如进食、洗漱、如厕等基本活动，尽可能恢复患者独立活动的能力。

（三）对于平衡功能障碍的患者，要做好患者及家属的宣教工作，告知患者行走时要穿防滑鞋、裤子不可过长，并要有家属陪护。

（四）做好患者的心理护理，耐心倾听患者的诉求，理解患者的痛苦，使患者保持放松的心情，树立信心，积极参与康复训练。

（刘　锋　崔敬军　张明明）

第五节　典型病例

李某，男，54岁，2022年8月6日以“站立不稳、行走困难20天”为主诉入院。入院症见：站立不稳，行走困难，取物困难，伴头晕，心烦易怒，咽干口燥，手足心热，夜寐欠安。查体：意识清楚，语言流利，双侧瞳孔等大正圆，直径为3.0mm，对光反射灵敏，眼裂对称，双眼各向运动自如，额纹对称，鼻唇沟对称，咽反射正常，伸舌居中，指鼻试验、轮替动作、示指对指试验、跟-膝-胫试验欠稳准，闭目难立征阳性，四肢肌力Ⅴ级，肌张力正常，无深感觉、浅感觉、复合觉障碍，肱二头肌、肱三头肌、桡骨膜、跟腱、膝腱反射（++），无髌、踝阵挛，双侧巴宾斯基征阴性。舌红绛，苔少，脉弦细数。辅助检查：头CT示：双侧小脑梗塞。

入院诊断

中医诊断：中风-中经络，阴虚风动证。

西医诊断：①小脑梗死恢复期；②共济失调。

康复诊断：①小脑梗死恢复期，平衡功能障碍；②协调功能障碍，精细动作差；③日常生活部分辅助。

治疗前平衡与协调功能康复评定结果如下：Berg量表评分26分，“站起-走”计时测试4分。轮替动作、指鼻试验、示指对指试验、拍膝试验、跟-膝-胫试验均3分。

根据评定结果制定平衡与协调功能障碍康复治疗目标：①提高平衡能力，改善步行姿态及稳定性，降低跌倒风险；②提高协调能力，改善动作的稳定性、准确性及运动的流畅性，改善随意运动控制能力，提高日常活动能力。

根据评定结果制定平衡与协调功能障碍治疗方案包括：关节活动度训练、平衡训练、天轨减重步态训练、作业治疗、针刺治疗、传统运动疗法。

方案实施操作方法如下：首先进行关节活动度的训练。然后进行坐位平衡训练，每次45分钟，每日1次。采用平衡仪训练，先进行静态平衡训练，场景选择从基础动作开始，随着能力提高再过渡到动态平衡训练，每次20分钟，每日1次。天轨减重步态训练，减重标准50%，先进行左右、前后重心转移训练，然后进行步行训练，训练时前置姿势矫形镜，让患者观察异常动作，并及时调整，每次40分钟，每日1次。作业治疗以任务为导向，从大关节运动开始，先进行磨砂板治疗，完成前屈、外展运动，然后进行木钉训练，木钉由大到小，每次30分钟，上、下午各一次。针刺治疗，主穴：双侧枕下旁线、顶颞前斜线；配穴：风池、完骨、颈夹脊、肩髃、肩髎、肩贞、曲池、外关、合谷、阳陵泉、足三里、丰隆、跗阳、交信、解溪、昆仑、三阴交、太冲、太溪等穴。操作：双侧枕下旁线、顶颞前斜线：常规消毒后选0.3~0.35mm，1.5~2寸毫针，与皮肤呈30°，用夹持进针法，快速刺入帽状腱膜下，其后缓缓推进至相应长度，用滞针手法，以患者能忍受的强度滞针2~3分钟，患者头部有紧胀感。风池、完骨：直刺1~1.5寸，用小幅度高频率捻转补法，使患者有酸麻胀痛难忍之感；颈夹脊：枕刺得气后不留针；余穴常规操作，留针20~30分钟，每日1次。传统运动疗法采用太极云手运动，每次50分钟，每日1次。

该患者通过27天的中西医结合康复治疗后，可以在监护下独立行走，可用勺子吃饭。出院前功能评定结果如下：Berg量表评分38分，“站起－走”计时测试3分。轮替动作、指鼻试验、示指对指试验、跟－膝－胫试验均4分，拍膝试验3分。患者于9月2日出院。

小结：该患者为小脑梗死后平衡和协调功能障碍的患者。在治疗前对患者进行了功能评定，Berg量表评分26分，“站起－走”计时测试4分。轮替动作、指鼻试验、示指对指试验、拍膝试验、跟－膝－胫试验均3分。根据评定结果对患者进行了中西医结合康复治疗，通过关节活动度的训练，调整患者关节活动度及身体的对线关系；通过逐级的平衡功能训练，提高患者的平衡能力；通过天轨减重步态训练，改善步行能力和姿态，进一步提高平衡能力，降低跌倒风险；通过作业治疗，改善精细运动的控制能力，提高运动的协调能力；本病例为肝肾阴虚，肝阳上亢，化为风火，上扰清窍致病。针刺治疗，风池、完骨以醒脑开窍、平肝息风、化瘀通经；三阴交为足三阴经交会穴，配太溪可滋补肝肾；合谷、太冲以平肝潜阳、泻火安神；跗阳、交信为八脉交会穴，属阳跷脉、阴跷脉，跷脉起于足，具有交通一身阴阳之气，调节肢体运动的作用，特别是下肢运动密切相关，故二穴可以调节患者运动平衡能力。余穴以疏通经络。传统运动疗法太极云手训练对预防患者跌倒效果明显。经27天的康复治疗，患者可以在监护下独立行走，可用勺子吃饭。出院前功能评定结果：Berg量表评分38分，“站起－走”计时测试3分。轮替动作、指鼻试验、示指对指试验、跟－膝－胫试验均4分，拍膝试验3分。从治疗前后临床表现及评定结果对比情况说明，对脑卒中平衡与协调功能障碍的患者进行中西医结合的康复治疗方法有效。

（赵春华　侯彤彤　谭俊杰　张禧龙）

第五章

脑卒中意识障碍中西医结合康复治疗

第一节　概述

脑卒中后意识障碍是临床面临的重大难题之一，意识障碍的康复治疗应在生命体征平稳后尽快实施，防止神经元的进一步损伤，最大限度地促进神经功能的恢复，促进觉醒。

一、意识障碍概念

意识障碍（disorders of consciousness，DOC）是指不能正确认识自身状态和/或客观环境，不能对环境刺激做出正确反应的一种病理过程，其病理学基础是大脑皮质、丘脑和脑干网状系统的功能异常。意识障碍的分类包括觉醒性意识障碍、意识内容障碍及特殊类型意识障碍。其中，觉醒性意识障碍包括嗜睡、昏睡、昏迷。临床根据昏迷程度分为浅昏迷、中度昏迷和深昏迷。部分患者昏迷至少持续1小时，但通常2周内会恢复；部分患者会进展成植物状态（vegetative state，VS），并始终处于这一状态，称之为永久性植物状态；部分患者则可能由VS发展至微意识状态（minimally conscious state，MCS），进而脱离意识障碍。也有一些学者将脑死亡纳入意识障碍昏迷范畴。意识内容障碍的分类包括意识模糊、谵妄状态。特殊类型意识障碍包括去皮质综合征、持续性植物状态、无动性缄默症。通常将意识丧失超过28天的意识障碍，称为慢性意识障碍（prolonged DOC，pDOC）。脑外伤是慢性意识障碍的首位病因，非外伤病因主要包括脑卒中和缺氧性脑病（如心肺复苏后、中毒等）。慢性意识障碍发病机制尚不十分清楚，一般认为丘脑-皮层和皮层-皮层连接的破坏是意识障碍的主要原因。觉醒性意识障碍为本章重点讨论内容。

意识障碍，中医称为“昏蒙”“昏厥”“昏馈”“神昏”等，是中风后出现的以神志不清为特征的危急重症，即中风病神昏证。

二、脑卒中意识障碍中西医结合康复治疗思路

脑卒中意识障碍中西医结合康复治疗，应在早期生命体征平稳后，尽快开始治疗。经意识障碍评定与中医辨病辨证，确立康复治疗目标及治疗方案。中西医结合康复治疗是在中西医药物治疗的基础上，现代康复医学治疗方法与中医针刺、推拿等治疗方法相结合。现代康复医学以常规康复治疗和促醒治疗两个方面为主。常规康复治疗可起到很好的预防关节挛缩、肌肉萎缩及下肢静脉血栓等并发症的作用，为日后患者的功能恢复，做好基础保障。促醒治疗能防止神经元的进一步损伤，促进神经功能修复，利用残存脑功能的代偿作用，促进苏醒，防止发展为植物状态。中医针刺治疗具有醒脑开窍、改善大脑的血液循环、促进脑神经细胞的恢复与再生以及解除大脑皮质抑制的作用。临床辨病辨证，个体化治疗，选择中西医结合康复治疗技术与方法，两者有机结合，可提高患者促醒概率。

第二节　脑卒中意识障碍评定

一、意识障碍程度分类

按意识障碍觉醒程度可分为：

1. 嗜睡　是最轻的意识障碍。患者主要表现为病理性持续睡眠状态，可被轻度刺激唤醒并能正确回答提问或做出各种反应，但当刺激停止后又很快再入睡。

2. 昏睡　是较为严重的意识障碍状态，仅对强烈的或重复的刺激可能有短暂的觉醒，对语言无反应或反应不正确，一旦停止刺激，很快陷入昏睡。

3. 昏迷　是严重的意识障碍。患者觉醒状态、意识内容及随意运动严重丧失。可分为浅昏迷、中度昏迷和深昏迷。

（1）浅昏迷：表现为睁眼反应消失或偶见半闭合状态，无自发言语和有

目的的活动。疼痛刺激时可有回避动作和痛苦表情，脑干反射基本保留（瞳孔对光反射、角膜反射、咳嗽发射和吞咽反射等）。

（2）中度昏迷：对外界一般刺激无反应，强烈疼痛刺激时可见防御反射活动，角膜反射减弱或消失，呼吸节律紊乱，可见到周期性呼吸或中枢神经性过度换气。

（3）深昏迷：对任何刺激均无反应，全身肌肉松弛，眼球固定，瞳孔散大，脑干反射消失，生命体征发生明显变化，呼吸不规则。

二、意识障碍量表评定

格拉斯哥昏迷量表（Glasgow coma scale，GCS）是医学上客观评估意识障碍程度的一种方法。格拉斯哥昏迷量表（表5-1）由睁眼反应、运动反应、语言反应三部分组成，三者分数相加以进行评估。

表5-1　格拉斯哥昏迷量表

评分项目	测试反应	得分
睁眼反应	自动睁眼	4
	对说话声音有睁眼反应	3
	对痛刺激有睁眼反应	2
	没有反应	1
运动反应	能服从口令动作	6
	能有目的地去除疼痛刺激源	5
	无法有目的地去除疼痛刺激源	4
	对疼痛呈屈曲肢体反应（去皮质强直）	3
	对疼痛呈伸展肢体反应（去大脑强直）	2
	没有反应	1
语言反应	对人、时、地回答正确	5
	对人、时、地回答混淆	4
	回答问题不适当	3
	语言模糊不清楚	2
	没有反应	1

注：选评判时的最好反应计分。运动评分左侧右侧可能不同，用较高的分数进行评分。改良的GCS评分应记录最好反应/最差反应和左侧/右侧运动评分。

GCS评分昏迷程度判定：GCS评分最高分为15分，表示意识清楚；13~14分为轻度意识障碍；9~12分为中度意识障碍；3~8分为重度意识障碍。GCS评分满分15分，最低3分。评分越高，病情越轻；评分越少，病情越重；8分以下，患者昏迷较重；7分以下预后不良，3~5分存在潜在死亡风险。

GCS评分可快速判定昏迷程度，还可以比较患者的昏迷程度，评估患者的恢复情况；并用于判断患者的预后；可将3项分值分别绘制成横向的3条曲线，以动态的GCS评分来显示意识的连续演变。如总分值减少，曲线下降，提示患者意识状态恶化，病情加重；总分值增加，意识曲线上升提示意识状态好转，病情趋于缓和。

三、意识障碍结局评定

意识障碍结局评定，可采用格拉斯哥结局量表（Glasgow outcome scale，GOS）（表5-2）。

表5-2　格拉斯哥结局量表

分级	特征
Ⅰ死亡	死亡
Ⅱ持续性植物状态	无意识、无言语、无反应，有心跳呼吸，在睡眠觉醒阶段偶有睁眼，偶有呵欠、吸吮等，无意识动作，从行为判断大脑皮质无功能
Ⅲ严重残疾	有意识，但由于精神、躯体残疾或由于精神残疾而躯体尚好而不能自理生活。记忆、注意、思维、言语均有严重残疾，24小时均需他人照顾
Ⅳ中度残疾	有记忆、思维、言语障碍、轻偏瘫、共济失调等，可勉强利用交通工具，在日常生活、家庭中尚能独立，可在庇护性工厂中参加一些工作
Ⅴ恢复良好	能重新进入正常社交生活，并能恢复工作，但可遗留各种轻的神经学和病理学缺陷

第三节　脑卒中意识障碍康复治疗

一、脑卒中意识障碍康复治疗目标

脑卒中意识障碍康复治疗目标：①维持整体功能状况，减少并发症的发生；②促进觉醒。

二、脑卒中意识障碍康复治疗

脑卒中意识障碍康复治疗可分为常规康复治疗、促醒治疗、中医药治疗。

（一）常规康复治疗

意识障碍的常规康复治疗有助于患者整体功能状况的维持，可预防关节挛缩、肌肉萎缩、压力性损伤、坠积性肺炎的发生，减少并发症。为患者意识的恢复及恢复后可能的重返家庭、社会做好准备。治疗方法包括关节活动度（ROM）训练、良肢位摆放、体位变化训练、主被动训练、吞咽功能训练、呼吸功能训练、神经肌肉电刺激、肢体气压等治疗。

1.ROM训练　ROM训练可以预防肌肉、骨骼的失用性萎缩、关节挛缩及改善肌张力，防止下肢深静脉血栓形成。具体方法参照第二章偏瘫康复治疗。

2.体位摆放　慢性意识障碍者应长期使用减压床垫，仰卧及侧卧位应保持良好的功能位，定时变换患者体位。具体方法参照第二章偏瘫康复治疗。

3.辅助下被动坐位训练或站立训练　病情平稳时，进行辅助下被动坐位训练或固定在起立床上不同角度的站立训练，角度逐渐增加。一般建议每个角度的适应性训练为1周，20min/次，2次/d。

4.康复踏车训练　对无肢体痉挛的意识障碍患者进行康复踏车训练，辅助进行肢体的被动活动，维持关节活动范围，选择被动训练模式，20min/次，2次/d。

5.吞咽功能训练　吞咽功能训练可以预防吞咽器官的失用性肌萎缩、减少吸入性肺炎和营养不良的发生，有利于早期拔除鼻饲管道及气管切开置管。包括头颈部姿势调整，以及头颈、颜面、口腔及咽部的皮肤黏膜的感觉刺激以及相关肌肉的被动运动与放松等，还可使用吞咽障碍治疗仪进行治疗。

6.呼吸功能训练　呼吸功能训练包括体位训练、气道廓清技术（体位引流、拍背、叩击和振动）、胸廓放松训练（肋间肌松动术、胸廓松动术、胸廓辅助术，上下部胸廓辅助法，一侧胸廓辅助法）、呼吸肌肌力训练（膈肌阻力被动训练、肋间外肌与腹肌的阻抗训练）等，还可使用膈肌起搏器进行治疗。

7.神经肌肉电刺激、肢体气压治疗等　相关治疗具体参见第二章偏瘫康复治疗。

（二）促醒治疗

促醒治疗是意识障碍的治疗重点也是难点。研究显示发病后3个月内的促醒治疗效果比较好。主要方法有药物治疗、高压氧治疗、神经调控治疗、感觉刺激治疗（sensory stimulation program，SSP）、干细胞治疗等。

1.药物治疗　目前促醒的药物主要有两大类，即作用于多巴胺能系统和作用于谷氨酸/GABA能系统。前者通过抑制多巴胺的再摄取，促进多巴胺的释放，能够刺激网上激活系统，进而促进觉醒，而后者则通过阻滞谷氨酸的兴奋性毒性抑制GABA 而起到脑保护作用。药物治疗需早期进行，与其他促醒手段(例如正中神经电刺激和感觉刺激)联用效果会更好。

2.高压氧治疗　高压氧治疗可提高脑组织氧张力，促进脑干-网状结构上行激动系统的兴奋性，促进开放侧支循环，有利于神经修复、改善认知，是pDOC治疗中广泛使用的一种方法，建议在pDOC早期1~3个月开始实施，具体治疗次数尚无定论。

3.神经调控治疗　神经调控治疗是通过特定的设备，有针对性地将电磁刺激或化学刺激物输送到神经系统特定部位，来改变神经活动的治疗方法，包括无创与植入方式。

（1）无创神经调控治疗

1）重复经颅磁刺激（rTMS）：TMS基于电磁感应原理在大脑中形成电场，诱发去极化神经元，达到调节皮层兴奋性的效果。在原发病情稳定及脑水肿消退后可尽早实施，对存在靶区不稳定病变、癫痫病史、治疗部位颅骨缺损或体内有金属植入物的患者不建议应用。目前rTMS治疗pDOC参数尚无一致意见，推荐使用5~20Hz的rTMS刺激背外侧前额叶皮质（dorsolateral prefrontal cortex，DLPFC）、顶枕交接区或运动区M1区，刺激强度90%~100%MT，总刺激个数300~1500个脉冲，疗程为1~20天，也可针对病情恢复特点进行多疗程治疗。

2）经颅直流电刺激（transcranial direct current stimulation，tDCS）：利用微弱的直流电来调节皮层的兴奋性及连接性，长时程tDCS调控的累积效应可重塑意识网络。目前关于tDCS治疗pDOC患者的刺激部位、时间、参数及疗程尚无统一标准，推荐刺激部位选择dlPFC或后顶叶皮层，10~20min/次，1~2mA，10~20天。有癫痫病史或颅内有金属植入物的患者慎用。

3）外周神经电刺激

①正中神经电刺激（median nerve electrical stimulation，MNS）：增加脑血流量，增强脑电活动，影响神经递质的分泌，提高觉醒及觉知水平。可早期使用，选用右侧MNS，选择方波，刺激参数脉宽20~30ms，电流强度10~20mA，频率50Hz，2次/d，60min/次，持续4周。

②经皮迷走神经电刺激（transcutaneous vagus nerve stimulation，taVNS）：

通过迷走神经耳支进入脑干孤束核，加入上行网状激活系统，参与意识环路的调制。推荐刺激多为双侧耳甲缘中（AT2.3.4i）和脑干（AT3.4i）穴位，强度6mA，连续刺激，20min/次，10天为1个疗程。

（2）有创神经调控治疗：包括脑深部电刺激（deep brain stimulation，DBS）和脊髓电刺激（spinal cord stimulation，SCS），DBS的刺激设置与SCS的相似，因涉及手术将刺激电极植入特定刺激靶点的问题，本文不详细论述。

4.感觉刺激治疗 感觉刺激技术（sensory stimulation program，SSP）是应用一种或多种感觉刺激，促进意识障碍患者反应的一种治疗方法，有助于促进皮层与皮层下的联系，因意识障碍患者皮层功能有可能经过多种刺激得到恢复，包括听、视、触、嗅、味觉和口腔刺激、神经易化技术刺激、环境刺激等，可根据患者的习惯、爱好、工作等情况给予患者喜欢或者讨厌的声音、色彩、气味、触觉、味觉等多感官刺激，有助于患者意识的恢复。因简单易操作，可由医务人员或患者家属实施。

SSP宜尽早干预，患者病情稳定即可实施。早期积极的综合感觉刺激对缩短昏迷时间和改善昏迷患者的功能预后具有积极作用，是昏迷患者促醒治疗的一项重要的辅助手段。

（1）听觉刺激：包括音乐疗法、亲情呼唤两大类。音乐对大脑皮质有较广泛的激活效应，采用患者喜欢或讨厌的音乐有助于意识的恢复。如双侧额叶、颞叶、顶叶、小脑等部位，以及运动、语言、记忆、情感等系统均有作用。亲情呼唤对情感相关的额叶、扣带回、杏仁核、海马均有明显的响应。实施听觉刺激治疗，定时播放患者清醒时喜欢的音乐，音量以常人能听清楚且不刺耳为宜。指导患者家属及亲密朋友每日进行亲情呼唤，如呼唤患者名字，讲述患者过去难忘的事情等。

（2）视觉刺激：在室内，给患者提供良好的视觉刺激环境，如用各种光线或彩灯进行光照刺激。在床边放置色彩鲜明的物体、家庭照片、熟悉的物体或开电视节目等。

（3）嗅觉刺激：给予各种熟悉的气味刺激，交替给予愉悦气味和刺激性较大的气味。

（4）触觉刺激：触觉刺激通常包括疼痛、压力和温度等刺激。

（5）味觉和口腔刺激：先用海绵棒对口腔进行按摩，降低感觉亢进和不正常的口腔反射，再对嘴唇和口周进行刺激。用棉棒取不同味道（酸、甜、咸等）的溶液刺激患者的舌头。若患者有吞咽障碍或有其他吸入肺内的危险因素，不宜使用味觉刺激。

5. 干细胞治疗　干细胞治疗是将正常干细胞移植到患者体内，替代、修复受损组织或器官，从而达到治疗疾病的目的。具体本文不详细论述。

（三）中医药治疗

1. 中药辨证治疗　口服中药汤剂及中成药治疗，参考国家中医药管理局印发的《中风病（脑梗死）中医诊疗方案（2017年版）》《中风病（脑出血）中医诊疗方案（2017年版）》进行辨证施治（内容详见附录2）。

2. 针刺治疗　针刺治疗具有醒脑开窍、改善大脑的血液循环、促进脑神经细胞的恢复与再生以及解除大脑皮质抑制的作用。经络穴位的强刺激，如头针的顶颞前斜线、顶颞后斜线，以及百会、四神聪、神庭、水沟、合谷、内关、劳宫、三阴交、十二井穴等穴位，可激活脑干网状觉醒系统的功能，促进意识恢复。如为闭证以内关、水沟、合谷、太冲、十二井穴为主。内关用提插捻转手法，水沟用雀啄法，十二井穴点刺放血。如为脱证以内关、水沟、神阙、气海、关元穴为主，其中神阙、气海、关元施灸。

第四节　脑卒中意识障碍康复护理

脑卒中意识障碍的康复护理，是在常规护理的基础上给予下列措施。

（一）基础护理

使用气垫床或按摩床，加保护性床挡；保持床单整洁、干燥，减少对皮肤的机械性刺激；保持肢体功能位，定时给予翻身、拍背；做好二便护理，保持外阴部皮肤清洁干燥；注意口腔卫生，不能经口进食者应每天口腔护理2~3次；体温不升或肢端发凉者给予热水袋保温。

（二）病情监测

严密监测并记录生命体征及意识、瞳孔变化；观察有无恶心、呕吐及呕吐物的性状与量；观察皮肤弹性及有无脱水现象；观察有无消化道出血和脑疝的早期表现。

（三）保持呼吸道通畅

取下活动性义齿，及时清除口鼻分泌物和吸痰，防止舌根后坠、窒息、误吸和肺部感染。

（四）预防并发症

预防压力性损伤、尿路感染、口腔感染和肺部感染；谵妄躁动者给予适当约束并告知家属或照顾者，防止患者坠床、自伤或伤人；使用热水袋时及时更换部位，防止烫伤；长期卧床者注意被动活动和抬高肢体，遵医嘱实施气压治疗，预防深静脉血栓形成。准确记录出入水量，预防营养失调和水、电解质平衡紊乱。

（五）饮食护理

应给予高维生素、高热量饮食，补充足够的水分。进食困难者遵医嘱留置胃管。

（张敬伟　张　娜）

第五节　典型病例

国某，男性，63岁，以“意识障碍、肢体活动不利21天”为主诉于2023年4月9日入院。患者于2023年3月19日突发意识不清，喉间痰鸣，伴呕吐、小便失禁，肢体活动不利，于当地医院经头CT及全脑血管造影（DSA）检查，诊断为蛛网膜下腔出血、大脑前动脉A2–A3分叉处动脉瘤，行开颅动脉瘤夹闭术，术后行抗癫痫、抗感染、化痰、脱水等治疗，后续患者因舌后坠呼吸衰竭，给予行气管切开，呼吸机辅助通气，改善后脱机，生命体征平稳，仍存在意识障碍，为求进一步康复治疗前来就诊。入院症见：浅昏迷，不语，肢体活动不利，口唇红而干，口臭，气管切开置管状态，痰多质黏，留置胃管，留置导尿，大便秘结，四日未行。既往高血压病史6

年。查体：血压136/80mmHg，呼吸18次/min，脉搏78次/min，血氧饱和度98%。浅昏迷，双侧瞳孔等大等圆，直径为3.0mm，对光反射灵敏，吞咽反射、呕吐反射、咳嗽反射均减弱，四肢肌力查体无法配合，肌张力减低，共济运动及感觉查体无法配合，双侧腱反射减弱，病理征未引出，脑膜刺激征阴性。舌质红绛，苔黄厚腻，脉弦滑。辅助检查：头CT（2023年4月9日）：右侧颅脑术后改变，蛛网膜下腔出血，较前略吸收。

入院诊断

中医诊断：中风病–中脏腑，痰热内闭证。

西医诊断：①蛛网膜下腔出血；②开颅动脉瘤夹闭术后；③气管切开术后。

康复诊断：①蛛网膜下腔出血，意识障碍，浅昏迷；②吞咽障碍；③日常生活完全辅助。

治疗前对患者意识障碍康复评定结果如下：患者处于浅昏迷状态，GCS评分8分，NIHSS评分22分，四肢肌力查体不配合，肌张力低下，双侧Brunnstrom分级均为第Ⅰ阶段。平衡：坐位平衡、站位平衡未建立。ADL评分10分（大便10分）。

根据评定结果制定患者意识障碍康复治疗目标：①维持患者整体功能状况，减少并发症的发生；②促进觉醒。

根据评定结果制定意识障碍康复治疗方案包括：中西医并重，优势互补，辨病辨证论治。在中西药物治疗基础上，常规康复治疗采取体位治疗、肢体气压治疗、被动关节活动度维持训练、神经肌肉电刺激、泥蜡疗、吞咽治疗、雷火灸治疗。促醒治疗采取正中神经电刺激、重复经颅磁刺激（rTMS）、感觉刺激治疗、针刺治疗。

方案实施操作方法如下：体位治疗：使用减压床垫，在肩部、髋部利用小枕头支撑，保持良好的功能位，每两小时变换患者体位1次。肢体气压治疗：利用气压治疗仪，对双上肢及双下肢分别治疗，每次30分钟，每日2次。被动关节活动度维持训练：各关节均要活动，对患者各关节活动的运动幅度为正常关节活动度的50%，速度要缓慢，每关节活动10次，每次45分钟，每日1次。神经肌肉电刺激：对左侧和右侧肢体分别治疗，剂量以肌肉产生运动为准，每次20分钟，每日1次。泥蜡疗：分别在双侧肩、手、膝放置泥蜡块，并用棉垫包裹保持温度，泥蜡块温度50℃左右，每日1次。吞咽治疗以舌肌/面肌被动运动、咽部冷刺激，以及采用吞咽治疗仪治疗为主。雷火灸治疗以中极、关元为主，灸盒治疗结束后施以回旋灸和雀啄灸。促醒治疗：正中神经电刺激：选用右侧MNS，选择方波，刺激参数为脉宽25ms，电流强度15mA，频率50Hz，刺激强度以患者右侧手指轻微收缩即可，每次60分钟，每日2次。重复经颅磁刺激（rTMS）治疗：使用20Hz的rTMS刺激背外侧前额叶皮质、顶枕交接区或运动区M1区，刺激强度100%MT，总刺激个数1500个脉冲，每次20分钟，每日1次。感觉刺激治疗：以家属多讲家里的故事和播放患者平时喜欢的音乐为主。针刺治疗：以内关、水沟为主，配足三里、上巨虚、丰隆、内庭。内关用提插捻转手法，水沟用雀啄法，内关、水沟施行手法后，不留针；足三里、丰隆行补法，内庭行泻法，得气后，留针30分钟，每日1次。

经60天治疗，患者神志清醒，可坐轮椅，可正常进食水，由于患者原因要求出院，停止治疗。嘱患者回家后继续康复治疗，以进一步提高功能。出院前康复评估：意识清楚，NHISS评分12分，命名性失语，可完成指令动作，左侧上肢Brunnstrom分级第Ⅰ阶段，下肢第Ⅱ阶段，右侧上下肢Brunnstrom分级第Ⅲ阶段，坐位平衡3级、站位平衡1级。ADL评分45分（大便10分、小便10分、转移10分、吃饭5分、用厕5分、活动5分）。

小结：该病例为蛛网膜下腔出血、开颅动脉瘤夹闭术后意识障碍患者，治疗前意识功能评定结果为：患者处于浅昏迷状态，GCS评分8分，NIHSS评分22分，四肢肌力查体不配合，肌张力低下，双侧Brunnstrom分级均为第Ⅰ阶段。平衡：坐位平衡、站位平衡未建立。ADL评分10分（大便10分）。中西医结合康复治疗是在药物治疗基础上，依据患者评定结果，病证结合，采用常规康复治疗、促醒治疗及中医针刺治疗。在常规康复治疗中，采取体位治疗及应用气垫床，保护患者肢体关节，避免压力性损伤；被动关节活动度维持训练，可防止关节挛缩和肌肉萎缩；肢体气压治疗可防止静脉血栓形成；采取神经肌肉电刺激增加肌力，防止萎缩；泥蜡疗用于双手、双膝可防止关节挛缩；吞咽治疗可提高吞咽功能；雷火灸治疗可改善脾尿功能。在促醒治疗中，采用正中神经电刺激治疗可增加脑血流量，增强脑电活动。rTMS调节皮层兴奋性。感觉刺激治疗促进意识障碍患者反应。本病例老年男性，阴阳失调、气血逆乱，痰热互结，闭阻神窍，阻滞脑络，发为中风神昏，中医针刺治疗以醒神开窍治疗为主，达到促醒的目的。其中内关调心神，水沟醒脑开窍，足三里、上巨虚、丰隆、内庭以通腑泄热、息风化痰。以上诸穴共奏健脾益气、豁痰开窍之功。现代研究，针刺内关穴可增加心肌收缩力，并有降低左心室舒张期终末压的作用；同时对血压有双向性调整作用。针刺水沟穴具有迅速升高血压、抗休克作用；同时具有兴奋呼吸中枢作用。该患者出院前康复评定结果如下：意识清楚，NHISS评分12分，命名性失语，可完成指令动作，基本可正常进食水，左侧上肢Brunnstrom分级第Ⅰ阶段，下肢第Ⅱ阶段，右侧上下肢Brunnstrom分级第Ⅲ阶段，坐位平衡3级、站位平衡1级。ADL评分45分（大便10分、小便10分、转移10分、吃饭5分、用厕5分、活动5分）。经治疗患者意识清楚，整体功能得到改善，治疗前后临床表现及康复评定结果对比说明，脑卒中意识障碍中西医结合康复治疗有效。脑卒中后意识障碍是临床重大难题之一，促进觉醒是重要的治疗目标。在治疗过程中，采用现代康复医学的常规康复及促醒治疗与中医学针刺的辨证施治相结合，能够充分发挥中西医结合治疗的优势，防止神经元的进一步损伤，最大限度地促进神经功能的恢复。

（赵春华　唐广海　郝玉鹏　李树卓　赵晓義　欧阳博文）

第六章

脑卒中认知功能障碍中西医结合康复治疗

第一节　概述

脑卒中后认知障碍（post-stroke cognitive impairment，PSCI）是血管性认知障碍（vascular cognitive impairment，VCI）的一个亚型。2021年，中国卒中学会发布的《中国卒中后认知障碍管理专家共识》中明确PSCI的定义：脑卒中后认知障碍（PSCI）是指在卒中事件后出现并持续到6个月时仍存在的以认知损害为特征的临床综合征。由于卒中后谵妄和一过性认知损伤等可早期恢复，PSCI诊断常常要在卒中后3~6个月进行认知评估来最终确定。根据认知障碍严重程度，PSCI可分为卒中后认知障碍非痴呆（post-stroke cognitive impairment no dementia，PSCIND）和卒中后痴呆（post-stroke dementia，PSD）。PSCI主要包括记忆障碍、注意障碍、执行功能障碍、失用症、失认症、躯体构图障碍、视空间障碍等。

脑卒中后认知功能障碍，中医学称之为中风病风癔。是以卒发舌强言謇、言语不清或不能，不能认读既往熟识的文字，或不能完成一种了解性质的、有目的的动作，甚者不识食物及亲人或神志恍惚等为主要症状，可单独出现，也可兼见半身不遂，口舌歪斜等为主要表现的一类病症。

认知功能障碍是影响脑卒中患者功能恢复的重要因素。因此，对脑卒中患者认知功能障碍的评定和治疗十分必要。

一、脑卒中不同部位损害的认知障碍类型

因脑损伤的部位和损伤程度不同，造成的认知障碍也不同，包括轻度、

中度和重度认知障碍。大部分的认知活动如数字相加、表述一句话、计划一件事、认出熟悉的人等均与大脑联合皮质区相关。认知的主要功能区在大脑的额叶和颞叶，局灶性损伤如优势半球损伤可导致失语、失用、失认、失读、失写、失算；非优势半球皮质损伤常导致单侧忽略、空间关系障碍、结构性失用、注意障碍、躯体失认等；额叶、颞叶及海马损伤可出现记忆障碍；胼胝体损伤可出现失用症和失写症。

二、脑卒中认知功能障碍中西医结合康复治疗思路

现代康复医学对脑卒中认知功能障碍康复治疗，是在认知功能评定基础上，确定障碍情况并以此制定治疗方案，实施治疗。中医学认为脑卒中后认知功能障碍属“中风病风癔”范畴。“风癔”首见于隋代巢元方《诸病源候论》，唐代孙思邈《备急千金要方》又称为“风懿”。本病与心、肝、肾诸脏密切相关，且脑为髓海，髓海不充则神机受累，故以痰瘀、肾精亏虚为多见。治疗上多采用化痰逐瘀、补肾填髓、活血通络为治疗大法。中药、针刺等治疗均以此辨证施治。

认知功能障碍的中西医结合康复治疗原则，中西并重，病证结合，分段结合，优势互补，辨病辨证论治。急性期，病情稳定后，进行康复评定，即可开始康复治疗。这个阶段的治疗是以中西医药物治疗为主，在此基础上，采取良肢位摆放、肢体气压等预防及训练的措施，并结合中医针灸疗法，辨证施行针刺治疗。在恢复期，以认知功能训练为主，在训练的同时，结合针刺、艾灸治疗辨证施治，促进提高患者的认知水平。同时鼓励患者多与家人及陪护人员交流，多说话，勤练习，心情愉悦，尽快恢复其认知功能。临床上，需要考虑脑卒中所致认知功能障碍具有表现复杂、轻重不一、恢复程度有限、单一治疗效果差的特点。中西医结合康复治疗，融会贯通中西医技术与方法以及医、护、患、家属的相互配合，是促进患者认知功能障碍康复的关键。

第二节　脑卒中认知功能障碍评定

一、脑卒中后认知功能障碍的筛查流程和检查方法

（一）脑卒中后认知功能障碍的筛查流程

脑卒中后认知功能障碍的筛查流程参考2021年《中国卒中后认知障碍管理专家共识》（图6-1）。

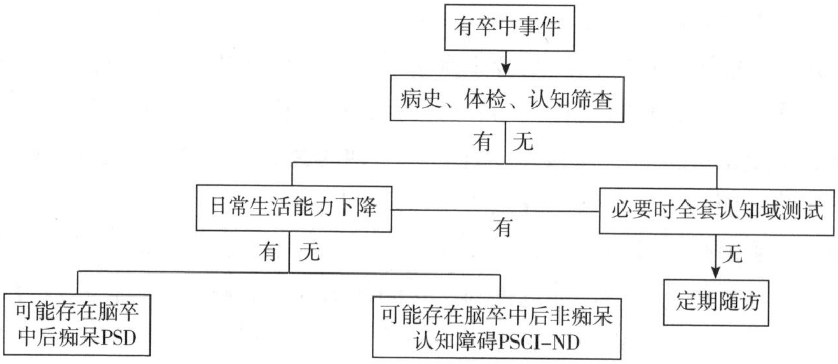

图6-1　PSCI筛查流程图

卒中事件发生后，应通过临床、影像评估明确患者的卒中诊断。在急性卒中事件发生后的住院期间对患者进行早期的认知筛查，其后每3个月进行神经心理评估随访；必要时进行多维度的全套认知功能评估，以明确PSCI的发生及演变。在急性期待病情稳定后，通过认知筛查量表对患者的认知情况进行早期筛查，并利用临床评估获知的既存危险因素和筛查量表得到的结果可对患者进行PSCI的风险评估和预测。患者出院后3个月需复诊。复诊时通过问诊、查体及认知评估对患者进行筛查。若筛查结果提示认知损害，则进一步进行生活能力评估以确定PSCI诊断，并区分患者为PSD或PSCIND；若筛查结果未提示认知功能受损，应当行全

套认知域测试，以判断患者是否存在至少一个认知域的损害。若结果提示至少一个认知域损害，后续步骤同筛查结果提示认知损害的流程。若在临床评估中，患者主诉、知情者报告及临床医师判断均未提示认知减退，或者全套认知域测试结果仍显示认知正常，则不予PSCI诊断，建议3个月后复诊，再次进行上述评估。无论患者是否或何时诊断为PSCI，均建议每隔3个月进行随访，进行认知和临床转归的评估，并对PSCI的干预方案进行调整。

（二）脑卒中后认知功能障碍的检查方法

1. 认知功能筛查评定　简易精神状态检查量表（mini-mental state examination，MMSE）（见附录1-5）和蒙特利尔认知评估量表（Montreal cognitive assessment，MoCA）（见附录1-6）是目前临床研究最常用的认知功能筛查量表。

2. 特异性检查法　根据认知功能筛查的结果，初步确定患者可能存在某种认知功能障碍并进行有针对性的认知功能评定，如记忆力评定、单侧忽略评定等。有助于制定康复治疗计划。

3. 洛文斯顿作业疗法认知评定成套测验（Loewenstein occupational therapy cognitive assessment，LOTCA）是对认知功能较全面的定量评定，但并不包括对患者的记忆功能的测试（见附录1-7）。

二、认知功能障碍评定

认知是人们从周围世界获得知识及使用知识的过程，是一个体现功能和行为的智力过程，是人类适应于周围环境的才智。脑卒中后认知功能障碍评定主要有记忆、注意及执行功能三个方面。

（一）记忆功能障碍评定

记忆功能是对所输入信息进行编码存储和读取的神经过程，是过去经历的事物在头脑中的放映，是曾经发生和经历的事物在大脑中留下的痕迹。记忆分为瞬间记忆、短时记忆和长时记忆三种。记忆障碍与颞叶内侧海马及周围结构及丘脑核损伤密切相关。脑卒中患者常表现为近期记忆下降或丧失。评定方法是先对患者的记忆情况进行筛查，评定患者有无记忆方面的障碍。再进行量表记忆测验，量表记忆测验有单项记忆测试（包括语文记忆测验和非语文记忆测验）和成套记忆测验。

1.记忆功能障碍筛查　记忆功能障碍筛查可初步评定患者有无记忆方面的障碍。方法是让患者念所给出的12个词（如：鸡蛋、跑道、堡垒、牙痛、淹死、婴儿、熔岩、纯粹、选举、剥夺、运动、真实等）的表或卡片，并尽可能地记住。然后移开，让患者复述，记下正确的，提醒其遗漏的，然后再重试，直到能一次就复述出所有的词为止。正常人6次时应该能完全记住。如果在6次时还不能完全记住所有的词，则可考虑该受试者有记忆障碍。

2.韦克斯勒记忆量表（Wechsler memory scale，WMS）

韦克斯勒记忆量表（表6-1）是目前应用较广的成套记忆测试，是评估记忆功能的标准化测量工具之一。该测试共有10项内容：1~3项测长时记忆，4~9项测短时记忆，10项测瞬时记忆。记忆的总水平由记忆商（memory quotient，MQ）来表示。

表6-1　韦克斯勒记忆量表

测试项目	内容	评分方法
1.经历	5个与个人经历有关的问题	每回答正确1题，记1分
2.定向	5个有关时间和空间定向的问题	每回答正确1题，记1分
3.数字顺序关系	顺数1~100 倒数1~100 累加：从1起每次加3，直到49为止	限时记错、记漏或退数次数，分次扣分。分别按记分公式算出原始分
4.再认	每套识记卡片中有8项内容，呈现给受试者30s后，让受试者再认	根据受试者再认内容与呈现内容的相关性分别记2、1、0分或-1分，最高分为16分
5.图片回忆	每套图片中有20项内容，呈现90s后，要求受试者说出呈现内容	正确回忆记1分，错误扣1分，最高得分为20分
6.视觉再生	每套图片有3张，每张上有1~2个图形，呈现10s后让受试者画出来	按照所画图形的准确度计分，最高分为14分
7.联想学习	每套卡片上有10对词，分别读给受试者听，同时呈现2s。10对词完毕后，停5s，再读每对词的前一词，要求受试者说出后一词	5s内正确回答1词记1分，3遍测验的容易联想分相加后除以2，再加困难联想分之和，即为测验总分。最高分为21分
8.触觉学习	使用一副槽板，上有9个图形，让受试者蒙眼后用利手、非利手和双手分别将3个木块放入其相应的槽中。再睁眼，将各木块的图形及位置默画出来	计时，并计算正确回忆和位置的数目，根据公式推算出测验的原始分
9.逻辑学习	3个故事中分别包含14、20、30个内容。将故事讲给受试者听，同时让其看着卡片上的故事，念完后要求复述	回忆1项内容记0.5分，最高分分别为25分和17分
10.背诵数目	要求顺背3~9位数，倒背2~8位数	以能背诵的最高位数为准，最高分分别为9分和8分，共计17分

评分方法：将10个分测验的各自得分相加，即得粗分（raw score）。按照“粗分等值量分表”分别转换为量表分（scale score）。量表分的总和即为全量表分。将其按照年龄组查对“全量表分的等值MQ值表”，即可得到受试者的MQ值。本测试可以反映受试者记忆功能的好坏。如果MQ值低于标准分，说明其记忆力有损害，需作进一步的检查。

3.临床记忆测验（表6-2）

表6-2　临床记忆测验

项目	内容	评分方法
1.指向测试	每套包括两组内容，每组24个词，其中12个词属于同类（如蔬菜类、动物类等），要求受试者识记；另外12个与上述词接近的词，不要求识记。将以上24个词混在一起，如水果类中混入食品类词，随机排列，用录音机播放。第一组词放完后要求受试者说出要求识记的词，停5s后测验第二组词	按正确识记词的数量记分
2.联想学习	每套包括12对词，其中容易联想与不易联想的各6对，12对词随机排列，用录音机以不同的顺序播放3遍。每一遍播完后主试者按另一顺序念每对词的前一词，要求受试者说出后一词	按正确回答对词的数量记分
3.图像自由回忆	每套包括两组图片各15张，内容都是常见和易辨认的东西。将第一组图片随机排列，每张看4s，停2s，15张看完后要求立即说出图片内容。停5s后再测验第二组图片	按正确回忆的图片数量记分
4.无意义图形再认	每套有识记图片20张，内容为封闭或不封闭的曲线图形或直线。另有再认图片40张，包括与识记图片相同或相似图形各20张。将识记图片给受试者看，每张看3s停3s，20张看完后以随机顺序看再认图片，要求指出看过的图片	按下列公式计分：（正确再认数－错误再认数）×2
5.人像特点回忆	每套有黑白人头像6张，随机排列让受试者看，同时告知其姓名、职业和爱好3遍，每张看9s，停5s。6张看完后，以另一顺序分别呈现，要求说出各人头像的3个特点	按正确回答数量记分

评分方法：将5个分测验的粗分分别查“等值量表分表”换算量表分，相加即为总量表分。根据年龄查“总量表分的等值记忆商表”可得到受试者的MQ值。

（二）注意功能评定

注意是抑制无关刺激时选择和指向一个特定刺激的能力，是对事物的一种选择性反应。注意障碍可导致耐力下降、注意分散、易受干扰以及反应迟钝，同时还影响以时间定向为主的定向力，有时也可累及地点定向。受累的部位不同，注意障碍的临床表现也不同。对注意的检查不是成套测试，可以根据临床需要来选用。

1.定向力测试　询问患者关于人物、时间和地点的问题，如回答有误，则为定向力障碍。

2.视觉注意测试

（1）视跟踪：要求患者目光随检查者的手指或光源作上、下、左、右移动。每一个方向记1分，正常为4分。

（2）视敏捷：划消字母测试，要求受试者以最快的速度划去字母列中所要求划去的字母，如C和E（试测字母的大小应按规格），100秒内划错多于1个即为注意有缺陷。

（3）视觉注意力持续操作测验：测试时间12分钟，分三类测试循环显示，0~9共10个数字随机在屏幕上分别一个一个出现，每当出现特定数值时触发；10个数字同时出现且数字位置每次显示不固定，其中有特定数值时触发；10个数字同时出现且数字位置每次显示不固定，不管特定数值1和有特定数值2时触发，对以上三类测试所得正确数、错误数、遗漏数及反应时间进行统计。

3.听觉注意测试

（1）位置辨认：患者闭目后，在其前、后、左、右及上方摇铃，要求指出摇铃的位置。每个位置记1分，少于5分为不正常。

（2）听认字母测试：选一组无规则排列的字母，在60秒内以1个字/s的速度念给受试者听，其中有10个为事先指定的同一字母。要求患者在听到此字母时举手，举手少于10次为不正常。

（3）背诵数字：以1个字/s的速度念1列数字给患者听，要求念完后立即背诵。从两位数开始，每次增加1个，直至不能背诵为止。背诵少于5位数为不正常。

（4）词辨认：向患者播放一段短文录音，其中有10个词是事先指定的同一词，要求受试者听到此词时举手，举手少于10次为不正常。

（5）声辨认：向患者播放一段录音，其中有嗡嗡声、电话铃声、钟表滴答声和号角声，要求听到号角声时举手。号角声共出现5次，举手少于5次为不正常。

（6）在杂音背景中辨认词：测试的内容及要求均同上述（4），但录音中有嘈杂的背景音，举手少于8次为不正常。

4.100连续减7测试 连续减5次，并依次说出每次的结果。4~5个正确得3分；2~3个正确得2分；1个正确得1分；全部错误得0分。

（三）执行功能障碍评定

执行功能是指人独立完成有目的、自我控制的行为所必需的一组技能，包括对任务排序、计划、组织、启动和转换的能力，是最高级别的认知功能，功能区主要在前额叶皮质。执行功能障碍主要表现在启动困难、抑制不恰当行为能力下降、思维或行为转换困难、抽象思维能力下降等，常伴有注意力及记忆功能障碍。

执行功能评定包括：执行功能整体评定、计划功能评定、词语流畅性评定（指能够回忆并说出或写出某一类别的词语）、工作记忆评定（如语言理解、推理等）、反应抑制及转移评定（反应抑制指在陌生或不明确的情况下拒绝习惯性、趋近性行为）、定势转移评定（指在不同任务或不同操作之间灵活转移的能力）。

1.执行功能整体评定 执行功能行为评定量表（behavior rating inventory of executive function，BRIEF）：包括教师版、家长版（适用于5~18岁的学龄儿童和青少年）、自我报告版（适用于11~18岁的学龄儿童和青少年）、成人版（18岁及以上）；执行功能异常问卷：包括5个分量表，抑制、意向性行为、思想与行为不一致、思想与行为障碍、社交行为调节；执行功能缺陷综合征的行为学评价测试；额叶评定成套测验（frontal assessment battery，FAB）；采用真实生活中常见情境评定执行功能的执行能力表现测试（executive function performance test，EFPT）；执行障碍综合征行为学评定（behavioral assessment of dysexecutive syndrome，BADS）；Delis-Kaplan执行功能系统。

2.计划功能评定

（1）河内塔测试（tower of Hanoi）：该测试利用设计的一个装置，包括3个相同大小的底座，n个盘子从大到小，由下往上放置在其中一个底座上。要求被测试者遵守一定的规则，即每次只能移动一个盘子，且移动的过程中始终保持大盘在下，小盘在上，将n个盘子从起始座借助中间座移到目标座上。

（2）绘钟测试：要求患者在白纸上画一个钟表的表盘，把数字放在正确的位置，并使用表针标出相应的时间。

3.词语流畅性评定

（1）语义流畅性测验：要求患者在一定时间内，尽可能多地说出某一范畴的词语。

（2）语音流畅性测验：要求患者在一定时间内尽可能多地说出以某个发音开头的词语。

4.工作记忆评定

（1）雷文智力测试（Raven intelligence test）：此测验由无意义图形组成，较少受文化背景知识的影响，可测验知觉辨别能力、类同比较能力、比较推理能力、抽象推理能力以及综合运用能力。

（2）迷宫测验：被测者遮住眼睛，要求尽可能学会走迷宫并达到终点。

5.反应抑制评定

（1）斯特鲁普试验（Stroop test）：治疗师向被测者呈现表示颜色的字，而这个字是由其他无关颜色的墨水写的，这时要求被测者说出墨水的颜色。比如用蓝色的墨水写出“红”字，给患者观察后问其墨水的颜色。

（2）尝试/不尝试联想测验（Go/No Go association test，GNAT）：“Go”指对指定的刺激进行按键反应；“No Go”指对指定的另一种特定刺激不反应。

（3）停止信号任务：出现停止信号的时间、选择性反应的时间、停止信号反应时间。

6.定势转移评定

（1）威斯康星卡片分类测验（Wisconsin card sorting test，WCST）：测试包括4张刺激卡，128张反应卡，其中包括三种不同的概念：颜色、形状、数目。先让被试者看4张不同颜色、形状或号码的卡片，然后请他们开始为128张卡片分类。主试者不告诉他如何分，但在他每分好一张卡片后告诉他分得正确与否，排对10张卡片后，主试者会告诉他改用另一种分类基准，如此类推，直至分完128张卡片为止。

（2）连线测验：要求受试者按顺序交替连接阿拉伯数字、颜色和图形，结果评定完成时间和连接错误数（正常3分钟左右，错误在2个以内），主要测查空间知觉、眼手协调、思维灵活性。

（3）局部－全局任务：计算机屏幕中央呈现出一系列大图形，这些图形由小图形组成，如果大图形是蓝色，则判断大图形的形状。如果大图形是黑色，则判断小图形的形状。

三、知觉功能障碍评定

知觉是人体感知功能的一部分，从感觉到知觉是一个发生在大脑皮质的信息加工过程，是对人体的感觉刺激分析和整合的结果。例如，“听”是感觉，而“听到”是知觉。知觉障碍是指在躯体感觉正常的情况下，大脑对感觉刺激的解释和整合的障碍，知觉功能障碍主要表现为失认症和失用症。

（一）失认症评定

失认症是因各种原因所致的局灶性或弥漫性脑损伤，造成患者对所感知事物如物品、人、声音、形状、气味的识别能力的丧失。病变部位主要在非优势半球的顶叶，损伤程度不同，临床表现也不同。常见的主要障碍有：视觉失认、听觉失认、触觉失认。

1.视觉失认　视觉失认是指在视力和视野正常的情况下，不能辨别所看到的物体、面容、颜色、图画等。但可通过其他感觉如触觉、听觉识别。如给患者看“钥匙”，不能辨别是何物体，但放在手中，则可知道是钥匙。看到熟悉的人不认识，但听到声音认出是谁等。

评定方法：辨别和挑选物品测试、图片辨别测试和人像辨别测试等。

2.听觉失认　听觉失认是指患者听觉正常，但不能领会声音的含义。可分为言语声音和非言语声音失认两种情况。多见于颞叶损伤。

评定方法：非言语声音失认可通过在患者背后发出不同声音，如敲桌子、拍手、口哨等，让其辨别是什么声音。言语失认可通过给患者一个指令，如抬起手臂、张开嘴等，看患者是否可以执行。

3.触觉失认　触觉失认是指触觉正常，闭目后不能辨别所触碰物品与性状。在闭目的情况下，患者对手里的所握持的物体不能辨别其形状、大小、重量、温度、质感等，甚至在皮肤上写字也不能认知，有的患者仅感到手中有物但不能定性，有的可形容物品的个别属性但不能辨别究竟是何物。

评定方法：在桌子上放置不同形状、不同材质的各种日常物品，让患者闭目进行触摸，辨别物品的形状、大小、质地及物品名称。不能辨别则为阳性。

（二）失用症评定

失用症是指在运动、感觉、听理解等方面都正常的情况下，不能正确地运用已掌握的技能运动。分为意念性失用、意念运动性失用、结构性失用等。意念性失用与意念运动性失用通常同时存在，意念运动性失用可独立出现。失用症多见于左侧脑损伤。

1.意念性失用　意念性失用是意念或概念形成障碍，是动作的构思过程受到破坏，患者既不能自主地、也不能按照指令去完成一套有目的的动作，有时能完成这套动作中的一些分解动作，但不能把它们逻辑地连贯起来。表现在无法正确选择工具和使用，放置日常惯用的物品混乱并错误使用等，如在放有勺子、铅笔和牙刷的盘子中，选择用铅笔或牙刷吃饭，从空杯中喝水、把牙膏挤到剃须刀上等。是由意念中枢受损所致。

2.意念运动性失用　意念运动性失用是由意念中枢与运动中枢之间的联系受损引起，患者不能执行运动口令，知道该做什么，但不能正确地完成想要完成的动作。有意识的动作不能完成，但无意识的动作却能进行。如指示患者去刷牙，患者常不能完成，但将牙刷放在患者手中后，患者却能自动地去刷牙。

意念性失用和意念运动性失用评定方法相同，两者的区别在于对检查的反应，意念运动性失用的患者虽不能按指令完成动作，但用合适的方式能自动完成动作。意念性失用的患者既不能按指令完成动作，也不能自动完成动作。评定方法如下。

（1）执行指令测试：要求执行口头指令的动作，不能完成者为阳性，意念性失用和意念运动性失用两种均不能完成。

（2）动作模仿测试：患者不能执行口令时，让患者模仿动作，如举手、刷牙、做各种手势等动作，意念运动性失用患者不能完成，意念性失用患者可以完成。

（3）实物操作：给出牙刷、牙膏、信封、信纸、邮票和胶水进行实践操作，如果出现动作次序错乱即为阳性。意念性失用患者表现为动作顺序混乱或物品使用错误，意念运动性失用患者表现为使用实物动作比较准确。

3.结构性失用　结构性失用是组合或构成活动障碍。主要涉及空间关系的结构性运用障碍，如排列建筑和绘画。对各个构成部分都认识也能理解相互位置关系，但空间分析和综合能力障碍。多发生于非优势半球枕叶与角回间联合纤维中断顶叶后部。

评定方法：让患者画有代表性的图画如小房子、立方体。该方法是最容易发现结构性失用的简便方法，患者不会自己画或不能临摹。

（三）躯体构图障碍

1.单侧忽略　又称单侧空间失认、单侧不注意、单侧空间忽略。是指患者对大脑病变对侧一半空间内的物体和身体呈现的刺激做出反应，不会自觉转头观察另一侧的事物。评定方法如下。

（1）画图测试：让患者画一个钟表盘或一棵树，看是否有偏斜和缺少部分，如存在即为阳性。

（2）平分直线法：让患者画一垂直线将纸上的横线评分为左右两段，所画垂直线明显偏向一侧为阳性。

（3）阅读测试：让患者阅读一段文字，漏读一侧为阳性。

（4）删除测试：要求患者寻找并划掉纸上的指定符号。不能按照要求删除符号者为阳性。各种不同版本的删除测试包括删除形状符号、星星、数字、字母、线段等，而测试的进行又因有无“分散符号”，即不被删除的非刺激符号，是单个或两个删除目标，以及删除符号是散乱或有序排列而不同。

（5）拼板试验：让患者拼人形拼板，如一侧遗漏为阳性。

2.躯体失认 躯体失认是指患者缺乏人体结构的概念，不能按指令识别、命名或指出自己身体的部位，以及各部位的相互关系，一般出现在优势半球顶叶或颞叶后部，因此多见于右侧偏瘫的患者。评定方法如下。

（1）按指令指出人体部位：嘱患者按指令指出或者回答身体部位的名称，如头、肩、肘、手、膝、脚、眼睛、嘴等，能够在合理时间正确说出所有部位的名称即为正常，否则为异常。

（2）模仿动作：要求患者模仿检查者的动作，如触摸嘴、左肘、右膝等，如不能准确做到视为阳性。

（3）画人体图：嘱患者画一个包括头、躯干、左臂、右臂、左腿、右腿、左手、右手、左脚、右脚10个部位的人体画。完成10个为正常，6~9个为轻度障碍，5个以下为重度障碍。

3.手指失认 手指失认指患者对自己和他人的手指不能辨别和命名，不能按指令出示所要求的手指。主要损伤在大脑左侧半球的角回或缘上回。

评定方法：按要求出示某一手指，或是做某一手势，如不能则为阳性。或按要求指认自己或他人的手指，如不能为阳性。

4.疾病失认 疾病失认指患者坚持自己一切正常，意识不到自身所患疾病，因而否认、忽视、或不知道患病，对自身不关心、淡漠、反应迟钝的一种状态。是脑卒中急性期后短暂的表现，恢复期较少见，损伤部位在非优势半球的缘上回。

评定方法：通过临床观察及交谈，看患者是否意识到自己偏瘫的存在，及如何解释肢体为何不能动。如患者否认自己偏瘫的存在，即为阳性。

5.左右分辨障碍 左右分辨是指理解、区别和利用左右概念的能力，包括理解自身的左与右或对面的检查者的左与右。左右分辨障碍的患者不能辨别自身、他人及环境的左、右侧。左右分辨障碍见于左脑顶叶损伤。右脑损伤的患者因视空间能力受到影响而表现出不能分辨物体或空间环境中的左与右，如不认路或不会穿衣服；不能分辨坐在对面的检查者身体的左、右侧；不能准确模仿他人的动作等。左脑损伤者则会出现与语言能力受到损害有关的表现，如患者不能执行含有“左-右”概念的口令，如“在十字路口向右拐”。左侧脑损伤合并左右分辨障碍的患者常常存在失语症，而左侧非失语症脑损伤患者左右分辨能力则基本正常。

评价方法：按命令指出身体部位，如“请摸一下你的右眼睛”“请摸一下你的左膝”等。左右定向的检查，如“伸出你的左手”“用你的左手指出我的左耳朵”等。左右辨别检查，如“请将钥匙放在我的右手上”等。

（四）空间关系综合征

空间关系综合征包括多种障碍，指观察两者之间或自己与两个或两个以上物体之间的位置关系和距离的障碍，常见于大脑右侧半球损伤，以顶叶损伤为主。其中包括图形背景分辨困难、空间定位和空间关系障碍、地形定向障碍、物体恒常性识别障碍以及深度与距离判断障碍等。结构性失用和穿衣失用有时也被认为是空间关系障碍。

1.图形背景分辨障碍　图形背景分辨是从其他的物体或背景中认出特殊物体的能力。这种能力使人很容易地在白色床单上找出白毛巾；在开车的时候能够专心注视道路情况，忽视其他与安全无关的环境与事物。图形背景分辨障碍表现在患者由于不能忽略次要的刺激而无法将注意力集中在重要的方面。如不能在杂乱的物品中找出目标物品，不能在两个相交的三角形中找出菱形交叠部分，不能在白色的背景中找出红色的花朵形状等。损伤部位主要在非优势半球顶叶，也可以是脑的任何部位。

评定方法：辨别重叠图形，要求患者用手指出或说出所见物品，在规定时间内完成。全部辨认正确为正常，否则为异常。

2.空间定位障碍　空间定位知觉即方位知觉，指对物体的方位概念如上、下、左、右、前、后、东、西等的认识。出现空间定位障碍的患者不能按指令完成含有方位名词的事情。如让患者把手举过头顶，把碗放在筷子的前面等。损伤部位于非优势半球顶叶。评定方法如下。

（1）绘图：将一张画有一只盒子的纸放在患者面前，令患者在盒子的上方画一条直线。

（2）图片检测：将几张内容相同的图片呈“一”字排列在被检查者面

前。每一张图片中都有两个不同的物品，但位置相对不同，要求被检查者描述每一张图片中物品之间的位置关系。

（3）实物定位检查：如把笔放在杯子里，把碗扣在勺子的右边等。亦可将两个相同的物品放在患者面前，要求将其中一物品围绕另一物品变换摆放位置，如放在它的下面、左面、后面。

检查中需要排除图形背景分辨障碍、偏盲、单侧忽略、失用症、协调性障碍及理解障碍，以免影响检查结果。

3.空间关系障碍　空间关系知觉指对两个或更多物体之间以及它们和患者本身的关系，以及它们彼此之间的位置关系，如距离感和相互间角度的概念的建立等，如投篮，串珠。有空间关系障碍者可出现结构性失用或穿衣失用；由于无法区别一件衣服的里外、前后等会出现里外穿反，无法系扣子等。病灶位于非优势半球顶叶。评定方法如下。

（1）绘钟：观察数字之间的位置关系，不正常为阳性，需排除单侧忽略、图形背景分辨障碍、偏盲、手眼协调性差、结构性失用以及持续状态等。

（2）串念珠：弄不清楚珠和线的关系，无法完成为阳性。

（3）结构性失用检查：认钟，有困难者为阳性。

（4）ADL检查：在梳洗、进食等活动中观察患者取、放物品，身体的相应位置变化等。

4.地形定向障碍　不能理解和记住地点之间的关系，因而在地理关系上，迷失方向。地形判断障碍很少独立存在，常与空间关系障碍等其他问题并存。损伤部位于非优势半球枕顶叶。评定方法如下。

（1）描述：要求患者描述或者画出回家的路线图，如所住的街道小区，位置及十字路口。地形定向障碍者一般不能完成上述任务。

（2）将患者领到治疗室让其自己回所住的病房，多次后依旧迷路为阳性。

5.物体恒常性识别障碍　物体恒常性识别障碍指不能注意到物体的结构和形状上的细微差异。临床中可见患者将相似物品相互混淆，如勺子与叉子。多见于右侧颞顶枕叶联络区损伤。

评定方法：辨别相似物品，检查中需排除视失认。

6.距离与深度知觉障碍　不能准确判断物体之间的距离。如不能准确判断距离可能会撞到不该撞到的地方；患者伸手取物时，出现抓空，或将物品碰倒；饮水时，杯子已倒满水，仍继续倒水；行走时不敢迈步。病灶位于非优势半球枕叶。评定方法如下。

（1）距离知觉：患者在拿起摆放在桌子上的一件物品或抓取悬吊在患者面前的物品可表现为伸手过近或过远而抓不到。

（2）深度感知：无法感知水是不是倒满。

第三节 脑卒中认知功能障碍康复治疗

一、认知功能障碍康复治疗目标

脑卒中认知功能障碍康复治疗目标：①提高认知功能，减轻认知障碍的严重程度，提高患者日常生活技能；②改善问题解决能力和决策能力，提高社交参与；③延缓认知障碍的进展。

二、认知功能障碍康复治疗

（一）记忆障碍的康复训练

记忆功能主要包括记忆的容量、保持的时间、记忆的准确性、记忆的广度等方面。记忆障碍表现在对特定信息失去识记、保持和再现的能力，而不能记住或回忆信息或技能。可分为记忆减退、遗忘和虚构三类。虚构和遗忘同时并存称为科尔萨科夫综合征（Korsakoff syndrome），又名遗忘-虚构综合征，其特点为顺行性遗忘、虚构和定向障碍，常提示下丘脑病变，尤其是乳头体附件病变。

记忆障碍康复训练目的是逐渐增加或延长事情与回忆的间隔时间，最终使患者在相对较长时间后仍能够记住。研究表明，康复训练很难提高人的记忆广度，但记忆策略训练可以有效地增加个体记忆的容量和信息保持的时间，并提高记忆的准确性。此外，记忆目的性明确也可以有效提高记忆的效果。记忆训练时需使环境有序简洁，物品固定放置，要突出记住的事物等进行环境适应。

记忆训练主要包括：改善记忆力的训练、PQRST练习法、使用记忆辅助工具、计算机辅助记忆康复训练等。

1. 改善记忆力的训练

（1）图像法：将要记忆的字词或概念幻想成图像。

（2）层叠法：将要记忆的几个字词或概念幻想成图像，然后层叠起来形成一个连续性的场景。

（3）故事法：让患者按照自己的喜好和习惯，将要记住的信息编成一个患者自己熟悉或能够记住的故事来记忆。

（4）联想法：将新学的或需要回忆的信息联系到已存在和熟悉的记忆里，以帮助患者记忆或回忆。

（5）关键词法：也称首词记忆法，就是将所需记忆的事物的第一个字或词摘出，编成自己容易记忆的顺口溜。为了发挥联想记忆的作用，还可以利用谐音或形象描述词。

（6）倒叙法：回放事情发生的各个步骤，以找到遗漏的物品或记起某件事情。

（7）现场法：通过创建一幅画来帮助记忆。

（8）数字分段记忆法：根据患者能够记住的数字长度，将长串数字分割成几段供患者记忆。

2. PQRST 练习法　给患者一篇短文，通过反复阅读、理解、提问来促进记忆。P（preview）：浏览阅读材料的大概内容；Q（question）：对相关内容向患者提问；R（read）：患者再仔细阅读；S（state）：复述阅读内容；T（test）：通过回答问题检查患者是否理解并记住了有关信息。

3. 使用记忆辅助工具　可使用记忆辅助工具，如记事本、备忘录、日程单、标签、录音笔、日历等。

4. 计算机辅助记忆康复训练　利用计算机技术来辅助记忆的方法。

（二）注意障碍的康复训练

注意障碍的康复训练主要包括注意稳定性、转移性以及分配性训练。

1. 注意稳定性治疗方法　注意稳定性治疗方法是通过行为强化和学习迁移等方式，使患者的意识相对稳定地保持在刺激对象上的时间逐渐延长。治疗可先从患者感兴趣的、简单的刺激对象开始，通过行为强化使其在感兴趣的刺激对象上保持注意的时间逐渐延长，然后通过迁移扩展到更多的生活活动中去。具体方法包括舒尔特方格、删除活动、猜测游戏等。

2. 注意转移性治疗方法　注意转移性治疗方法是训练患者在几种刺激对

象上主动、快速、正确地切换的能力。与注意分散不同，注意转移是一个主动的注意资源转移的过程。治疗方法包括删除活动中删除偶数后删除奇数、边计算边回答问题等。

3.注意分配性治疗方法　训练患者同时进行两种或两种以上的行为，从而提升患者在同一时间内将注意资源分配于不同选择对象的治疗方法。治疗方法包括边看电视边打电话、边穿衣服边聊天、边唱歌边写字、边走路边数步子等。

（三）执行功能障碍的康复训练

执行功能障碍训练的原则：训练前须了解患者认知情况；在指导和训练患者时须用简单易懂的指令和暗示；训练应与日常生活活动相结合，遵循其生活规律和生活习惯；将治疗作为患者的学习过程，反复练习，直到掌握为止；寻找代偿方法，充分利用仍保存的技能或功能补偿已损伤的功能。

执行功能障碍训练的一般方法：重复训练改进行为（如练习达到最好）；给患者提供基本到复杂的有等级的任务，让患者逐渐进步。

1.执行及解决问题的能力训练

（1）手部动作转换训练：如切蛋糕、分蛋糕、洗水果、切水果等。

（2）物品分类训练：如要求患者将动物图片放入绿色盒子，将水果放入红色盒子。

（3）数字排列训练：对随机排列的数字1至20进行连线。

（4）手动迷宫游戏：通过双手控制游戏盘面的高低，使一颗钢珠沿盘面所绘迷宫路线行走。

（5）日常生活相关活动训练：如穿衣、刷牙、洗脸等。

（6）解决问题能力训练：提出一些问题，让患者分析判断，提出解决问题的方法和步骤。如用厕，与患者一起讨论，决定活动步骤和方法。

（7）短文分析：如阅读一段文字，要求患者简单概述。

（8）相似性训练：让患者指出两种相似物品之间的相似之处。

（9）差异性训练：让患者指出两种相似物品之间的区别。

2.目标管理训练（goal management training，GMT）　一种关注目标过程和持久注意力理论的执行功能干预方法。要求患者对复杂现实任务的目标进行管理和调整。即以任务为中心，把大的目标任务分解为多个层次的小任务，旨在提高计划能力及记忆的认知技术。

3.辅助意图监控训练（assisted intention monitoring，AIM）　包括简化的

GMT和随机的短信提示，旨在提高每日目标完成度。

4.镜像神经元疗法　将日常活动制作成视频，每个活动具有合理的虚拟环境，所有动作均分为分解动作，视频从正前方和正侧方两个角度进行拍摄。要求患者仔细观察动作视频，尽可能记住视频中各活动任务的动作步骤，并让患者用运动想象去模仿视频中的动作任务。

5.虚拟现实训练（virtual reality，VR）　用电脑模拟产生一个三维空间的虚拟世界，通过提供视、听、触等多感官的模拟，患者仿佛进入真实的空间。Rand等设计了虚拟超市训练，让患者在一个模拟的超市环境里按照要求采购商品，研究结果表明该训练能改善患者的执行功能。

三、知觉功能障碍康复治疗

脑卒中知觉功能障碍的康复治疗方法主要包括训练转移法、感觉整合法、神经发育法和功能法，其中前三者为矫正性治疗方法，功能法为适应性治疗方法。

训练转移法是经过作业活动分析而特别选择的知觉基本技能的训练方法，如各种钉盘活动、拼图、字谜练习、视扫描等。多用于空间关系障碍导致结构性失用的患者。

感觉整合法是利用手法或感觉刺激诱发特定的运动反应的方法。包括摩擦或用冰刺激来提供皮肤感觉输入，采用抗阻力和负重训练以影响本体感觉输入，通过旋转刺激提供前庭觉的输入。

神经发育法通过运动体验获得运动觉、本体感觉、触觉、前庭觉，运用这些感觉，使个体逐步建立身体的中线、左右两侧以及整体感和方向感等。可促进知觉如视知觉和躯体构图的重建，减轻单侧忽略等。

功能法是利用患者残存功能最大限度地独立完成已受损的日常生活活动能力，直接训练损伤的功能活动，是治疗知觉功能障碍最常使用的疗法。代偿技术指在完成作业活动时针对患者自身功能缺陷所采取的变通方法。适应则指为促进患者功能活动的再学习，对作业活动实施方法以及环境进行改变或改造。如患者不能够区分左与右或忽略左侧身体，步态训练中在左脚上贴一红色胶带，有助于患者注意左侧。

（一）失认症的康复治疗

1.视觉失认训练方法　物体失认，提供各种常见物品和必需品让患者反复识别并命名，可进行实物与图画匹配，或实物与文字匹配的训练。面容失认，通过反复看照片，让患者尽量记住与其有关的重要人物的姓名，如家人、医生、护士等，帮助患者找出照片与名字之间的联系方式。颜色失认：听色辨认、颜色命名、颜色匹配，或者提供各种物体的轮廓图让患者填上正确的颜色，反复练习，不正确的给予指示或提醒。

2.听觉失认训练方法 建立声音与发声体的联系。声－图辨识，让患者仔细听一种声音，然后让患者从绘有各种发声体的图片中挑选出与该声音对应的图片并反复训练。声—词辨识，让患者听过某一种声音后，从若干词卡中找出相应的词。

3.触觉失认训练方法 闭目时用手感觉和分辨不同材料。如毛巾、丝绸、砂纸等。利用健手的感觉帮助患肢进行感知，重视物体的形状、材料、温度等特质。

4.功能代偿性训练方法 利用患者其他正常感觉途径识别物体，如视觉失认患者可通过声音和触摸来识别物体；触觉失认患者通过视觉来辨别物体；听觉失认则将发声体放在患者视野内，利用视觉帮助其辨认声音性质。

（二）失用症康复治疗

1.意念性失用训练方法 治疗的重点在于帮助患者理解如何使用一个物品，可将活动分解成一系列动作，让患者分步学习，逐步将每个动作连接起来，最终完成整套动作的训练。例如，训练患者开门，可将开门动作分为取钥匙、插入锁孔、旋转钥匙开锁、推门等4个步骤并依次进行训练。

2.意念运动性失用训练方法 在治疗前和治疗过程中给予触觉、本体感觉和运动刺激以加强正常运动模式和运动计划的输出。进行某项作业活动训练时，要求患者在头脑中排练这项作业活动，也可以观看治疗人员演示一套完整的动作，再独立完成动作。

3.结构性失用的训练方法 几何图形复制，设计用积木复制图片，几何拼图或图画拼图进行复制练习。

4.功能代偿性训练方法 鼓励患者自己穿衣，在穿衣前让患者用手感觉衣服的质地、重量等。在穿衣过程中给予语言和视觉提示。例如，利用商标区分衣服的前后；利用不同颜色区分衣服的上下、左右等。

（三）躯体构图障碍的康复治疗

1.单侧忽略康复训练

（1）视觉扫描训练：属于训练转移法，是临床最常采用的方法，包括划消作业、计算机视扫描作业以及跟踪控制面板上的系列发光体等。训练时让患者双眼在视野范围内不断地变换注视点、寻找并追踪目标。目的不是增加眼动的速度和准确性，而是通过增加眼动范围来加强对被忽略侧的注意。实质上视觉扫描训练是一种注意力训练。划消作业应在不同的环境下进行练习，当患者能较好地完成一项划消作业时，还需要努力使这种进步转移到更高一层的训练，最终将其泛化到ADL能力中去。

（2）神经发育法训练：木钉作业训练，将放在忽略侧（假设为左侧）的木钉拿起并插进位于右侧的木钉盘中，患者的目光要始终注视木钉。临床研究结果表明，通过肢体感觉运动功能的参与可以加深视觉的体验，鼓励左侧肢体在左侧空间参与活动可以明显地减轻左侧忽略的症状。

（3）感觉整合训练：对忽略侧肢体进行各种感觉输入刺激。包括浅感觉、本体感觉、听觉、视觉–视空间知觉的输入。浅感觉输入训练，如触摸患侧肢体，让患者判断触及的部位；在患者的注视下，对患者忽略侧肢体进行冷热觉和触觉刺激。本体感觉输入训练，如主动或被动活动患侧肢体，让患者判断肢体位置和运动方向。视觉–视空间知觉的输入训练，如让患者面对镜子梳头等。

（4）暗示治疗：阅读文章时给予视觉暗示，即在忽略侧提供一个视觉提示以告诉患者应从何处开始视搜寻，帮助患者找到阅读的起始点。提示量随患者情况的改善逐渐减少。

（5）强制性使用疗法：即束缚健肢，强制使用患肢，进行日常生活活动。或让患者健肢越过中线取忽略侧物体。

（6）代偿及环境适应训练：让患者了解其存在的问题并主动代偿，如进食时提醒勿忘吃忽略侧的食物，在镜子前面穿衣服，阅读文章时在书本忽略侧用红线做标记，将闹钟放在忽略侧，闹钟铃响时，患者需要环视左右寻找声源才能将铃声止住等。

2.躯体失认训练方法　用患者的手或粗糙的毛巾摩擦身体的某一部位并要求患者说出该部位名称；让患者指认或命名身体部位，练习人体拼图；让患者回答有关身体部位和相互关系问题。

运用神经发育疗法治疗躯体失认的患者时，要鼓励采用双侧肢体同时参与运动，采用手法技术引导患者体会正常的运动模式。

3.手指失认训练方法　使用粗糙的毛巾用力摩擦患侧前臂的尺侧面、手掌、手指指腹。向手掌施加压力，如主动或被动地抓握圆锥状物体，这两种刺激方法可以交替进行，每30秒轮换一次，每一种刺激的时间不少于2分钟，练习患侧手指指认、辨认。

4. 左右分辨障碍的训练方法　有关左右侧概念的活动，反复强调“左”和“右”之区别的各种活动，最终将这些转移到实际应用中去。如患者不能重新获得“左”和“右”的概念时，可采用一些提示性方法，如功能法，如在患者的左手戴一只手表或手镯以示左侧；在右侧腕部和右脚的鞋子上用彩色胶带做出标记以区别于左侧等。如果患者仅仅是不能理解“左”和“右”，可采取指点或提示的方法，如“靠近窗的那只手”“戴耳环的那个耳朵”等。

（四）空间关系综合征的康复治疗

1. 图形背景分辨障碍训练方法　将三种完全不同的物品如钥匙、钢笔、手机放在桌上，让患者用看而不是用摸的方法将其找出。随着患者的进步，逐渐增加物品的数量及难度。

2. 空间定位障碍训练方法　跨越中线的作业活动，组装玩具等。

3. 空间关系障碍训练方法　训练包括患者自身、患者与物体之间、物体与物体之间互为参照物反复进行方位的认识和辨别训练。

4. 地形定向障碍训练方法　反复练习从一地点走到另一地点，根据患者的能力情况调整路线难度。

5. 物体恒常性识别障碍训练方法　将大小、形状相似的物品放在一起，让患者描述、区分或演示物品的特征和用途。将物品异常摆放，如反放手机，让患者辨认等。

6. 距离与深度知觉障碍的训练方式　通过缓慢上下台阶的训练让患者反复体会高、低的感觉。训练用的台阶应有不同的高度。

四、物理治疗

物理治疗　使用特定参数的经颅磁刺激治疗可以促进皮质的兴奋状态，促进受损认知网络的康复或重组。临床实践证明，磁刺激设置频率为10~20Hz、强度为运动阈值的80%~110%、10~15个序列，经两周的治疗，能明显改善患者的认知功能。主要表现在执行记忆力、认知适应性和语言流畅表达方面，而对解决问题的能力、计划或推理的能力没有作用。

五、中医药治疗

（一）口服中药汤剂及中成药治疗

口服中药汤剂及中成药治疗，参考国家中医药管理局印发的《中风病

（脑梗死）中医诊疗方案（2017年版）》《中风病（脑出血）中医诊疗方案（2017年版）》进行辨证施治（内容详见附录2）。

（二）体针治疗

处方1：百会、神庭

处方2：四神聪、本神、通里、照海、上廉泉、夹上廉泉（上廉泉旁开1寸）、合谷、太冲、金津、玉液。

配穴：如髓海不足配关元、悬钟；痰浊蒙窍配三阴交、丰隆；气血亏虚配足三里、气海；肾精亏虚加太溪；瘀血阻络加血海；肝阳上亢加太冲。

针刺方法：取患者神庭、百会穴，用毫针进行针刺，与头皮保持15°角刺入皮下，得气后可连接电针仪，以患者能耐受为准，上廉泉、夹上廉泉均向舌根部直刺1~1.5寸，以针感向舌根处放射为度。其他穴位依据“虚则补之，实则泻之”的原则，在得气的基础上辅以补泻手法。两组穴位可单独应用，或联合应用，或交替应用。

有临床观察表明，点刺金津、玉液放血，隔1~2日1次，治疗中风风癔，具有一定的疗效。点刺金津、玉液两穴，可刺激神经，改善局部血液循环，促进舌肌运动能力，通经活络、调畅气血。

（三）头针治疗

焦氏头针的运动区、感觉区、运用区，以及言语1、2、3区或国标头针的额中线、顶颞前斜线、颞前线。针刺方法：仰卧位，消毒后将毫针沿头皮快速刺入帽状腱膜下，再平刺进针，可适当捻转，频率为60次/min左右，不提插，留针20~30分钟，每日1次。亦可选配与脑卒中相对应的大脑皮质功能投射区，如额区、顶前区，可提高临床疗效。

（四）灸法治疗

取神庭、百会、风府，配大椎、身柱、至阳、筋缩、脊中、悬枢、命门、腰阳关、腰俞、长强等督脉穴位施隔物灸。用直径3cm、厚5mm左右的附子片，附子片以针穿刺数孔，灸火直接实按于附子片上，施灸部位潮红时立即提起，片刻后再灸，至施灸部位温热、潮红为度。每次治疗20分钟，每天1次，每周6天，持续8周。

第四节　脑卒中认知功能障碍康复护理

脑卒中认知功能障碍的康复护理，是在常规护理的基础上，给予以下护理措施。

（一）做好日常生活的护理，为患者提供安全环境，合理使用轮椅、床档、约束用具，防止摔倒等意外伤害的发生。

（二）确保患者按时足量服药，避免错服、漏服，注意药物不良反应。

（三）为患者提供科学合理的饮食建议，对于伴有高血压、高血糖的认知功能障碍患者，应控制高糖高脂食物的摄入。

（四）为患者佩戴腕带，写明身份信息及联系方式，使用定位设备等，患者外出时应有专人陪伴及看护，以防走失。

（五）提供社交及情感支持，与患者建立良好的沟通和信任关系，鼓励患者适当参加社交活动。

（六）应及时了解患者心理状态，给予必要的支持和鼓励，使其积极参与康复训练，同时建立积极的生活态度，树立战胜疾病的信心。

（刘　锋　崔敬军　张敬伟）

第五节　典型病例

李某，女，64岁，以“右侧肢体活动不利伴语言错乱2个月”为主诉，于2023年3月10日收入院。患者于2个月前突然出现右侧肢体活动不利，伴语言错乱，无恶心呕吐及二便失禁，于当地医院查头CT示：左侧颞叶脑梗死，诊断为“脑梗死”，经入院神经内科对症药物治疗后病情平稳出院，为求进一步系统康复治疗收入院。入院症见：神志恍惚，目光漂移不定，语言不利，听理解力减退，命名及表述语意困难，善忘，左侧肢体活动不利，行走力弱，持物困难，头晕，脘痞纳呆，夜寐欠安，大便溏，小便正常。查体：神志恍惚，精神状态稍差，记忆力、计算力、理解力减退，双侧瞳孔等大正圆，直径为2.5mm，对光反射灵敏，双侧额纹对称，右侧鼻唇沟略浅，咽反射正常，伸舌居中，混合性失语，右上肢肌力Ⅲ级，右下肢肌力Ⅳ级，左上肢、左下肢肌力Ⅴ级，肌张力正常，深、浅感觉正常，巴宾斯基征右侧阳性、左侧阴性，舌暗淡，苔白腻，脉弦滑。

入院诊断

中医诊断：中风-中经络，风痰阻络证。

西医诊断：脑梗死恢复期。

康复诊断：①脑梗死，认知功能障碍（认知障碍、知觉障碍）；②偏瘫（右侧）；③日常生活部分辅助。

治疗前患者认知功能评定结果如下：认知成套测验检查（LOTCA）：30分，测验分两次完成；划消试验阳性；100连续减7测试为0分；无法完成韦克斯勒记忆量表。

根据评定结果制定认知功能障碍康复治疗目标：①提高认知功能，减轻认知障碍的严重程度，提高患者日常生活技能；②改善问题解决能力和决策能力，提高社交参与。

根据评定结果制定认知功能障碍治疗方案，包括：认知功能障碍康复治疗、物理治疗、针刺治疗、灸法治疗。

方案实施操作方法如下：认知功能障碍康复治疗：①定向训练内容及方法：由治疗师提出问题，如“我们现在是在医院吗”“现在是上午吗”“今天是周末吗”等，让患者回答“是”或“不是”。②知觉障碍训练内容及方法：相似图匹配练习；分辨重叠的物体；看一样东西的一部分识别出该物体是什么；主体客体左右的分辨：分辨患者自己的左右手、耳朵或治疗师的左右手；描述所见物品的使用方法等。③视运动组织的训练内容及方法：复制画图；拼接积木；绘钟。④思维运作训练内容及方法：训练患者把物品分类；将错乱的词语组成完整的句子；将错乱的段落恢复流畅；数字推理。⑤注意力训练内容及方法：对患者的训练项目记录时间，要求在限定时间内完成；治疗师发出“改变”指令后，患者交替划消奇、偶数；交替进行加、减法计算；患者从播放录音开始听到指定数字或字母做出反应。⑥记忆障碍的训练内容及方法：复述一串数字或句子，可提醒首个字或第一个数字。物理治疗：使用经颅磁刺激治疗，设置频率为15Hz、强度为运动阈值100%、15个序列，治疗两周。针刺治疗：以百会、神庭为主穴，以通督调神。配穴：神门、血海、足三里、丰隆、三阴交、太冲（均双侧）、金津、玉液。针刺方法：神庭、百会，用毫针进行针刺，与头皮保持30°角刺入皮下，得气后连接电针仪，以患者能耐受为准，其他配穴常规操作，以泻法为主。头针：焦氏头针的运动区、感觉区、运用区以及言语1、2、3区，针刺方法：仰卧位，消毒后将毫针沿头皮快速刺入帽状腱膜下，再平刺进针，可适当捻转，频率为60次/min左右，不提插，留针30分钟，每日1次。金津、玉液点刺放血治疗，隔1~2日1次。灸法治疗：取神庭、百会、风府，配大椎、身柱、至阳、筋缩、脊中、悬枢、命门、腰阳关、腰俞、长强等督脉穴位施隔物灸。用直径为3cm、厚5mm左右的附子片，附子片以针穿刺数孔，灸火直接实按于附子片上，施灸部位潮红时立即提起，片刻后再灸，至施灸部位温热、潮红为度，每次治疗20分钟，每天1次。

治疗2个月后患者症状好转，可说出大部分日常物品的名称，能听懂简单问话，并正常回答。患者出院前认知功能评定结果如下：（LOTCA）认知成套测验检查：60分，测验可一次完成；划消试验阳性但有好转；100连续减7测试为2分；韦克斯勒记忆量表测验结果显示该患者存在长时、短时、瞬时记忆障碍。

小结：该病例为脑卒中后认知功能障碍的患者。治疗前认知功能评定结果：认知成套测验检查（LOTCA）：30分，测验分两次完成；划消试验阳性；100连续减7测试为0分；无法完成韦克斯勒记忆量表。认知功能障碍的中西医结合康复治疗方案实施如下。定向训练：通过训练患者对时间、地点、人物以及对身体本身的状态的认知来提高定向力。知觉障碍训练：通过相似图匹配练习，分辨重叠的物体，看一样东西的一部分识别出该物体是什么，以及主体客体左右的分辨训练来提高患者的感知能力。视运动组织的训练：通过复制画图，拼接积木，绘钟来提高患者的视运动组织的能力。思维运作训练：通过训练患者把物品分类，将错乱的词语组成完整的句子及错乱的段落恢复流畅，以及数字推理等来提高患者的思维能力。注意力训练：通过对患者的训练项目进行记录时间，要求在限定时间内完成项目；治疗师发出“改变”指令后，患者交替划消奇、偶数；来回进行加减法计算；患者从播放录音开始听到指定数字或字母做出反应等训练来提高患者的注意力。记忆障碍的训练：通过复述一串数字或句子，治疗师可提醒首个字或第一个数字等训练来提高患者的记忆力。使用特定参数的经颅磁刺激治疗可以促进皮质的兴奋状态，促进受损认知网络的康复或重组。临床实践证明，磁刺激能明显改善患者的认知功能。主要表现在执行记忆力、认知适应性和语言流畅表达方面。本病例为风痰阻络证，给予针刺、艾灸治疗，取百会、神庭以通督调神，神门、三阴交以交通心神，血海、足三里、丰隆、太冲以益气活血、化痰息风通络，尤其使用电针治疗后，效果更加突出。点刺金津、玉液这两穴放血以刺激神经，改善局部血液循环，促进舌肌运动能力，通经活络、调畅气血。患者经2个月的治疗，症状好转，可说出大部分日常物品的名称，能听懂简单问话，并正常回答。患者出院前认知功能评定结果如下：LOTCA：60分，测验可一次完成；划消试验阳性但有好转；100连续减7测试为2分；韦克斯勒记忆量表测验结果显示该患者存在长时、短时、瞬时记忆障碍。治疗前后认知功能评定结果对比表明，认知功能的康复训练与中医的针刺、艾灸相结合的治疗方法有效。

（赵春华　刘宇晴　聂恒浩）

第七章

脑卒中言语功能障碍中西医结合康复治疗

第一节　概述

语言是人类特有的认知功能和交际工具，是人们利用代码系统进行交流的能力，包括口语、书面语和姿势语（如手势、表情及手语等）。言语是应用声音交流的口语，需要相应的神经、肌肉及发音器官的协调运动。脑是完成言语功能的重要基础，脑损伤可导致不同程度言语功能障碍，表现为听、说、读、写四个方面功能受损，包括言语以及书面语、手势语等交流能力的功能障碍。

中医学认为，脑卒中言语功能障碍属中风病言謇失语。对言语功能障碍的临床表现描述有：神昏不语、语不利、暴瘖难言、中风不语、舌强言謇、瘖痱、风懿、风暗等。

一、言语功能障碍的分类

言语功能障碍分类，目前尚无统一的分类标准，临床常见的言语功能障碍有失语症和构音障碍等。失语症是由大脑皮质语言功能区病变导致的言语交流能力障碍，主要表现为自发语言、听理解、复述、命名、阅读和书写六个方面的能力的缺失。构音障碍主要表现为发声困难、发音不准、音调音量异常、语速节律异常、鼻音过重等，即说话含糊不清和不流利，但是语句语法正常，理解他人语言正常。约1/3脑卒中患者伴有不同程度的言语功能障碍。

二、脑卒中言语功能障碍中西医结合康复治疗思路

现代康复医学重视机体的生理病理，主张病因治疗，利用患者残存的

语言功能，通过评定，给予听、说、读、写及发音训练的康复治疗。中医认为，舌与心经、脾经、肝经、肾经相联系，心脉系于舌根，脾脉连舌本、散舌下，肝脉循喉咙之后上入颃颡（指咽喉部位），肾脉循喉咙夹舌本。上述心、脾、肝、肾四经抵达舌本的脉络，如有风痰、血瘀阻滞，气血运行不利则发生舌强言謇或不语。文献资料还提出痰涎壅盛、血瘀内阻者，主病在脾，在脾者多新病、虚中夹实证，其表现为舌强不能言，多见于中风急性期。另有精气内夺，阴液不能上承咽喉舌本者，主病在肾，在肾者多久病、虚证，其表现为舌痿不能言。此症多见于痿证，或见于中风后遗症期，但为数很少。中医治疗上重视内因，把舌强言謇或不语作为主症进行辨证论治。通过针刺对患者经络、腧穴进行刺激，以调节人体气血阴阳，扶正祛邪，改善脑卒中言语功能障碍，与现代康复目的一致。针刺治疗在选穴上，偏重于舌针、头针以及颈项部、心经、肾经的腧穴，强调舌针、头针、体针之间的结合，与病证结合。采用言语康复训练与针刺治疗的中西医结合方法，取长补短，使患者语言交流及发声说话能力恢复更快。临床实践证明，中西医康复技术方法融会贯通，发挥各自长处，优势互补，相辅相成，疗效优于单纯中医或西医的康复方法，对脑卒中言语功能障碍康复效果显著。

第二节　脑卒中言语功能障碍评定

言语功能评定是通过与患者交流并进行相应的功能检查，观察和判断患者有无言语功能障碍以及障碍的性质、类型和程度，并以此制定治疗方案和评估疗效。

一、失语症

失语症是因脑损伤所致的语言能力丧失或受损，即语言符号形成和编码能力障碍。具体表现在听、说、读、写四个方面。

（一）失语症的临床表现

1.听觉理解障碍　指患者对口语的理解能力下降或丧失。主要表现在字词、短句和文章不同水平的理解障碍。

（1）语音辨识障碍：能听到声音，但对听到的声音不能辨认。

（2）语义理解障碍：能正确辨别语音，但存在部分或全部不能理解词意。

2.口语表达障碍

（1）找词困难：指在谈话中或回答问题时，用恰当的词表述困难，因找词困难出现停顿或沉默。尤其在名词、动词和形容词表现突出。

（2）言语失用：指发音错误且多变，可有韵律失调和四声错误，重症仅可以发声。

（3）言语障碍：指说话不流畅，常伴有叹气，面部表情及身体姿势表现费力。

（4）错语：主要表现在语音错误、词意错误和自创新词。

（5）杂乱语：指说话时大量错语，使人很难理解。

（6）刻板言语：属于言语障碍的重症，只能刻板地发出单音或单词。无论是表达还是回答问题都是这样的刻板言语。

（7）语法障碍：指说话时名词和动词罗列出现，没有语法关系，不能完整表达语意。

（8）持续性言语：指在表述过程中重复使用同样的词或短语，很难找到恰当的表达方式。

（9）复述障碍：指不能准确复述对方说出的内容。

（10）模仿性语言：指回答问题时以复述对方的话，或接续内容为主。如对方说“你的名字”，患者的回答也是“你的名字”，说“1、2”，患者回答“3、4”等。

3.阅读障碍　阅读障碍也称失读症，包括朗读和文字理解两方面障碍。

（1）阅读理解障碍：指既不能准确朗读文字，也不理解文字的含义。

（2）朗读障碍：指不能朗读文字，但能理解文字含义。

（3）形、义障碍：指能朗读文字，但不能理解文字含义。

4.书写障碍　指脑损伤后患者书写能力受损或丧失，也称失写症。书写能力不仅涉及语言，视觉、听觉、运动觉、视空间功能及运动等也参与其中，均可以影响书写功能，因此书写功能比其他语言功能更为复杂，评定时要仔细辨别障碍的原因。

（1）完全不能：指完全性书写障碍，仅可以简单画线，不成字形。

（2）构字障碍：指写出的字，出现多笔、少笔或全错。

（3）镜像书写：指写出的字，笔画正确，但方向相反，如镜中字一样。

（4）书写过多：指书写中混杂无关的字和词。

（5）错误语法：指书写句子出现语法错误。

（6）书写惰性：指写出一个字词后，再写其他字词时，仍写前面的字词。

（7）象形写字：指不能写字，以图表示。

（二）失语症的分类

失语症的分类多种多样，到目前为止还没有一个公认的方法。我国失语症的分类是以Benson分类为基础。汉语失语症主要类型包括运动性失语（Broca失语）、感觉性失语（Wernicke失语）、完全性失语、传导性失语、纯词聋、纯词哑、经皮质运动性失语、经皮质感觉性失语、混合性经皮质失语、命名性失语、皮质下失语、失读症、失写症。

1.Broca失语　病灶一般局限于额叶，特别是额下回后部的Broca区。特征为言语不流畅、言语产生少、语法缺失、复述可有损伤，理解能力相对保留，但对语法复杂的言语理解能力有缺陷。书写能力的受累程度一般与言语受累程度成比例。

2.Wernicke失语　病灶位于左颞上回或顶叶，主要控制声音语言的接收和理解。Wernicke失语也称“理解紊乱症”，其语言流畅但毫无意义，且理解受损。

3.完全性失语　病灶位于左额叶、颞叶、顶叶。患者听理解、命名、复述、阅读、书写能力全面受损，常合并言语失用、右侧视野缺损。

4.传导性失语　病灶位于左颞叶，表现为能理解与表达语言，但常不能重复刚听过的词或话。

5.经皮质失语　分为经皮质运动性失语、经皮质感觉性失语和经皮质混合性失语。复述相对保留是该类失语症的特点，病灶多位于分水岭区域。经皮质运动性失语除复述无障碍外，其特点与运动性失语相似。口语理解较好，但患者常有严重失用，因此判断需小心，命名有障碍，书写亦有缺陷，大多数患者有右侧的偏瘫，病灶多在优势区Broca前部或上部。经皮质感觉性失语除复述相对保留外，其他与感觉性失语相似，命名、阅读和书写常有障碍，病变部位在左侧颞顶分水岭区。经皮质混合性失语为经皮质运动性失语和经皮质感觉性失语并存，其特点为除口语复述外，所有语言功能均不正常，病变在优势半球分水岭大片病灶。

6.命名性失语 病灶位于优势半球颞中回后部或颞枕交界区。是以命名障碍为主要表现的流畅性失语，在口语表达中主要表现为找词困难，对人的名字等也有严重的命名困难。

7.皮质下失语 包括丘脑性失语和基底核性失语。

（1）丘脑性失语：此类失语的特征为说话少、找词困难、命名障碍、低音调、自主言语少，对复杂命令不理解，阅读及书写障碍，复述正常，大多有记忆障碍。丘脑性失语的预后一般良好，多可在几周内恢复，可遗留有命名障碍。

（2）基底核性失语：病灶限于壳核尾状核苍白球区，常包括内囊。其特点为构音障碍、低音调，可有错语，口语理解相对较好，复述亦可，命名阅读及书写均有障碍。基底核性失语有些类似经皮质运动性失语，有些类似经皮质感觉性失语，此类失语常并有偏瘫症状，预后较好。

因脑损伤的部位及损伤程度的不同，患者言语功能障碍的临床表现有很大差异，临床观察发现至少30%的失语类型很难明确归类。将失语症分为非流畅性失语和流畅性失语，是从事临床言语康复治疗工作中使用比较广泛的分类方法。这种分类方法注重失语症的性质，而非病灶具体的位置。

（三）失语症评定

目前尚无统一的失语症评定方法，国际上常用的评定方法是波士顿诊断性失语症检查（Boston diagnostic aphasia examination，BDAE）和西方失语检查套表（western aphasia battery，WAB）。国内常用的是汉语失语成套测验（aphasia battery of Chinese，ABC）和汉语标准失语症检查（Chinese rehabilitation research center standard aphasia examination，CRRCAE）。

1.波士顿诊断性失语症检查（BDAE） 检查由5个大项目，27个分测验组成。5个大项目包括：会话和自发性语言、听觉理解、口语表达、书面语言理解和书写。该检查可对失语症进行详细全面的判断，但检查时间过长。

2.西方失语检查套表（WAB） 该检查由BDAE衍变而来，内容较为简练，可在1小时内完成。通过检查结果可计算出失语指数（AQ）、操作性指数（PQ）及大脑皮质指数（CQ）。通过AQ可判断语言是否正常，通过PQ可了解阅读、书写、运用、结构、计算、推理等功能，通过CQ可了解认知功能。

3.汉语失语成套测验（ABC） 此测验为北京大学医学部神经心理研究室参考WAB并结合国情编制而成，由会话、理解、复述、命名、阅读、书写、结构与视空间、运用和计算、失语症总结10大项目组成，于1988年开始用于临床。

4.汉语标准失语症检查 亦称中国康复研究中心失语症检查法（CRRCAE）。该检查法已通过标准化研究，并在我国广泛使用。检查内容包括以下六个方面。

（1）口语表达：包括谈话、复述和命名。

（2）听理解：包括回答是/否题、听辨认和执行口头指令。

（3）阅读：包括视读听字辨认、朗读词并配画（文字理解）、朗读指令并执行（文字理解）、选词填空。

（4）书写：包括写姓名、地址，抄写，系列写数（1~21），听写，看图描写，写短文。

（5）其他神经心理学检查：包括意识（如注意力、定向力、近期记忆力等）、视空间功能（如临摹和摆方块等）、运用能力（如口颊、上肢等的运用）、计算（加、减、乘、除的运算）。

（6）利手：要求对提问的12种动作，至少回答10种，确定右利或左利。

5.失语症严重程度分级标准 国际和国内多采用波士顿诊断性失语症检查法中的失语症严重程度分级标准。分级标准如下。

（1）0级：无有意义的言语或听理解能力。

（2）1级：言语交流中有不连续的言语表达，但大部分需听者去推测、询问或猜测，可交流的信息范围有限，听者在言语交流中感到困难。

（3）2级：在听者的帮助下，可以进行熟悉话题交谈，但对陌生话题常常不能表达出自己的思想，使患者与检查者都感到言语交流有困难。

（4）3级：在仅需少量帮助下或无帮助下，患者可以讨论几乎所有的日常问题，但由于言语或理解能力的减弱，使某种谈话出现困难或不大可能。

（5）4级：言语流利，可观察到有理解障碍，但思想和言语表达尚无明显限制。

（6）5级：极少有可分辨的言语障碍，患者主观上可能有点困难，但听者不一定能明显观察到。

二、构音障碍

构音障碍是指因神经系统器质性病变，导致与语言相关的肌肉无力、张力异常、运动不协调等，引起呼吸、发音、共鸣及韵律等言语运动控制紊乱的言语障碍。其病理基础是运动障碍，又称为运动性构音障碍。脑卒中所致的构音障碍发病率为30%~40%。

（一）构音障碍的分类及临床表现

1.痉挛型构音障碍（中枢性运动障碍）上运动神经元损伤致构音肌群张力增高及肌力减弱所致，伴其他异常运动，主要表现为说话缓慢费力、声母不清、音量和音调缺乏控制、鼻音较重等。多见于双侧多发性脑卒中，常伴有吞咽困难和强哭强笑等症状。

2.迟缓型构音障碍（周围性构音障碍）因参与口语动作的肌肉、呼吸肌，或支配这些肌肉的下运动神经元病变，导致受累肌肉迟缓无力、萎缩而不能正常说话。主要表现为语句短促无力、不适宜的停顿、辅音错误、鼻音减弱，多伴有吞咽困难。

3.运动过强型构音障碍 多见于椎体外系病变中的舞蹈病、手足徐动症等患者，由于构音器官的不随意运动破坏了有目的的运动而造成，有口语韵律的改变，发音高低、长短、快慢不一，元音辅音歪曲，费力音，鼻音过重等表现。

4.运动过弱型构音障碍 多见于椎体外系病变中的帕金森病，由于运动范围和速度受限，表现为发音单调、低平、重音减少、说话速度快和嘶哑。

5.失调型构音障碍 又称小脑性构音障碍，多见于肿瘤、多发性硬化、外伤及脑血管病，导致运动不协调，肌张力低下，运动速度减慢，震颤。主要以韵律失常为主，表现为发音不清、语音语调异常、语速慢、易中断等。

6.混合型构音障碍（运动系统多重障碍）多见于多发性硬化、肝豆状核变性等出现多种运动障碍混合的疾病，表现为各种类型言语障碍的混合。

（二）构音障碍评定

构音障碍评定包括构音器官检查和构音检查两部分。

1.构音器官检查 通过对构音器官的形态和粗大运动检查来确定构音器官是否存在器官异常和运动障碍。包括呼吸情况、喉、面部、口部肌肉、硬腭、腭咽机制、舌、下颌及反射的检查。检查用具包括压舌板、笔式手电筒、长棉棒、指套、秒表、叩诊槌、鼻息镜等。检查方法：在观察安静状态下构音器官的同时，通过指示和模仿，对构音器官的部位、形态、程度、性质、肌肉力量、运动速度、运动范围及运动准确性等方面做出评价。

2.构音检查 以普通话语音为标准，结合构音类似运动对患者的言语水平及其异常运动障碍进行评定。通过评定患者语音是否异常以及不同层面的运动障碍，来判断异常构音。检查用具包括单词检查用图卡50张、记录表、压舌板、卫生纸、消毒纱布、吸管、录音机、鼻息镜等。

检查内容：会话、单词检查、音节复述检查、文章水平检查、构音类型运动检查、结果分析、总结等内容。应用单词检查：应用50个单词，在听患者读单词时听其读音的情况，我国常用的单词如下：踢足球、穿衣、背心、布鞋、草帽、人头、围巾、脸盆、热水瓶、牙刷、茶杯、火车、碗筷、小草、大蒜、衣柜、沙发、手电筒、自行车、照相、天安门、耳朵、台灯、缝纫机、电冰箱、书架、太阳、月亮、钟表、母鸡、歌唱、女孩、熊猫、白菜、皮带、短裤、划船、下雨、摩托车、擦桌子、知了、绿色、黄瓜、牛奶、西红柿、菠萝、扫地、开车、圆圈、解放军。

3.构音障碍的严重程度可用Frenchay构音障碍评定表分级。评价内容包括反射、呼吸、唇、颌、软腭、喉、舌及言语等8个方面。每个方面，按照损伤程度分为a级到e级五个等级（表7-1）。

a级：没有困难。在各项测试中表现正常，没有出现构音障碍。

b级：偶有困难。在特定情况下（如吃饭或喝水时）可能会遇到轻微的构音障碍，但总体上不影响正常交流。

c级：必须特别小心。在日常活动中需要特别注意，以避免构音障碍的发生。

d级：频繁呛住。在非进食时（如咽唾液时）也会发生呛住，说明构音障碍较为严重。

e级：没有咳嗽反射。需要使用鼻饲管进食，说明构音障碍非常严重，已经影响到基本的进食功能。

a级：正常；b级：轻度异常；c级：中度异常；d级：明显异常；e级：严重异常。

表7-1　Frenchay构音障碍评定表

<table>
<tr><th rowspan="3">项目</th><th rowspan="3">功能</th><th colspan="9">损伤严重程度</th></tr>
<tr><th colspan="9">a 正常←　　→严重损伤 e</th></tr>
<tr><th>a</th><th colspan="2">b</th><th colspan="2">c</th><th colspan="2">d</th><th colspan="2">e</th></tr>
<tr><td rowspan="3">反射</td><td>咳嗽</td><td></td><td></td><td></td><td></td><td></td><td></td><td></td><td></td><td></td></tr>
<tr><td>吞咽</td><td></td><td></td><td></td><td></td><td></td><td></td><td></td><td></td><td></td></tr>
<tr><td>流涎</td><td></td><td></td><td></td><td></td><td></td><td></td><td></td><td></td><td></td></tr>
<tr><td rowspan="2">呼吸</td><td>静止状态</td><td></td><td></td><td></td><td></td><td></td><td></td><td></td><td></td><td></td></tr>
<tr><td>言语时</td><td></td><td></td><td></td><td></td><td></td><td></td><td></td><td></td><td></td></tr>
</table>

续表

项目	功能	损伤严重程度							
		a 正常← →严重损伤 e							
		a	b		c		d		e
唇	静止状态								
	唇角外展								
	闭唇鼓腮								
	交替发音								
	言语时								
颌	静止状态								
	言语时								
软腭	进流质食物								
	软腭抬高								
	言语时								
喉	发音时间								
	音调								
	音量								
	言语时								
舌	静止状态								
	伸舌								
	上下运动								
	两侧运动								
	交替发音								
	言语时								
言语	读字								
	读句子								
	会话								
	速度								

评定指标：a 项数 / 总项数。可根据正常结果所占比例（a 项数 / 总项数）简单地评定构音障碍的程度。评定级别：正常：27~28/28；轻度障碍：18~26/28；中度障碍：14~17/28；重度障碍：7~13/28；极重度障碍：0~6/28。

第三节　脑卒中言语功能障碍康复治疗

一、言语功能障碍康复治疗目标

脑卒中言语功能障碍康复治疗目标：①调整患者对言语交流障碍的心理状态；②恢复患者言语交际能力，提高患者语言理解和表达水平。

二、失语症康复治疗

失语症的治疗方法大体可分为三类，包括直接法、间接法和代偿法。直接法：针对患者听、说、读、写某一功能进行训练的方法。间接法：着重改善患者的交流能力。代偿法：利用对侧大脑及辅助设备补偿语言功能的方法，主要应用于失语严重的患者。

（一）直接法

直接法中具有代表的治疗方法是许尔失语症刺激疗法（Schuell aphasic stimulation approach），又称Schuell刺激法，是目前应用最广泛的治疗方法。Schuell刺激法是通过反复的听觉、视觉刺激，引起语言中枢的反应，促进神经系统的功能代偿和重组，促进失语患者的语言再建和恢复。

1.Schuell刺激法主要原则

（1）利用强的听觉刺激：因多数失语患者伴有不同程度的听理解障碍。

（2）适当的语言刺激：根据患者失语的类型和程度，选择符合患者障碍水平的刺激。

（3）多途径的语言刺激：在给予听觉刺激的同时，给予触觉、视觉、嗅觉等多种刺激，以促进效果。

（4）反复利用感官刺激：在刺激得不到反应的时候反复促进可以提高反应能力。

（5）刺激应引出反应：患者应对刺激给出反应使治疗师获得反馈。

（6）强化正确反应及调整刺激：患者反应正确要鼓励和强化，得不到正确反应，要及时调整刺激方法。

2.Schuell刺激法训练科目的选择

（1）不同语言模式和失语程度的训练方法（表7-2）

表7-2 不同语言模式和失语程度的训练方法

言语症状	障碍程度	训练方式
听觉理解	重度 中度 轻度	单词与画、文字匹配，是或非反应 听短文做是或非反应，正误判断，口头命令 在中度基础上，文章更长、内容更复杂（新闻理解等）
口语表达	重度 中度 轻度	复述（音节、单词、系列语、问候语），称呼（日常用词，动词命名、读单音节词） 复述（短文），读短文，称呼、动作描述（动词的表现，情景画漫画说明） 事物描述、日常生活话题的交谈
阅读理解	重度 中度 轻度	画和文字匹配（日常物品，简单动作） 情景画、动作、句子、文章配合，执行简单书写命令，读短文回答问题 执行较长文字命令，读长篇文章（故事等）提问
书写	重度 中度 轻度	姓名、听写（日常生活物品单词） 听写（单词、短文），书写说明 听写（长文章），描述性书写、日记
其他		计算练习（钱的计算）、写字、绘画、写信、查字典、写作、利用趣味活动等，均应按程度进行

（2）不同类型失语症的训练重点

命名性失语以口语命令和文字称呼为训练重点；Broca失语以文字和构音训练为主；Wernicke失语以听理解、会话和复述训练为主；传导性失语以听写和复述训练为主；经皮感觉性、运动性失语分别以Wernicke失语和Broca失语训练内容为主。

（二）间接法

间接法是使失语患者最大程度地应用通过训练得到的言语和非言语的交流方式，从而改善其交流能力的方法。脑损伤后脑组织各部位受累程度不一，在言语方面，言语功能的受累常重于手势、绘画、音乐等非言语功能的受累。充分发挥非言语功能以补充言语功能的不足，以提高患者的交流能力。统计证明，在正常人类的交流中，采用语言方式的占35%，而65%的交流是由非语言方式完成的。因此，交流是主要目的，没必要强调通过哪一种方法交流。

间接法常用的方法是交流效果促进法（promoting aphasics communication effectiveness，PACE）。PACE具体方法是将一叠图片反放在桌面上，治疗师和患者交替摸取，同时不要让对方看见自己手中图片的内容，利用各种表达方式将信息传达给对方，接收者通过重复确认、猜测质问等方式获取适当反馈。

（三）代偿法

在用以上方法治疗无效时，尤其是重症患者，可以考虑用代偿的方法进行交流，主要有手势语、图画、交流板等交流方法。交流板包括图片板、词板、句子结构板等，经过训练，患者可以通过交流板上的内容表达各种意思。交流板要根据患者的情况设计，要随着患者交流能力的变化而变化。最终达到辅助患者完成交流的目的。

三、构音障碍康复治疗

构音障碍的康复治疗是根据评定结果给予针对性的训练，使构音器官重获运动功能，达到促进患者发声说话的目的。治疗需要在安静场所，采用一对一的治疗方法，注意个体差异，避免过度疲劳，一般一次治疗20分钟左右，以免长时间训练效果不佳，影响患者自信心。练习声母、韵母组合的构音清晰度，按照呼吸、喉、腭和腭咽区、舌体、舌尖、唇、下颌运动的顺序逐个训练。要分析这些结构与言语产生的关系，决定治疗从哪一部分开始和先后的顺序。应遵循由易到难的原则。

（一）构音障碍的治疗方法

1.呼吸训练 呼吸的控制是发声的基础，重度构音障碍患者的呼气通常较短，很难在声门下形成足够的压力，因此说话时音量较小。呼吸训练首先要选择合适的体位。一般采用头保持正中位，双肩水平，屈髋屈膝90°，踝中立位。口、鼻呼吸分离训练，由鼻子缓慢吸入，从口缓慢呼出（吸气5秒，呼气8秒）。吸气、呼气辅助训练，帮助患者增加进气量和呼气量，增加胸廓容量，同时可以和发声一起训练。治疗时治疗师双手放置于患者两侧11、12肋部，让其自然呼吸，在呼气终末时给其压力，增加患者的呼气量；在呼气的同时喊“a”，直至喊不出为止，然后耸肩膀用力深吸气，增加患者的吸气量。让患者鼻子吸气，从嘴巴缓慢呼出，训练其口鼻分离。也可以使用呼吸训练器，通过调节阻力大小改变训练的难易度。

2.构音器官训练

（1）下颌运动训练：训练患者噘嘴、咧嘴，锻炼口轮匝肌，尽可能张大嘴，闭合，反复训练，也可用手按揉放松咬肌，使其更好地运动。下颌闭合不全的患者，可用手指尖快速敲打下颌和颞颌关节附近的肌肉，促进下颌闭合。

（2）唇的主动运动训练：训练患者张嘴、闭嘴、噘嘴、咧嘴、鼓腮等动作。要求做到最大范围的运动，并在最大幅度停顿10秒，完成等长收缩。

（3）舌的运动训练：训练患者舌的前伸、后缩、左右舔嘴角、向上向后卷起等运动。每个动作要求做到最大范围的运动，并在最大幅度停顿10秒，完成等长收缩。

（4）软腭训练：持续发“a”音来促进软腭上抬，如果软腭上抬费力，可用冰棉签快速刷擦软腭，增加其肌张力。软腭运动减弱，不能适当闭合而引起鼻音。可采用引导气流法进行克服鼻音化训练，如吹纸片、吹蜡烛，如有漏气，可帮助其捏住鼻子；也可应用鼓腮保持法，使气流维持在口腔前庭，模仿漱口动作，增加鼻咽部闭锁能力；也可以采用“推掌法”训练，方法是让患者双手放在桌面，由上向下推，两手掌由下向上推或两个手掌一上一下相对推时发“au”音，以改善腭肌功能。

3.发音训练

（1）先做无声的构音运动，然后轻声地引出靶音。原则是先训练发元音，然后发辅音，辅音先由双唇音开始。待能发辅音后，要训练将已掌握的辅音与元音相结合，这些音比较熟悉以后，就采取元音加辅音再加元音的形式，最后过渡到单词和句子的训练。

（2）克服费力音训练：让患者模仿打哈欠，一边打哈欠，一边向外呼气，防止其声带过分内收，诱导其发音。痉挛性构音障碍的患者，通常都存在咽喉肌、舌肌等发声肌群紧张，同时肢体肌张力增高，导致其无法正常发声。通过松弛训练，放松肢体的肌紧张，可以使发声相关肌群也相应得到放松。

（3）减慢语速训练：患者可以发大多数音，但由于痉挛或运动不协调而使多数音发成歪曲音或失韵律。这时可以利用节拍器或治疗师轻拍桌子控制语速。由慢逐渐变快，节拍的速度根据患者具体情况决定。可以让患者跟着音乐节奏来唱歌、诗朗诵，治疗师用手来帮助打节拍，帮助控制节奏。

（二）增强或替换交流系统的应用

替换或增强交流系统（alterative or augmentative communcation system，

ACS）包括很多种类，最简单的包括图片板、词板和句子结构板，经过训练，患者通过交流板上的内容表达各种意思。各种类型交流板可根据患者的情况设计。要选择能充分发挥患者的残余功能和最简单易行的交流手段。随着患者训练水平的提高，要调整和增加交流板上的内容。交流器具有体积小、便于携带和操作的特点，有的还可以合成声音，更方便患者掌握和使用。交流辅助系统可补偿重度运动障碍所造成的言语交流障碍。

四、中医药治疗

（一）口服中药汤剂及中成药治疗

口服中药汤剂及中成药治疗结合临床，参考国家中医药管理局印发的《中风病（脑梗死）中医诊疗方案（2017年版）》《中风病（脑出血）中医诊疗方案（2017年版）》进行辨证施治（内容详见附录2）。

（二）针刺治疗

1.病灶头皮反射区围针治疗　具体方法：以头颅CT或MRI所示病灶在同侧头皮的垂直投射区的周边为针刺部位（病灶在额叶，取额部头皮相应投射区；病灶在顶叶，取顶部头皮相应投射区；病灶在颞叶、基底节，取颞部头皮相应投射区），选用0.38mm，1~1.5寸不锈钢毫针4~8针围针治疗，采用平刺法，针尖方向投射区中心。针刺得气后以180~200次/min的频率捻转1~2分钟，留针30分钟，中间行针1次。

2.体针治疗

处方1：人迎、风府、哑门、天柱、上廉泉透金津、玉液、通里透少海；

处方2：舌前、中、后点刺，由舌两侧向舌根方向透刺；

处方3：舌下穴：舌下系带旁开0.5cm，行泻法，不留针，隔日1次；

处方4：金津、玉液、海泉、聚泉；

处方5：水沟、风池、廉泉、合谷、通里、太冲、太溪、金津、玉液；

处方6：哑门、廉泉、天突、通里、合谷。

操作：人迎避开血管直刺0.3~0.4寸，风府、哑门直刺或向下斜刺0.5~1寸，行针时不宜大幅度捻转提插；天柱直刺0.4~0.6寸；天突向胸骨后下方斜刺1~1.5寸；风池、廉泉以针感向舌根处放射为度；水沟以眼球湿润为度；合谷、通里、太冲、太溪直刺0.5~0.8寸。每日1次，留针20~30分钟，10天为1个疗程。舌下穴、海泉、聚泉行泻法，不留针，隔日1次。金津、玉液点刺放血，隔1~2日1次。

以上处方可单独应用，或联合应用，或交替应用。

第四节　脑卒中言语功能障碍康复护理

脑卒中言语功能障碍的康复护理，是在常规护理基础上，对其进行语言功能评估，找到合适的沟通方式，鼓励并指导患者进行简单的语言训练。同时配合康复师训练，矫正言语功能障碍，从而改善患者生存质量。

（一）评估患者语言功能，建立护患交流板，达到良好沟通，对家属进行健康宣教，共同参与语言康复训练。

（二）鼓励患者开口说话，随时给予肯定，在此过程中，尽量减少纠正，更不应责难，以增强患者的信心。对遗忘性患者应有意识地反复锻炼，以强化记忆。

（三）配合康复师进行语言康复训练。包括放松疗法、发音器官运动训练、呼吸训练、发音训练及语言矫治等。初期可用手势或书面笔谈，加强沟通，进而从简单的音、字、词开始。鼓励患者读书看报，适当听收音机。

（四）告知患者保持积极乐观的心态，树立战胜疾病的信心，切勿过于焦虑。

（刘　锋　张明明　张　娜　张敬伟）

第五节　典型病例

李某，女，49岁，以“右侧肢体活动不利伴语言謇涩2个月”为主诉，于2023年4月6日入院。患者于2个月前，突然出现右侧肢体活动不利，吐字不清，无恶心呕吐，无二便失禁，立即就诊于当地医院，查头CT示：左侧多发脑梗死，并收入住院治疗，病情较前略有好转后出院，遗留右侧肢体活动不利、语言謇涩等症状，今为进一步康复治疗来我院就诊。入院症见：右侧肢体活动不利，搀扶行走，右手活动笨拙，舌强语謇，吐字不清，不能完全表达语意，阅读、书写困难，头晕目眩，心烦不寐，咯痰，腹胀，尿赤，便干。查体：神清，听理解力减退，双侧瞳孔等大正圆，直径为2.5mm，对光反射灵敏，双侧额纹对称，右侧鼻唇沟浅，伸舌略偏右，咽反射正常，不完全运动性失语，构音障碍，右侧肢体肌力Ⅳ级，左侧肢体肌力Ⅴ级，肌张力正常，深、浅感觉正常，巴宾斯基征左侧阴性、右侧阳性。舌质红，苔黄腻，脉弦。

入院诊断

中医诊断：中风－中经络，痰热腑实证。

西医诊断：脑梗死恢复期；

康复诊断：①脑梗死恢复期，运动性失语，言语交流障碍；②构音障碍；③偏瘫（右侧）。

言语功能评定结果如下：波士顿诊断性失语症检查（BDAE）严重程度分级标准为1级，经汉语标准失语症检查评定，该患者语言障碍诊断为运动性失语，临床表现为听理解、口语表达、阅读、书写均存在障碍，Frenchay构音障碍评定为中度构音障碍。

根据功能评定结果制定言语功能障碍康复治疗目标：①调整患者对言语交流障碍的心理状态；②恢复患者言语交际能力，提高患者语言理解和表达水平。

根据评定结果制定言语功能障碍康复治疗方案包括：失语症康复治疗、构音障碍康复治疗、针刺治疗。

方案实施操作方法如下：失语症康复治疗采用Schuell刺激法，进行听觉理解训练，让患者听较长句子，找出相对应的图片；接着进行复杂指令训练，治疗师对患者发出向上看再闭眼的指令，患者来完成动作。进行口语表达训练，其中命名训练，治疗师呈现一张图片，说出两个词，让患者说出图片中的物体名称；复述训练，由治疗师说一个词或句子，要求患者复述，治疗师可以重复一次；自发语训练，治疗师呈现一张画，让患者描述图片上所绘内容。阅读理解训练，字词朗读，呈现一个字或词，让患者朗读，并找出相对应的图片；语句阅读，让患者读出治疗师给出的句子，并找出相对应的图片，因阅读理解与听理解步骤相同，可穿插在听理解训练时进行；书写表达训练，其中抄写训练先从简单的抄写或临摹开始，根据治疗师给出的字、词、句子，要求患者抄写出来；部分组合，根据治疗师的提示（偏旁、部首、笔画）完成要书写的字。完形书写，患者根据呈现的图片写出其名称。构音障碍康复治疗采用唇舌运动，进行张嘴、闭嘴、噘嘴、咧嘴、鼓腮等交替最大范围的运动训练；舌的运动训练，进行舌的前伸、后缩、左右舔嘴角、向上向后卷起等运动训练。对患者进行呼吸训练，让患者采取坐位，帮助患者吸气增加进气量，增加胸廓容量，呼气时同时配合张嘴发“a”的声音。对患者口、鼻呼吸分离训练，由鼻子缓慢吸入，从口缓慢呼出（吸气5秒，呼气8秒）。减慢语速训练，治疗师用手来帮助打节拍，帮助控制节奏。让患者跟着音乐节奏来唱歌、诗朗诵。对该患者进行现代康复治疗的同时，中医按痰热腑实证、舌强言謇（失语）辨证针刺治疗，以病灶头皮反射区围针治疗为主，取颞部头皮相应投射区，选用0.38mm，1~1.5寸不锈钢毫针4~8针围针治疗，采用平刺法，针尖方向投射区中心。针刺得气后以180~200次/min的频率捻转1~2分钟，留针30分钟，中间行针1次。体针：水沟、风池（双侧）、廉泉、合谷（双侧）、通里（双侧）、上巨虚（双侧）、丰隆（双侧）、内庭（双侧）、太冲（双侧）、太溪（双侧）、金津、玉液。操作：水沟以患者眼球湿润为度，风池、廉泉以针感向舌根处放射为度；合谷、神门、通里、太冲、上巨虚、丰隆、内庭、太溪直刺0.5~0.8寸，每日1次，留针20~30分钟；金津、玉液针刺放血，隔1~2日1次。

该患者经一个半月治疗后，可用5~10字短句交流，可表达语意，仍有部分吐字不清；听理解基本恢复，可有效沟通，阅读明显改善，可简单进行书写。出院前进行了言语能力评定，结果如下：BDAE严重程度分级标准达到3级，汉语标准失语症检查评定，此患者语言障碍诊断为运动性失语，听理解、口语表达、阅读、书写均有改善，Frenchay构音障碍评定为轻度构音障碍。

小结：该患者为脑卒中后言语功能障碍患者。治疗前言语功能评定结果：波士顿诊断性失语症检查（BDAE）严重程度分级标准为1级，经汉语标准失语症检查评定，该患者语言障碍诊断为运动性失语，临床表现为听理解、口语表达、阅读、书写均存在障碍，Frenchay构音障碍评定为中度构音障碍。根据评定结果，对患者确定了康复目标，进行言语功能障碍的中西医结合康复治疗。首先对该患者进行Schuell刺激法的训练，提高了患者的听、说、读、写的能力。通过构音障碍的治疗，改善了患者的唇舌肌肉力量和发音清晰度；患者通过呼吸训练，改善呼吸方式，提高了呼吸肌力量和肺活量及发音能力。减慢语速训练可以改善发音的协调性和韵律。在应用现代康复治疗技术方法的同时，依据国家中医药管理局第三批中医临床适宜技术推广项目，按脑卒中言语功能障碍主症痰热腑实证、舌强言謇（失语）辨证实施针刺治疗，选穴以病灶头皮反射区围针治疗为主，以大脑皮质语言中枢解剖部位在头皮的垂直投射区（最近距离投射区）即语言区为针刺部位。病灶头皮反射区围针治疗中风失语症的技术与常规针刺对比，对病灶的刺激比对相关功能区的刺激更为直接，更有针对性。本病例为饮食不节，伤及脾胃，酿生痰热，痰瘀互结，积热生风，导致脑脉瘀滞，脑为元神之府，督脉入络脑，水沟为督脉穴，可醒脑开窍，调神导气；金津、玉液放血，廉泉、通里、太溪以清利咽喉、柔舌通经；风池、合谷、太冲以醒神开窍；上巨虚、内庭、丰隆以通腑泄热、化痰通络。点刺金津、玉液这两穴放血可刺激神经，改善局部血液循环，促进舌肌运动能力。体现了病证结合，取长补短，综合施治的中西医结合康复治疗之优势。该患者经过一个半月的中西医结合康复治疗，可用5~10字短句交流，可表达语意，仍有部分吐字不清，听理解基本恢复，可有效沟通，阅读明显改善，可简单进行书写。出院前言语功能评定：BDAE严重程度分级标准达到3级，汉语标准失语症检查评定，此患者语言障碍诊断为运动性失语，听理解、口语表达、阅读、书写均有改善，Frenchay构音障碍评定为轻度构音障碍。从治疗前后的临床表现和康复评定结果对比说明，脑卒中言语功能障碍中西医结合的康复治疗方法有效。

（赵春华　刘宇晴　李　涵）

第八章

脑卒中吞咽功能障碍中西医结合康复治疗

第一节　概述

吞咽（swallowing）是指人体从外界经口摄入食物并经食管传输到胃的过程，是人类最复杂的行为之一。吞咽功能障碍是指下颌、双唇、舌、软腭、咽喉、食管等器官结构和/或功能受损，不能安全有效地把食物由口送到胃内，从口到胃的过程中，任何疾病均可引起吞咽功能障碍，如口、咽、喉及食管等占位性病变、化学灼烧伤、神经系统疾病、咽肌无力等。广义的吞咽功能障碍还包含认知、精神、心理等方面问题引起行为和行动异常导致的吞咽和进食问题，即摄食吞咽障碍。

脑卒中后出现的吞咽功能障碍称为神经性吞咽障碍。是由于参与吞咽的肌肉失去了神经的控制，导致口咽、食管运动异常引起吞咽障碍，而吞咽器官结构无异常。由于口腔控制能力和食物咀嚼能力减弱，吞咽反射延迟，喉部感觉减退或丧失、咽缩肌无力，在吞咽的过程中出现流涎、食物外漏、食物在患侧面颊堆积或嵌塞，进食、水时有呛咳或噎塞、鼻腔反流、误吸、留滞、食物残留等症状。频繁清嗓、说话沙哑。“湿音”常提示有误吸。中医学认为脑卒中吞咽功能障碍属“喑痱”“噎膈”范畴。临床上可与中风典型症状同时出现，也可以单独出现。

一、吞咽功能的解剖学基础

（一）口腔

口腔是由唇、颊、上颌、下颌、牙、舌、口底、软腭、腭弓、悬雍垂

（又称腭垂）等功能性器官组成。口腔内上为腭，下为舌，前至唇、后至咽门（腭与舌相连）。腭前2/3是硬腭，后1/3是软腭；颊肌位于颊黏膜的深面，该处有腮腺管的开口。

（二）口底肌肉

包括下颌舌骨肌、颏舌骨肌和颏舌肌，舌神经和舌下神经穿行于口底。

（三）舌

舌以轮状乳头为界，前2/3是舌尖和舌体，后1/3为舌根，舌根与软腭、会厌及咽部相连接，可分为口腔和咽腔。舌有上纵肌、下纵肌、横肌、垂直肌4对舌内肌，还有颏舌肌、舌骨舌肌、茎突舌肌、腭舌肌4对舌外肌。

（四）咽

咽上起颅底，下达第6颈椎体下缘高度，上宽下窄，呈扁的漏斗形肌性管道，分鼻咽、口咽、喉咽三部分，成人咽长11~14cm。

1.鼻咽　位于颅底与软腭（第2颈椎体下缘高度）之间的腔道，连接鼻腔和口腔部。

2.口咽　位于软腭和会厌之间，相当于第3~4颈椎高度。舌根与会厌之间的黏膜形成三条矢状皱襞，三襞之间的凹陷为会厌谷，吞咽过程中会有食物滞留于此。

3.喉咽　位于会厌软骨上缘与环状软骨下缘之间，相当于第4~6颈椎高度，上宽下窄，其下段是咽腔最窄处，宽约1.5cm。喉口与咽侧壁呈凹窝状下陷为梨状窝，吞咽时食物可滞留。

4.咽肌　由咽缩肌群和咽提肌群两组肌群组成。其中咽缩肌群包括咽上缩肌、咽中缩肌和咽下缩肌；咽提肌群包括茎突咽肌、腭咽肌和咽鼓管咽肌。

（五）喉

喉位于颈前正中线，相当于第3~6颈椎高度。喉上界是会厌软骨上缘连接喉咽，下界是环状软骨下缘连接气管，既是呼吸通道，又是发音器官。喉的支架由软骨构成，包括3块较大不成对的甲状软骨、环状软骨、会厌软骨和6块成对的杓状软骨、小角软骨、楔状软骨。杓状软骨对防止误吸起到了重要作用。喉有两对关节，一对是环杓关节，一对是环甲关节，主要帮助声门闭合。

（六）食管

食管是一个塌陷的肌性管道，上端与环状软骨后持平，下端位于食管裂口下部，长23~25cm。它有三个生理狭窄，是异物最易停留的部位。第一个在食管入口环状软骨下缘，因环咽肌强有力的收缩将环状软骨拉向颈椎，使其成为食管最狭窄处。第二个狭窄相当于第4胸椎平面，是主动脉弓和左主支气管横过食管前臂之处。第三个狭窄相当于第10胸椎平面，穿过膈肌食管裂孔为膈脚压迫处。

食管上下两端各有一个括约肌，食管上括约肌（upper esophageal sphincter，UES）和食管下括约肌（lower esophageal sphincter，LES）。UES由三组横纹肌组成：①下咽缩肌远侧部；②环咽肌；③食管近端肌肉。UES分离咽与食管防止食物反流，保护气道。LES升高的压力可阻止胃内食物反流。

二、吞咽的过程及分期

（一）吞咽过程

吞咽过程是一系列复杂的、高度协调的肌肉运动的结果，神经与肌肉的精确协调使口腔、咽、食管的管道与瓣膜依次收缩及打开，产生能够使食团从口腔进入食管的压力梯度。

食物放入口中形成食团后被舌运送至咽部，软腭上抬将口咽部与鼻咽部隔开，防止食团分散到鼻咽部。与此同时，舌骨向前向上移动使喉部上升，使喉后间隙张开，并使会厌软骨倾斜至舌下，会厌倾斜盖住气管防止误吸。舌骨及喉的运动带动了UES的开放，食团进入环咽肌部位，环咽肌松弛进入食管。如果吞咽肌无力和吞咽机制不协调，不仅不能顺利运送食团，还导致食物残留和滞留，甚至误吸。

（二）吞咽分期

1. 口腔前期　指通过视觉、嗅觉、触觉来感知食物，也称为认知期。

2. 口腔准备期　指充分张口把食物放置口中，在口腔中咀嚼、搅拌形成食团的过程。

3. 口腔推送期　指通过舌的运动及软腭上抬将食团推入至咽部。口轮匝肌和颊肌收缩向后传递食团，同时舌和硬腭接触向后推动食团，使食团通过口腔到达舌根部的过程。

4.咽期　指食物从咽部通过UES向下至食管。吞咽启动的同时，软腭上抬，鼻腔闭锁，声门关闭，气道关闭，防止误吸，喉上抬，咽蠕动挤压食团至环咽肌，环咽肌开放，食团进入食管。

5.食管期　指食物通过食管的蠕动继续向前推进至贲门到达胃的过程。

三、吞咽过程的神经控制

吞咽功能的神经调控包括皮质及皮质下吞咽中枢、脑干吞咽中枢及脑神经的感觉传入和运动传出系统。皮质中枢是启动吞咽和控制口咽阶段，与皮质下中枢共同调节延髓吞咽中枢的吞咽模式，通过调节延髓吞咽中枢的阈下兴奋来调节其功能。主要参与吞咽功能的6对脑神经损伤后的临床表现如下。

1.三叉神经损伤　表现为张口困难，咀嚼无力；面神经损伤，表现为口角下垂，嘴唇闭合不严，味觉减退。

2.舌咽神经损伤　表现为咽部肌肉无力，吞咽困难，易误吸。

3.迷走神经损伤　表现为进食呛咳，食物滞留，严重者不能吞咽。

4.副神经损伤　表现为咽缩肌力量不足；舌下神经损伤，表现为舌肌瘫痪，无法咀嚼、搅拌。

吞咽功能障碍严重影响患者的营养及心理，影响患者整体功能的恢复，同时营养摄入不足、营养失调及吸入性肺炎均可危及生命。研究显示吞咽障碍是脑卒中患者死亡的独立危险因素，因此对脑卒中患者吞咽困难进行早期诊断、早期评定、早期治疗十分重要。

四、脑卒中吞咽功能障碍中西医结合康复治疗思路

脑卒中吞咽功能障碍严重影响患者的生活质量及营养的摄入。因此，必须给予高度重视，尽早进行积极及时的中西医结合康复治疗。对于改善患者症状，提高生活质量，降低各种并发症乃至减少病死率方面都有重要价值。

脑卒中吞咽功能障碍中西医结合康复治疗，是现代康复医学治疗方法与传统中医治疗方法进行有机结合，优势互补，形成优于单一中医或西医的治疗方法。

脑卒中吞咽功能障碍，在急性期发病48小时后，如意识清楚、生命体征稳定，未伴有重度心肺合并症，经康复评定即可进行早期康复训练。在中西药物结合治疗的基础上，根据吞咽功能障碍的评估情况制定治疗方案。吞咽功能障碍严重的患者，应先予鼻饲治疗，进行营养支持及预防吸入性肺炎的发生。中西医结合康复治疗是以口腔感觉刺激治疗、口腔运动治疗、导管球囊扩张治疗、

物理治疗、呼吸训练、代偿方法等方法与中医针刺治疗、中药外治法相结合。

中医学认为本病属本虚标实，肝肾亏虚、心脾两虚、气血不足为本；气血逆乱、瘀血内停、痰浊阻滞为标。中医治疗多以补益气血、填精益髓、活血化痰、通络开窍为大法，辨证施治。中医针刺疗法治疗吞咽困难，疗效得到临床验证。

因此，治疗脑卒中吞咽功能障碍的优化策略思路是在脑卒中药物治疗的基础上，联合中医针刺疗法、神经电刺激及其他康复手段。如能总结名老中医治疗吞咽障碍的经验，归纳形成中西医优化治疗方案，将会取得更加突出的疗效。

第二节　脑卒中吞咽功能障碍评定

吞咽功能障碍评定是通过患者及家属主诉吞咽异常的情况，相关既往史以及有关的临床检查和物理观察，来确定是否存在吞咽困难、误吸、营养供给不足等情况。根据障碍评估结果，制定合适的治疗方案。吞咽障碍筛查的基本流程如下图所示（图8-1）。

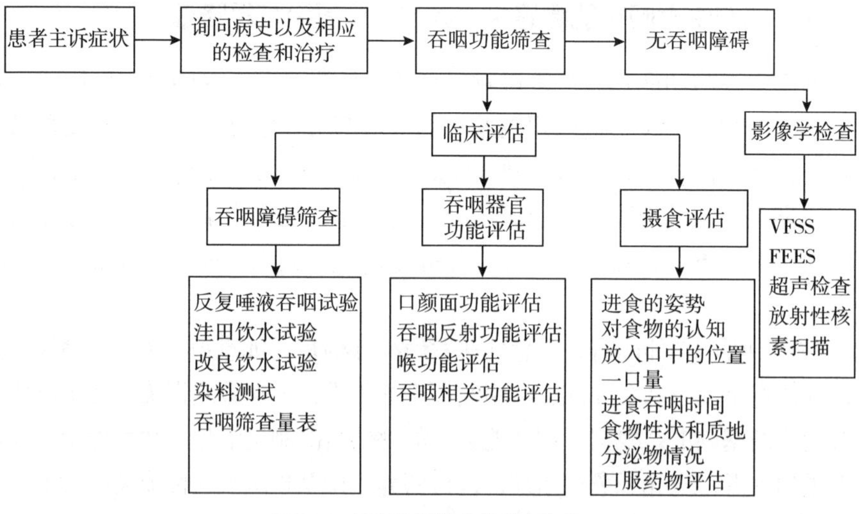

图8-1　吞咽障碍筛查的基本流程

一、临床评估

（一）吞咽障碍筛查

1.反复唾液吞咽试验（repetitive saliva swallowing test，RSST） 患者取坐位，或者放松体位，检查者把示指放在患者的甲状软骨上缘处，让其进行快速反复吞咽，观察30秒内喉结越过示指的次数，如果患者口干无法吞咽时，可注入少许水让其吞咽。老年者30秒内吞咽次数不应少于3次。

2.洼田饮水试验（water swallowing test，WST） 患者取坐位或半卧位，先让患者单次喝下3~5ml水，观察有无问题，再让患者像平常一样喝下30ml温水，观察有无呛咳和饮水状况。饮水状况包括含饮、啜饮，边饮边呛、水从口角流出、谨慎表情等。分级如下：

（1）1级：可一次喝完，无呛咳。

（2）2级：分两次以上喝完，无呛咳。

（3）3级：能一次喝完，有呛咳。

（4）4级：分两次以上喝完，且有呛咳。

（5）5级：常常呛咳，难以全部喝完。

判断标准：正常：5秒内完成，1级；可疑：5秒以上完成，1~2级；异常：分级在3、4、5级。每次喝水一茶匙，连续两次均呛属异常。

3.改良饮水试验（modified water swallowing test，MWST）针对患者不同情况，选用7种不同的饮水试验进行筛查测试。

（1）方法1：若患者意识状态差，自主咳嗽减弱；饮水后有呛咳或声音存在异常；限时饮水试验阳性反应。有任意一种则存在吞咽障碍风险。

（2）方法2：若患者意识状态好，自主咳嗽正常，让其维持坐位，给5ml水，让其喝下。如没有呛咳，给予一杯水正常饮一口。如果有呛咳，则认为存在吞咽障碍风险。

（3）方法3：分两个阶段进行：①第一阶段：让患者每次喝下5ml水，三次共15ml，如果有两次发生呛咳，或吞咽后声音异常可判断有吞咽障碍风险；如果没有呛咳就进行第二阶段；②第二阶段：让患者在2分钟内饮完60ml水，如果出现呛咳或吞咽后声音异常也可判断存在吞咽障碍风险。

（4）方法4：患者意识清醒，能坐起自己拿杯子饮水。给予90ml水让其饮用，观察吞咽过程中是否有呛咳或吞咽完1分钟后有咳嗽，或者吞咽之后声音异常，判断存在吞咽障碍风险。

（5）方法5：让患者保持坐位，给予3ml冰水含在口中，观察口的运动。然后让其吞咽，观察有无呛咳，吞咽延迟（大于2秒），喉上抬差，声音异常，表情痛苦，口腔残留等异常表现。如无异常，让其吞咽两次5ml冰水。若仍然正常，让其吞咽50ml冰水。如若测试过程中出现任何一种异常表现，判断存在吞咽障碍风险。

（6）方法6：存在下列情况一项或多项，则判断存在吞咽障碍风险。①双侧脑卒中；②脑干卒中；③脑卒中急性期的肺炎史；④进食引起的咳嗽或90ml饮水试验出现咳嗽；⑤不能完成进食的一半食物；⑥进食时间长；⑦准备实施非口进食计划。

（7）方法7：保持口腔湿润，让其空吞咽，观察一定时间内空吞咽的次数，30秒内少于2~3次判断为吞咽障碍异常。

4.染料测试 患者可以利用蓝色或绿色食用染料混合食物，吞咽后观察，对于气管切开患者用吸痰器在气管套管抽吸，吸出物中是否有染料食物。若咳出或吸出有染料的食物，应做吞咽造影检查，如稍后才咳出或抽出有颜色的分泌物，就不一定是误吸所致，应考虑是假阳性。

5. EAT-10吞咽筛查量表（eating assessment tool-10，EAT-10）（表8-1）

表8-1 EAT-10吞咽筛查量表

问题		程度评分				
1	我的吞咽问题已经使我体重减轻	0	1	2	3	4
2	我的吞咽问题影响到我在外就餐	0	1	2	3	4
3	吞咽液体费力	0	1	2	3	4
4	吞咽固体费力	0	1	2	3	4
5	吞咽药片（丸）费力	0	1	2	3	4
6	吞咽有疼痛	0	1	2	3	4
7	我的吞咽问题影响到我享用食物的快感	0	1	2	3	4
8	我吞咽时有食物卡在喉咙里	0	1	2	3	4
9	我吞咽有时会咳嗽	0	1	2	3	4
10	我吞咽时感到紧张	0	1	2	3	4

注：将每一题的数字选项写在后面的方框，回答表中问题处于什么程度。0没有，1轻度，2中度，3重度，4严重。

结果与建议：总分最高10分，如果EAT-10的每项评分超过3分，将可能在吞咽的效率和安全方面存在问题，建议作进一步的吞咽检查和/或治疗。

6.功能性经口摄食量表　功能性经口摄食量表（functional oral intake scale，FOIS）通过评估患者是否需要管饲，对所进食食物质地的要求等进行经口摄食能力的分级（表8-2）。

表8-2　功能性经口摄食分级（FOIS）评定

1级：不能经口进食
2级：依赖管饲进食，最小量地尝试进食食物或液体
3级：依赖管饲进食，经口进食单一质地的食物或液体
4级：完全经口进食单一质地的食物
5级：完全经口进食多种质地的食物，但需要特殊的准备或代偿
6级：完全经口进食不需要特殊的准备，但有特殊的食物限制
7级：完全经口进食没有限制

（二）吞咽器官功能评估

1.口颜面功能评估　对口颜面从上至下，由外向里观察，观察唇及两颊黏膜有无破损，唇沟和颊沟是否正常，硬腭的结构，软腭和悬雍垂的体积，腭、舌咽弓的完整性，舌的外形及表面是否干燥、结痂、瘢痕，牙齿及口腔分泌物状况等。对唇、颊、颌、舌、软腭进行运动及感觉功能检查。

（1）唇、颊运动：观察静止状态唇沟位置是否偏移，唇肌是否萎缩，是否流涎，能否闭唇鼓腮，交替重复发出“u”和“i”音。

（2）颌的运动：观察下颌张口闭口幅度，咬合力度，能否进行抗阻运动。

（3）舌的运动：观察静止状态下舌是否偏移，舌的伸缩、左右交替、上抬等主动、抗阻运动。

（4）软腭的运动：发“a”音，观察软腭是否上抬，说话时是否有鼻漏气。

2.吞咽反射功能评估

（1）咽反射：通过用冰冻小棉签儿触碰硬腭与软腭的交界处或软腭与悬雍垂的下缘，看是否会引起软腭向上、向后的运动，来判断咽反射的强弱。

（2）呕吐反射：用冰冻小棉签触碰舌面、舌根和咽后壁，观察咽后壁和软腭是否能对称收缩，如果咽后壁收缩不对称，怀疑单侧肌无力。

（3）咳嗽反射：人体本身自我保护而做出的一种应激性咳嗽反应。观察患者自主咳嗽和受刺激后的咳嗽反应。如果咳嗽反射减弱或者消失，容易导致误吸或者吸入性肺炎。

3.喉功能评估　通过观察患者讲话时的声音来判断其音质、音量及音调的变化、发音控制的能力或范围。吞咽时主动的咳嗽或喉部的清理、吞唾液时喉部的处理以及喉上抬的能力等。

音质/音量的变化：让患者持续发“a”音，观察其发音的变化。如声音嘶哑且音量低，声带闭合差，在吞咽时容易引起误吸。

发音控制/范围：与患者交谈，观察其音调和节奏等变化。如声音震颤，节奏失控，说明喉部肌群协调性差，在吞咽时协调性会受到影响。

主动的咳嗽和喉部的清理：让患者自主咳嗽，观察其咳嗽力度。如咳嗽力度弱，吞咽时喉部清理不净，有食物残留。

吞唾液时喉部的处理：观察患者有无流涎，询问其家属是否经常呛口水，如有此状况，吞咽时易产生误吸或隐性误吸。

喉上抬：通过空吞咽来检查喉上抬的幅度。治疗师将手放于患者下颌下方，手指张开，示指轻放于下颌骨下方，中指放于舌骨处，环指放于甲状软骨的上缘，小指放于甲状软骨下缘。告知患者做吞咽动作，感觉甲状软骨上缘是否能触碰到中指来判断喉上抬的能力（吞咽时，正常甲状软骨上下幅度约2cm）。

4.吞咽相关功能评估　应用改良版曼恩吞咽能力评估量表（modified Mann assessment of swallowing ability，MMASA）（见附录1-8）进行评估，此量表包括意识、认知力、理解力、语言能力、呼吸功能及口咽期吞咽评估等24个方面来判断患者的严重程度对其评分。

（三）摄食评估

在患者进食时，通过观察和测试直接评估患者得到进食情况。

1.进食的姿势　观察患者采用何种姿势进食，是否可以端坐位，躯干是否能保持平衡。不能坐位可采取半卧位，头部向上抬至30°以上。

2.对食物的认知　观察患者对食物的认知情况，是否有主动张口的进食意识，能否坚持进食全过程。

3.放入口中的位置　观察患者能否将食物正常送入口中，张口是否正常，食物入口是否顺畅，是否有食物漏出。

4.一口量　评估一次安全进食和食物量，一般从2~6ml开始，保证其吞咽过程中能安全地运送食团，残留量少。

5.进食吞咽时间　观察记录一次吞咽的时间和一餐的时间。

6. 食物性状和质地 食物性状和质地决定吞咽的难易程度，评估患者适合什么样的食物，或进食什么样的食物出现呛咳。

7. 分泌物情况 观察患者唾液分泌量是否正常，可否与食物充分搅匀形成食物团。观察进食后痰液是否增多，咳出的痰液是否有食物。

8. 口服药物评估 观察患者是否可以正常服用各类药品（片剂、胶囊剂、水剂），根据实际情况，给出适宜的替代剂型和方法。

摄食–吞咽功能进行等级评定如表8–3所示。

表8-3 摄食－吞咽功能等级评定

等级	评定内容
Ⅰ重度：法经口腔进食，完全辅助进食	1. 吞咽困难或无法进行，不适合吞咽训练
	2. 误咽严重，吞咽困难或无法进行，只适合基础性吞咽训练
	3. 条件具备时误咽减少，可进行摄食训练
Ⅱ中度：经口腔和辅助混合进食	4. 可以少量、乐趣性地进食
	5. 一部分（1~2餐）营养摄取可经口腔进行
	6. 三餐均可经口腔摄取营养
Ⅲ轻度：完全口腔进食，需辅以代偿和适应等方法	7. 三餐均可经口腔摄取吞咽食品
	8. 除特别难吞咽的食物外，三餐均可经口腔摄取
	9. 可以吞咽普通食物，但需要临床观察和指导
Ⅳ正常：完全口腔进食，无须代偿和适应等方法	10. 摄食–吞咽能力正常

二、影像学检查

（一）电视荧光吞咽检查（TV fluorescence swallowing study，VFSS）

主要是通过吞咽不同性状的高密度钡剂透视，观察口腔期时舌和颊部是否有食物残留、食团运送速度、会厌软骨是否翻转，咽气梨状窝和会厌软骨是否有食物残留、吞咽过程中是否有误吸，食管期是否感觉阻塞感、是否有反流。通过此项检查可以观察患者吞咽的全过程，以此来有效观察患者的吞咽情况，制定吞咽训练计划。

（二）吞咽纤维内镜检查（fiberoptic endoscopic evaluation of swallowing，FEES）

可在设备屏幕上观察平静呼吸、用力呼吸、咳嗽、说话和吞咽过程中各结构功能状况，了解进食后食物聚集的位置和量，判断是否存在渗漏或误吸。镜头到达鼻咽部时，通过发声和咽唾液来观察患者的软腭和咽后壁的功能。

（三）超声检查

将超声波探头放置在颏下，观察吞咽时口咽软组织的结构和动力、舌的运动功能及舌骨与喉的提升、食物团的运送情况、咽腔侧壁的活动。同时对食物残留情况分析。

（四）放射性核素扫描

通过在食团中加入半衰期短的放射性核素如：锝-99m-二乙三胺五乙酸（99mTc-diethylene triamine pentaacetic acid，99mTc-DTPA），用伽马照相机获得放射性核素浓集图像，对食团的平均转运时间及清除率即吞咽的有效性和吸入量作定量分析，这项技术被广泛地应用于测定各种治疗后的食团清除率。

第三节　脑卒中吞咽功能障碍康复治疗

一、吞咽功能障碍康复治疗目标

脑卒中吞咽功能障碍康复治疗目标：①提高营养的摄入，预防吸入性肺炎的发生；②使吞咽器官重新获得功能，促进患者吞咽功能的恢复；③最大限度帮助患者经口进食的能力，提高患者的生活质量。

二、吞咽功能障碍康复治疗

吞咽功能障碍康复治疗主要包括：口腔感觉刺激治疗、口腔运动治疗、导管球囊扩张治疗、物理治疗、呼吸训练、代偿方法，气道保护方法等。

（一）口腔感觉刺激治疗

口腔感觉刺激治疗是通过口腔综合运动和感觉训练，促进口腔器官的感知正常化的治疗方法，适用于口腔期吞咽障碍的患者。包括冷刺激训练、嗅觉训练、震动训练、K点刺激、气脉冲感觉刺激等，是利用触觉和本体感觉刺激，改善口腔器官的感觉和口周、舌的运动功能。

1.冷刺激训练　采用冰棉棒刺激或用冰水漱口，适用于口腔感觉差的患者。

2.嗅觉刺激训练　采用芳香物质（黑胡椒、薄荷脑等）制成粉末包，让患者反复闻，刺激嗅觉，调节嗅觉和促进嗅觉传递信息。

3.味觉刺激训练　在舌的味觉敏感区给予敏感刺激，可起到增强外周感觉的传入，兴奋吞咽皮质中枢，从而改善吞咽功能的作用。如在舌尖给予甜味刺激；在舌根部给予苦味刺激；在舌体给予咸味与痛觉的刺激；在舌两侧给予酸味刺激。

4.口面部深浅感觉刺激训练　利用改良震动棒对口腔、内颊部、面部及舌部震动刺激，通过振动刺激感觉的传入反射可强化运动传出，改善口腔和颜面运动功能，提高口面部的运动协调能力。

5.气脉冲感觉刺激训练　通过气流冲击刺激口咽腔黏膜，以提高口咽部黏膜敏感性，从而诱发吞咽反射。

6.冰酸刺激训练　在吞咽训练前，对腭舌弓进行冰酸刺激，如使用冰冻柠檬棉签刺激，可提高口咽对食团知觉的敏感度和进食吞咽的注意力，减少口腔过多的唾液分泌，主要适用于味觉感觉差、口腔温度觉差的患者。

7.K点刺激训练　K点位于后磨牙三角的高度，腭舌弓和翼突下颌缝的凹陷处。使用小岛勺或者棉签对K点进行刺激，可促进张口和诱发吞咽反射。主要用于张口困难，认知障碍和理解力下降的患者。

8.深层咽肌神经刺激训练　利用冰冻纱布棒（在压舌板上缠绕纱布蘸水冰冻制成）刺激深层咽肌神经，通过刺激软腭、舌根上部、上咽与中咽缩肌位置，强化咽肌功能，改善咳痰能力，加快吞咽启动速度，达到改善吞咽功能的作用。

（二）口腔运动治疗

1.口腔肌主被动训练　口轮匝肌及面颊肌训练方法，对口轮匝肌、面颊肌进行被动牵拉、按摩，再进行张口、闭口、呲牙、鼓腮等主动训练。舌肌训练方法，抓住舌尖向外拉伸，做前、后、左、右各方向的主动及抗阻运动。如果患者伸舌困难，抓握不住，需要用舌肌训练器来辅助。

2. 舌压抗阻反馈训练　是应用舌压抗阻反馈训练仪治疗，提高舌活动能力的训练方法。

3. 舌制动吞咽法（Masako训练法）吞咽时，通过对舌的制动，使咽后壁向前突运动与舌根部贴近，增加咽腔的压力，加快食团推进。可达到增加舌根的力量、延长舌根与咽喉壁的接触时间、促进咽后壁肌群代偿性向前运动的作用。

4. 抬头训练（Shaker锻炼）目的在于提高食管上括约肌开放的时间和宽度，促进吞咽后因食管上括约肌开放不全而引起的咽部残留食物的清除。

（三）导管球囊扩张治疗

1. 标记和扩张基数测定方法　用适当号数球囊导管经鼻孔或口腔插入食管，确定进入食管并完全穿过环咽肌后，向球囊内注水3~6ml，轻轻上提球囊导管致食管上口有“卡”住感（此处为环咽肌处），并做标记。逐级回抽球囊内的水，缓慢向上牵拉导管致球囊能轻松地滑出患者的环咽肌处。

2. 被动扩张环咽肌方法　将导管插入食管，抽取6~10ml冰水注入导管中形成水球（水球的大小根据患者的功能水平和耐受程度决定），向外牵拉导管，使水球“卡住”环咽肌并固定几秒，帮助扩张狭窄的环咽肌，增加食物入口直径。被动扩张次数根据患者实际情况而定。

3. 主动扩张环咽肌方法　将导管插入食管，向球囊中注入适量的水，一般从3ml开始，每次增加0.5~1ml（球囊大小根据患者环咽肌的开放程度决定），让患者进行主动吞咽，在吞咽过程中将导管缓慢向外拉出，直到球囊被主动吐出，可改善吞咽的协调性和环咽肌功能。

（四）物理治疗

1. 低频电刺激治疗　通过刺激喉部外周运动神经来活化所支配肌肉，强化无力肌肉的运动及感觉刺激，可帮助恢复喉上抬运动控制，提高吞咽功能。在电刺激治疗的同时，患者应配合用力吞咽，效果更佳。目前低频电刺激治疗种类有神经肌肉电刺激、经皮神经电刺激和手持式感应电刺激等方式。

2.非侵入式脑电治疗 主要有经颅磁刺激（rTMS）和经颅直流电刺激（tDCS），是通过改变脑的兴奋性诱导脑的可塑性改变，达到恢复吞咽功能的作用。

（五）呼吸训练

呼吸功能障碍可导致声门关闭不足、声带闭合等功能下降，甚至导致误吸，通过呼吸训练可调节呼吸频率和协调性，改善鼻咽、口咽闭锁不严，防止呛咳、误吸的发生。包括腹式呼吸训练及呼吸训练器练习。

1.腹式呼吸训练 腹式呼吸维持5~10秒，做一次咳嗽。按循序渐进原则，根据患者的实际情况确定训练的次数。

2.呼吸训练器练习 呼气训练，倒置呼吸训练器，让患者鼻子深吸气，用力持续呼气，使球定在最高处。吸气训练，正置呼吸训练器，用力持续吸气，使球定在最高处。

（六）代偿方法

代偿方法是通过对食物、进食体位、进食工具的调整代偿口咽功能，改善食物摄入，而不会改变潜在的吞咽生理的治疗方法。

1.食物调整

（1）液体稠度调整：单纯饮水呛咳的患者，可以加凝固粉（食物增稠剂）将液体调稠，减少呛咳和误吸的风险。

（2）食物质地调整：选择质地密度均匀、黏性适当不易松散的食物如浓流质、稀流质、软食、切碎的食物等，这类食物质地爽滑，通过咽和食管时易变形，且很少在黏膜上残留。

（3）一口量调整：根据患者实际情况，调整每口食物量，一般以5~20ml为宜。以便食团的形成、推送及顺利进入食管。

2.全身姿势调整 通过对患者头部或身体姿势调整，缓解吞咽障碍症状、改善或消除吞咽时误吸的方法。如吞咽时头颈等部位的姿势调整，可使吞咽腔径的大小、通道的走向改变，可降低进食难度，避免残留和误吸。身体姿势调整最好在吞咽造影检查下，先观察有效的吞咽姿势，然后再选取这种有效姿势进行训练。

3.进食工具调整 通过对进食工具调整，以便于准确放置食物和控制量。如饭匙的调整，匙柄要长、厚，容量在5~10ml为宜。另如缺口水杯和易持把柄杯子。

（七）气道保护方法

气道保护方法是指在提高患者口、舌、咽等结构本身运动范围、力度、感觉和运动协调性治疗的同时，避免误吸、保护气道的操作方法。这些方法需要一定技巧，不适用于有认知或严重语言障碍者使用。采用方法如下。

1. 声门上吞咽法　是在吞咽前和吞咽时通过气道关闭，防止食物及液体误吸，吞咽后立即咳嗽，清除残留在声带处食物的气道保护技术。患者需要在清醒放松的状态下完成整个过程，有冠心病的脑卒中患者禁用。

2. 超声门上吞咽法　是在吞咽前或吞咽时，让患者将杓状软骨向前倾至会厌软骨底部并让假声带紧密闭合，使呼吸道入口主动关闭的方法，主要适用于呼吸道入口闭合不足的患者。

3. 用力吞咽法　在吞咽时，增加舌根向后运动的能力，增加口腔和咽腔通道压力，使食团流速加快，并多次干吞，可清除少量剩余在咽喉的食物，并改善会厌软骨清除食团的能力。

4. 门德尔松吞咽法　门德尔松吞咽法由瑞典语言治疗师门德尔松创立，通过被动抬升喉，可以增加环咽肌开放的时间与幅度，延长吞咽时间，改善吞咽后食物残留与误吸。

三、中医药治疗

（一）口服中药汤剂及中成药治疗

口服中药汤剂及中成药治疗，参考国家中医药管理局印发的《中风病（脑梗死）中医诊疗方案（2017年版）》《中风病（脑出血）中医诊疗方案（2017年版）》进行辨证施治（内容详见附录2）。

（二）针刺治疗

处方1：风池（双侧）、翳风（双侧）、完骨（双侧）、风府、金津、玉液、廉泉、天窗（双侧）、天容（双侧）、通里（双侧）、合谷（双侧）。

处方2：翳风（双侧）、上廉泉、完骨、廉泉、咽喉壁、列缺（双）、复溜（双侧）、足三里（双侧）、丰隆（双侧）。

处方3：风池（双侧）、完骨（双侧）、颈1~4夹脊穴。

针刺方法：风池、翳风、完骨、风府：用1.5寸毫针向喉结方向针刺，进针1~1.5寸，用轻手法提插捻转，针感到喉部即可，不留针。金津、玉液：

小号三棱针点刺出血即可。上廉泉、廉泉：用1.5~2寸毫针向舌根方向直刺，用提插捻转中等强度刺激，针感到舌根部即可。天窗、天容用1.5寸毫针直刺，进针1~1.5寸，用提插捻转中等强度刺激，针感到咽喉部即可。通里、合谷：用1寸毫针直刺，进针0.8~1寸，用提插捻转中等强度刺激，有针感即可。咽喉壁点刺；列缺、复溜、足三里常规针刺，用补法；丰隆用泻法。颈1~4夹脊穴直刺1寸左右，用提插捻转中等强度刺激。

以上3组处方可任选1种，或联合应用，或交替使用。留针30分钟，间隔15分钟行针1次。每日1次，两周为1个疗程。

配穴，肝肾阴虚证配三阴交、照海以调补气血，滋养肝肾；肝阳暴亢者配太冲以清肝泻火；风痰阻络证配丰隆；痰热腑实证配支沟；气虚血瘀证配足三里。

其他针法：如项针治疗、头针治疗、耳针治疗、穴位注射治疗、穴位埋线治疗等在临床均有一定疗效。

（三）中药外治

沈阳市第二中医医院研制的中药饮通康喷剂，具有活血通络，通咽利喉的功效，在吞咽治疗前，喷于患者咽部，配合康复训练，取得了较好的临床效果。也有部分患者回家自用，反馈结果，也有一定效果。

第四节　脑卒中吞咽功能障碍康复护理

脑卒中吞咽功能障碍患者因吞咽功能受到影响，无法保障正常饮食的摄入，甚至会导致患者出现误吸等情况。康复护理是在常规护理的基础上，给予以下护理措施。

（一）协助康复医师对患者进行吞咽功能评估，制定相应康复护理措施。

（二）对轻度吞咽功能障碍患者，给予进食指导，以摄食训练和体位训练为主，采用改变食物性状和采取代偿性进食方法，如姿势和手法等改善患者吞咽状况。一般先用糊状或胶状食物进行训练，少量多次，逐步过渡到普通食物。

（三）对于中、重度吞咽障碍患者，遵医嘱给予鼻饲。对于留置胃管的患者，做好留置胃管相关护理的同时，告知患者及家属留置胃管的注意事项。如：鼻饲前，要确定胃管是否在胃内，将床头抬高30°，注食结束30分钟后将床摇平；鼻饲前注入少量温开水且保证每次鼻饲量不超过400ml；有活动义齿的患者要将其取下；做好每日两次口腔护理；鼻饲药物时将其碾碎；鼻饲液温度为38~40℃；鼻饲结束后将胃管开端关好，并做好固定。

（四）保持环境安静、舒适，减少进餐时分散注意力的干扰因素，如关闭电视、收音机等，指导患者进餐时不要讲话，防止误吸。

（五）对于有口腔感染、黏膜损伤、呛咳、误吸、吸入性肺炎风险患者，给予患者预防潜在并发症的护理措施。

（刘　锋　崔敬军　张　娜）

第五节　典型病例

张某，男，45岁，以“右侧肢体活动不利伴吞咽困难1个月”为主诉于2023年7月2日入院。患者于1个月前无明显诱因出现右侧肢体活动不利，吞咽困难，饮水呛咳，头晕、恶心，无呕吐、二便失禁，立即就诊于当地医院，查头颅MRI示：脑干梗死，并收入住院治疗，病情好转出院，遗留右侧肢体活动不利，吞咽困难，饮水呛咳，为进一步康复治疗来诊。入院现症见：右侧肢体活动不利，吞咽困难，饮水呛咳，留置胃管，头晕目眩，口角流涎，痰多而黏，二便正常。查体：神清，双侧瞳孔等大正圆，直径为2.5mm，对光反射灵敏，双侧额纹对称，右侧鼻唇沟浅，咽反射迟钝，伸舌偏右，右侧肢体肌力Ⅲ级，左侧肢体肌力Ⅴ级，肌张力正常，深、浅感觉正常，巴宾斯基征右侧阳性、左侧阴性。舌质暗淡，苔白腻，脉弦滑。

入院诊断

中医诊断：中风-中经络，风痰阻络证。

西医诊断：脑梗死恢复期。

康复诊断：①脑梗死恢复期，吞咽障碍，鼻饲进食；②偏瘫（右侧）；③日常生活部分辅助。

治疗前患者吞咽功能评定结果如下：洼田饮水试验评定5级，功能性经口摄食分级（FOIS）评定为2级，无法经口腔进食，完全辅助进食；呼吸协调能力差，吞咽时屏气困难；吞咽器官评估，唇沟偏移、唇肌萎缩、流涎；咬合无力；舌伸缩、上抬、左右交替不能；软腭无上抬、鼻漏气；咽反射、咳嗽反射、呕吐反射均减弱；喉上抬幅度约1cm。

根据评定结果制定吞咽功能障碍康复治疗目标：①提高营养的摄入，预防吸入性肺炎的发生；②使吞咽器官重新获得功能，促进患者吞咽功能的恢复；③最大限度改善患者经口进食的能力，提高患者的生活质量。

根据评定结果制定吞咽功能障碍治疗方案，包括：中药外治、物理治疗、吞咽功能障碍训练、针刺治疗。

方案实施操作方法如下：先将制备好的中药饮通康喷剂喷于患者咽部，然后使用低频电刺激治疗仪进行吞咽治疗，治疗时将两个极板分别放置于患者颈后第七颈椎处（红）和环状软骨处（蓝），调制模式电流T/R，梯形脉冲t4，脉冲时间1秒，松弛时间3秒，强度调节以患者耐受度为主，以能观察到患者有吞咽动作为最佳，每次治疗时间为20分钟，每日1次。对患者进行口腔肌肉训练，方法是对口轮匝肌、面颊肌进行被动牵拉、按摩，再进行张口、闭口、呲牙、鼓腮等主动训练（每个动作10次/组、每次2组），用舌肌训练器吸住舌尖向外拉伸，做前、后、左、右各方向的运动（每个动作10次/组、每次2组）。冰刺激治疗：使用冰冻纱布棒（在压舌板上缠绕纱布蘸水冰冻制成）刺激深层咽肌。口腔感觉刺激治疗：用冰冻柠檬棉签对腭舌弓进行冰酸刺激（快速刷擦5次/组）：摄食训练：患者取坐位，头部前屈，选择密度均一、有适当黏性、不易松散、容易变形、不易在黏膜残留的食物，如菜泥、果冻、蛋羹等，一口量以3~4ml开始，酌情增加。进食时防止食物残留造成误咽，吞咽和空吞咽交替进行。每次确保完全咽下后再喂第二口，速度不宜过快。当患者发生咳嗽时，应停止喂食，立即将食物排出，如排出食物困难，可采取拍背咳出或吸痰管吸出等方式排出食物，让患者休息半小时以后再试。呼吸训练：吸气训练方法是正置呼吸训练器，用力持续吸气使球定在最高处；呼气训练方法是倒置呼吸训练器，让患者鼻子深吸气，用力持续呼气，使球定在最高处。针刺治疗取穴：风池（双侧）、风府、金津、玉液、廉泉、天窗（双侧）、天容（双侧）、通里（双侧）、合谷（双侧），配穴丰隆（双侧）、足三里（双侧）、太冲（双侧）。针刺方法：风池、风府：用1.5寸毫针向喉结方向针刺，进针1~1.5寸，用轻手法提插捻转，针感到喉部即可，不留针。廉泉：用1.5~2

寸毫针向舌根方向直刺，用提插捻转中等强度刺激，针感到舌根部即可。天窗、天容用1.5寸毫针直刺，进针1~1.5寸，用提插捻转中等强度刺激，针感到咽喉部即可。通里、合谷：用1寸毫针直刺，进针0.8~1寸，用提插捻转中等强度刺激，有针感即可。丰隆、足三里、太冲用1.5寸毫针直刺，进针1.0~1.5寸，用提插捻转中等强度刺激，有针感即可。留针30分钟，间隔15分钟行针1次，每日1次。金津、玉液：小号三棱针点刺出血即可，隔日1次。物理治疗采用高频重复经颅磁刺激治疗，剂量10Hz，90%MT，治疗位置小脑，每次20分钟，每日1次。

经过1个月的治疗，患者吞咽功能明显好转，出院前吞咽功能评定结果如下：洼田饮水试验3级；功能性经口摄食分级（FOIS）评定为5级；吞咽器官评估，唇沟偏移、唇肌萎缩、流涎均改善；张口咬合幅度3cm；舌伸缩、上抬、左右交替均可，可完成部分抗阻运动；软腭可见上抬，鼻漏气有所改善；咽反射及咳嗽反射活跃、呕吐反射仍减弱；喉上抬幅度约2cm；完全经口腔进食，需辅以代偿和适应等方法；呼吸协调能力明显改善，吞咽时可瞬时屏气。

小结：该病例为脑卒中后吞咽功能障碍的患者。治疗前吞咽功能评定为：洼田饮水试验评定5级，功能性经口摄食分级（FOIS）评定为2级，无法经口腔进食，完全辅助进食；呼吸协调能力差，吞咽时屏气困难；吞咽器官评估，唇沟偏移、唇肌萎缩、流涎；咬合无力；舌伸缩、上抬、左右交替不能；软腭无上抬、鼻漏气；咽反射、咳嗽反射、呕吐反射均减弱；喉上抬幅度约1cm。应用中西医结合康复治疗，病证结合，辨证论治，优势互补施治。首先采用中药饮通康喷剂与低频电刺激治疗相结合的方法，中药饮通康喷剂具有通咽利喉的功效，低频电刺激治疗起到刺激喉部外周运动神经来活化所支配的肌肉，强化无力肌肉的运动及感觉刺激，帮助恢复喉上抬运动控制，提高吞咽功能。两种方法的结合可起到相互促进的临床效果；口腔肌肉训练，可提高患者的咀嚼能力；冰刺激治疗，是通过对咽部冰刺激，强化咽肌功能，改善咳痰能力，加快吞咽启动速度，达到改善吞咽功能的目的；口腔感觉刺激治疗，可以提高口咽对食团知觉的敏感度和进食吞咽的注意力，减少口腔过多的唾液分泌；摄食训练，可以提高患者经口进食量；呼吸训练，可以改善患者的呼吸协调能力及屏气能力；本病例为风痰阻络证，针刺治疗，具有通经活络、调畅气血、祛风化痰通络之功，点刺金津、玉液两穴放血可刺激神经，改善局部血液循环，促进舌肌运动能力。重复经颅磁刺激治疗，通过磁场交变产生的感应电场激发产生感应电流，刺激邻近神经组织，从而影响脑内物质代谢和神经电生理活动。临床实践证明小脑重复经颅磁刺激治疗加常规吞咽康复治疗的疗效优于常规吞咽康复治疗。经过1个月的治疗，患者吞咽功能明显好转，出院前吞咽功能康复评定：洼田饮水试验3级；功能性经口摄食分级（FOIS）评定为5级；吞咽器官评估，唇沟偏移、唇肌萎缩、流涎均改善；张口咬合幅度3cm；舌伸缩、上抬、左右交替均可，可完成部分抗阻运动；软腭可见上抬，鼻漏气有所改善；咽反射及咳嗽反射活跃、呕吐反射仍减弱；喉上抬幅度约2cm；摄食－吞咽功能等级评定为轻度，完全经口腔进食，需辅以代偿和适应等方法；呼吸协调能力明显改善，吞咽时可瞬时屏气。治疗前后临床表现及吞咽功能评定结果对比说明，脑卒中后吞咽功能障碍采用中西医结合的康复治疗方法有效。

（赵春华　李　涵）

第九章

脑卒中心理障碍中西医结合康复治疗

第一节　概述

脑卒中心理障碍，是由于脑卒中导致脑组织受损，中枢神经的控制能力减弱，同时疾病事件本身具有很大的突然性，其后果又严重地影响患者的健康、职业和家庭生活，给患者造成巨大的精神创伤和压力。因此脑卒中患者的心理状态会有异常，出现与其他疾病不同的心理改变，主要表现为焦虑和抑郁。脑卒中患者的心理改变属神经心理障碍的范畴。

脑卒中心理障碍，中医学称之为中风病郁证，是指中风病后因脑窍闭阻、神机不运而发生的以情绪低落、兴趣减低、空虚、厌烦、淡漠，认为活着无意义等为主要临床表现的一类病证，是中风（脑卒中）的常见并发症之一，相当于西医学卒中后抑郁，是生物、心理、社会等因素共同作用的结果。卒中后抑郁的发生率约为42%，该病不仅降低患者的生存质量，影响认知能力及神经功能障碍的恢复，而且增加脑卒中的复发、病死及残障风险，同时给患者带来躯体和精神上的痛苦，增加了家庭和社会的负担。

一、脑卒中后常见的心理障碍分期

脑卒中后，因脑损伤的位置、面积不同，疾病恢复过程中心理障碍的临床表现也不同，常见的心理障碍分期如下。

（一）震惊阶段

震惊是患者对疾病打击的即时反应。意外事故发生时患者处于身体的休克和精神麻木之中，对巨大打击表现沉默或无明显反应，本阶段持续数分钟或几天。

（二）否定阶段

由于疾病打击往往来得突然，超出患者的心理承受能力，于是采取心理防卫机制。对自己的病情和可能发生的残疾缺乏认识，没有心理准备，而是认为自己还能完全恢复。否定疾病的现实和可能终生残疾的后果。此阶段可持续数周或数月。

（三）抑郁反应阶段

随着康复治疗的进行，患者逐渐领悟到自己所患的疾病将造成长期或终生残疾，如偏瘫、失语等，这往往使患者感到自己成了家庭和社会的包袱，因而心灰意冷，对前途失去希望。患者表现为心情压抑，极度痛苦哀伤，悲观失望，感到孤独无助。常表现焦虑或愤怒，出现自杀的想法和异常的行为。

（四）对抗独立阶段

患者认识到自身的残疾后，有时会出现心理和行为的倒退，表现对他人依赖过多，自己能干的事也依赖别人（如吃饭、坐起、下床等）。参加康复训练不积极，缺乏积极独立的进取精神。

（五）适应阶段

患者经过上述几个阶段后，逐渐认识到残疾的现实，并且从心理到行为逐渐开始适应，表现出抑郁悲观的情绪好转，行动上积极参加康复治疗，努力争取生活自理，自己争取回归社会。

脑卒中后，以上各心理障碍分期有时无法截然分开，可能交叉出现。

二、脑卒中心理障碍中西医结合康复治疗思路

脑卒中后心理障碍中西医结合康复治疗的原则是病证结合，辨证论治，优势互补。采用药物干预与心理治疗、物理治疗、针刺治疗、灸法相结合的治疗方法，是脑卒中患者心理障碍中西医结合康复治疗的重要手段。当下抗抑郁药是治疗心理障碍的主要药物，临床上能有效解除抑郁心境及伴随的焦虑、紧张和躯体症状，有效率为60%~80%。由于脑卒中后心理障碍患者，多为高龄且伴有各种躯体疾病，大部分脑卒中患者都服用其他药物，而有些

药物同抗抑郁剂合用，在代谢或药物相互作用上会有一些潜在的风险，因此选择用药时应从药物种类、剂量、疗程统筹考虑，在药物干预的选择上，尽可能应用中医中药和非药物方法，制定出符合患者病情的中西医结合心理康复治疗方案。需要强调的是中医药治疗脑卒中心理障碍患者，应该从中风病郁证辨证，谨守肝郁、气滞、血瘀、痰浊等核心病机，充分考虑其“滞、瘀、痰”特点，在此基础上中西医结合，开展辨证论治，以取得好的疗效，使患者更大受益。

第二节 脑卒中心理障碍评定

心理障碍评定是评定心理和行为现象的技术工具，是用较客观的数量化方法，对个体心理差异进行相对的比较和分析的过程，以便做出诊断，确定功能缺失的类型和程度，并以此制定康复治疗方案。

一、脑卒中后抑郁评定

脑卒中后的抑郁状态是一种既不同于抑郁症，又不同于一般抑郁心情的一组症状，主要表现为情绪控制力差、情绪外露、易激惹、冲动，常因一件小事而情绪失控，哭泣、发怒或笑个不停。1960年Hamilton编制了汉密尔顿抑郁量表（Hamilton depression scale，HAMD），是临床上用于评定抑郁状态的最普遍的量表，经过多次修订，版本有17项、21项和24项三种，以下介绍24项版本的汉密尔顿抑郁量表（表9-1）。

表9-1 汉密尔顿抑郁量表

调查内容	选项描述	评分
1.抑郁情绪	0=无； 1=只在问到时才诉述； 2=在谈话中自发地表达； 3=不用言语也可以从表情、姿势、声音或欲哭中流露出这种情绪； 4=患者的自发语言和非言语表达（表情、动作），几乎完全表现为这种情绪	

续表

调查内容	选项描述	评分
2.有罪感	0=无； 1=责备自己，感到自己已连累他人； 2=认为自己犯了罪或反复思考以往的过失和错误； 3=认为目前的疾病是对自己错误的惩罚，或有罪恶妄想； 4=罪恶妄想伴有指责或威胁性幻觉	
3.自杀	0=无； 1=觉得活着没意思； 2=希望自己已经死去，或常想到与死有关的事； 3=消极观念（自杀念头）； 4=有严重的自杀行为	
4.入睡困难	0=无； 1=主诉有时有入睡困难，即上床半小时仍不能入睡； 2=主诉每晚均有入睡困难	
5.睡眠不深	0=没有困难； 1=睡眠浅，多噩梦； 2=半夜（晚12点以前）曾醒来（不包括上厕所）	
6.早醒	0=无； 1=有早醒，比平时早醒1小时，但能重新入睡； 2=早醒后无法重新入睡	
7.工作和兴趣	0=无； 1=提问时才诉述； 2=自发地直接或间接表达对活动、工作或学习失去兴趣，如感到没精打采，犹豫不决，不能坚持或需强迫才能工作或活动； 3=病室劳动或娱乐不满3小时； 4=因目前的疾病而停止工作，住院者不参加任何活动或者无他人帮助便不能完成病室日常事务	
8.迟缓（指思维和言语缓慢注意力难以集中，主动性减退）	0=无； 1=精神检查中发现轻度迟缓； 2=精神检查中发现明显迟缓； 3=精神检查困难； 4=完全不能回答问题（僵木）	
9.激越	0=无； 1=检查时表现得有些心神不定； 2=明显的心神不定或小动作多； 3=不能静坐，检查中曾起立； 4=搓手，咬手指，扯头发，咬嘴唇	

续表

调查内容	选项描述	评分
10. 精神性焦虑	0=无； 1=问及时诉述； 2=自发地表达； 3=表情和言谈流露出明显忧虑； 4=明显惊恐	
11. 躯体性焦虑（指焦虑的生理症状包括口干、腹胀、腹泻、打嗝、腹绞痛、心悸、头痛、过度换气或叹息，以及尿频或出汗等）	0=无； 1=轻度； 2=中度，有肯定的上述症状； 3=重度，上述症状严重，影响生活或需加处理； 4=严重影响生活和活动	
12. 胃肠道症状	0=无； 1=食欲减退，但不需他人鼓励便自行进食； 2=进食需他人催促或请求或需要应用泻药或助消化药	
13. 全身症状	0=无； 1=四肢、背部或颈部沉重感，背痛、头痛、肌肉疼痛，全身乏力或疲倦； 2=症状明显	
14. 性症状（指性欲减退，月经紊乱等）	0=无； 1=轻度； 2=重度； 3=不能肯定，或该项对被评者不适合（不计入总分）	
15. 疑病	0=无； 1=对身体过分关注； 2=反复思考健康问题； 3=有疑病妄想； 4=伴幻觉的疑病妄想	
16. 体重减轻	0=无； 1=一周内体重减轻0.5kg以上； 2=一周内体重减轻1kg以上	
17. 自知力	0=知道自己有病，表现为抑郁； 1=知道自己有病，但归于伙食太差、环境问题、工作过忙、病毒感染或需要休息等； 2=完全否认有病	
18. 日夜变化（如症状在早晨或傍晚加重，先指出哪一种，然后按变化程度评分）	0=无； 1=轻度变化； 2=重度变化	

续表

调查内容	选项描述	评分
19. 人格解体或现实解体（指非真实感或虚无妄想）	0=无； 1=问及时才诉述； 2=自发诉述； 3=有虚无妄想； 4=伴幻觉的虚无妄想	
20. 偏执症状	0=无； 1=有猜疑； 2=有牵连观念； 3=有关系妄想或被害妄想； 4=伴有幻觉的关系妄想或被害妄想	
21. 强迫症状（指强迫思维和强迫行为）	0=无； 1=问及时才诉述； 2=自发诉述	
22. 能力减退感	0=无； 1=仅于提问时方引出主观体验； 2=患者主动表示有能力减退感； 3=需鼓励、指导和安慰才能完成病室日常事务或个人卫生； 4=穿衣、梳洗、进食、铺床或个人卫生均需他人帮助	
23. 绝望感	0=无； 1=有时怀疑“情况是否会好转”但解释后能接受； 2=持续感到“没有希望”但解释后能接受； 3=对未来感到灰心、悲观和绝望，解释后不能排除； 4=自动反复诉述“我的病不会好了”或诸如此类的情况	
24. 自卑感	0=无； 1=仅在询问时诉述有自卑感（我不如他人）； 2=自动诉述有自卑感（我不如他人）； 3=患者主动诉述“我一无是处”或“低人一等”，与评2分者只是程度的差别； 4=自卑感达妄想的程度，如“我是废物”或类似的情况	

汉密尔顿抑郁量表评定方法：应由经过培训的两名评定员对被评定者进行HAMD联合检查。一般采用交谈与观察的方式，待检查结束后，两名评定员分别独立评分，再汇总。

汉密尔顿抑郁量表评定标准：HAMD大部分项目采用0~4分的5级评分法：（0）无，（1）轻度，（2）中度，（3）重度，（4）很重。少数项目评分为0~2分的3级评分法：（0）无，（1）轻~中度，（2）重度。

汉密尔顿抑郁量表结果解释：分界值：按照Davis JM的划分，总分超过

35分，可能为严重抑郁；超过20分，可能是轻或中等的抑郁；如小于8分则没有抑郁症状。

二、脑卒中后焦虑评定

（一）焦虑自评量表（self-rating anxiety scale，SAS）

焦虑自评量表（SAS）（表9-2）是一种分析患者主观症状的相当简单的临床工具，经与相关的量表比较，其信效度较高。填表注意事项：请被评定者仔细阅读表中20条文字，然后根据最近一周的实际感觉，在适当的数字上画一个勾。每一条有四个选项，“A”表示没有或很少时间，“B”表示少部分时间，“C”表示相当多时间，“D”表示绝大部分时间，“E”由工作人员填写。

表9-2　焦虑自评量表（SAS）

题目	A	B	C	D	E
1.我觉得比平时容易紧张或着急	1	2	3	4	
2.我无缘无故地感到害怕	1	2	3	4	
3.我容易心里烦乱或觉得惊恐	1	2	3	4	
4.我觉得我可能将要发疯	1	2	3	4	
5.我觉得一切都很好也不会发生什么不幸	4	3	2	1	
6.我手脚发抖打颤	1	2	3	4	
7.我因为头痛颈痛和背痛而苦恼	1	2	3	4	
8.我感觉容易衰弱和疲乏	1	2	3	4	
9.我心平气和并且容易坐着	4	3	2	1	
10.我觉得心跳得很快	1	2	3	4	
11.我因为一阵阵头晕而苦恼	1	2	3	4	
12.我有晕倒发作或觉得要晕倒似的	1	2	3	4	
13.我吸气呼气都感到很容易	4	3	2	1	
14.我的手脚麻木和刺痛	1	2	3	4	
15.我因为胃痛和消化不良而苦恼	1	2	3	4	
16.我常常要小便	1	2	3	4	
17.我的手脚常常是干燥温暖的	4	3	2	1	
18.我脸红发热	1	2	3	4	
19.我容易入睡并且一夜睡得很好	4	3	2	1	
20.我做噩梦	1	2	3	4	

注：记分：正向计分题A、B、C、D按1、2、3、4分计；反向计分题按4、3、2、1计分，反向计分题号：5、9、13、17、19。

评定结果分析：焦虑自评量表的主要统计指标为总分。用初分乘1.25以后取整数部分，就得到标准分，或用查表法作相同的转换。50分以下，无明显焦虑；50~59分，轻度焦虑；60~69分，中度焦虑；69分以上，重度焦虑。

（二）汉密尔顿焦虑量表

汉密尔顿焦虑量表（Hamilton anxiety scale，HAMA）（表9-3），由Hamilton于1959年编制，是由医生评定的量表，主要用于评定患者的焦虑症状严重程度。在效度上，HAMA能很好地反映焦虑状态的严重程度。同时能很好地评价治疗效果，以及比较治疗前后症状变化，在精神科中应用较为广泛。HAMA包括14个项目，由经过培训的两名评定员对被评定者进行联合检查，采用交谈与观察的方式，待检查结束后，两名评定员各自独立评分。

表9-3　汉密尔顿焦虑量表

项目	症状表现	无	轻	中	重	极重
1.焦虑心境	担心、担忧，感到有最坏的事将要发生，容易激惹	0	1	2	3	4
2.紧张	紧张感、易疲劳、不能放松。情绪反应，易哭、颤抖、感到不安	0	1	2	3	4
3.害怕	害怕黑暗、陌生人、一人独处、动物、乘车或旅行及人多的场合	0	1	2	3	4
4.失眠	难以入睡、易醒、睡得不深、多梦、夜惊、醒后感疲倦	0	1	2	3	4
5.认知功能	或称记忆、注意障碍，注意力不能集中，记忆力差	0	1	2	3	4
6.抑郁心境	丧失兴趣、对以往爱好缺乏快感、抑郁、早醒、昼重夜轻	0	1	2	3	4
7.躯体性焦虑（肌肉系统）	肌肉酸痛、活动不灵活、肌肉抽动、肢体抽动、牙齿打颤、声音发抖	0	1	2	3	4
8.躯体性焦虑（感觉系统）	视物模糊、发冷发热、软弱无力感、浑身刺痛	0	1	2	3	4
9.心血管系统症状	心动过速、心悸、胸痛、血管跳动感、昏倒感、心脏搏动脱漏	0	1	2	3	4
10.呼吸系统症状	胸闷、窒息感、叹息、呼吸困难	0	1	2	3	4
11.胃肠道症状	吞咽困难、嗳气、消化不良（进食后腹痛、腹胀、恶心、胃部饱感）、肠动感、肠鸣、腹泻、体重减轻、便秘	0	1	2	3	4

续表

项目	症状表现	无	轻	中	重	极重
12.生殖泌尿系统症状	尿意频数、尿急、停经、性冷淡、早泻、阳痿	0	1	2	3	4
13.自主神经系统症状	口干、潮红、苍白、易出汗、起鸡皮疙瘩、紧张性头痛、毛发竖起	0	1	2	3	4
14.会谈时行为表现	一般表现：紧张、不能松弛、忐忑不安、咬手指、紧紧握拳、摸弄手帕、面肌抽动、不宁顿足、手发抖、皱眉、表情僵硬、肌张力高、叹气样呼吸、面色苍白； 生理表现：吞咽、打嗝、安静时心率快、呼吸快（20次/min以上），腱反射亢进、震颤、瞳孔散大、眼睑跳动、易出汗、眼球突出	0	1	2	3	4

注：0无症状；1轻微；2中等；3较重；4严重。

评定结果分析：分界值为14分；总分超过29分，可能为严重焦虑；超过21分，肯定有明显焦虑；超过14分，肯定有焦虑；超过7分，可能有焦虑；如小于7分便没有焦虑症状。

第三节　脑卒中心理障碍康复治疗

一、心理障碍康复治疗目标

心理障碍康复治疗目标：①改变患者自身存在的对健康不利的观点和行为；②促进患者过渡到适应阶段，积极参加康复治疗，努力争取生活自理，争取回归社会。

二、心理障碍康复治疗

心理治疗是运用心理学的原则和方法，治疗患者认知、情绪、行为等方面问题的过程。心理治疗的种类：依据心理学的主要理论与治疗实施要点，心理治疗可以分为分析型心理治疗、认知型心理治疗、支持型心理治疗、行为型心理治疗、人际关系型心理治疗等多种，按照心理治疗的方式又可分为个人心理治疗、夫妻治疗、家庭治疗、集体治疗等。按时间长短则可分为长期心理治疗、短期与限期心理治疗等。在临床上经常混合应用。

（一）心理障碍康复治疗的注意事项及要求

1.治疗环境的注意事项及要求　治疗室面积大小应适中，办公用品简单、整洁，桌面尽量减少物品；环境应相对安静，室内光线要适中；墙面洁净，不粘贴绘画；尽量安排患者面对门口，可增加安全感。

2.医务人员应注意的事项

（1）要着装整齐，表情自然，态度要和蔼可亲；

（2）要认真倾听患者的表述，让患者有被重视感，如患者不主动讲话，医生可转换话题，询问其他的问题如其他病症、职业、家庭等；要仔细观察患者，特别要注意谈话内容，尽量把那些难为情的事，让患者当作理所当然的事来谈，尽量淡化问题，使患者觉得这种问题不只是他有，别人也会有，不可过急地下结论，让患者自己确定谈话进程；

（3）尽量当场少做记录，不仅妨碍观察患者，也使患者产生被记录下来的印象；

（4）若发现患者有意隐瞒情况，必须要向家属了解时，要慎重，不要引起患者误解。

（二）心理障碍康复治疗

1.精神分析法　经典精神分析治疗（classical psychoanalytic therapy）是19世纪90年代由弗洛伊德创立的。精神分析治疗是根据精神分析理论，运用精神分析技术，对患者潜意识的心理冲突和不成熟的防御方式进行理解和调整，从而达到缓解症状，促进人格成熟的目的。基本技术包括自由联想、释梦、阻抗、移情与反移情、解释、修通、见诸行动。

（1）自由联想（free association）：是精神分析中最重要的技术。治疗师鼓励患者尽量自由地、无拘束地把自己的思想说出来，无所谓对错与逻辑性，不要有任何隐瞒，特别是那些他不想说的，或者不好意思说的事情。自由联想既能起到情绪宣泄的作用，更是治疗师进行分析的重要途径。

（2）释梦（dream interpretation）：梦是被压抑的潜意识的愿望的满足途径之一。梦可分为显梦和隐梦。显梦是梦的可感知部分，隐梦是潜意识的冲突和愿望。释梦就是要连接显梦和隐梦，即通过显梦分析其背后的隐意，分析其背后的潜意识冲突和愿望。理解梦是理解来访者潜意识冲突和愿望的重要途径。

（3）阻抗（resistance）：是对分析的进展、分析师和分析性方法及过程起反作用的反向力量，即阻碍患者的自由联想、妨碍患者试图回忆和对领悟的理解领会、针对患者的合理化自我及想改变的愿望起反作用的力量。阻抗也可被理解为防御机制在治疗中的表现。一切妨碍治疗进行和损害治疗关系的言行都是阻抗。治疗师的重要任务之一就是识别并帮助来访者克服阻抗，使来访者释放被压抑的冲突和情感，取得治疗效果。

（4）移情与反移情：移情（transference）是在潜意识中将过去经历在现时中重现的结果，且移情为内在冲突投射和外化的结果，与自我理想化和超我有关。移情具有两个特点，即对过去的重复和与现时的不相适宜。反移情（counter-transference）是治疗师对来访者本人所产生的潜意识反应及相关移情的总和，包括了分析师的人格中可能影响治疗的一切因素，可被理解为对另一人的移情反应。反移情的意义有：①在自我体验中确认反移情以使治疗中的移情成分凸显得更加清楚；②明确反移情相当于可以利用曾经是潜意识的成分去探测患者的潜意识成分；③反移情常带有情感的成分，作为潜意识的部分，它也可为治疗师利用来了解自己的潜意识。

（5）解释（interpretation）：是精神分析治疗过程中，治疗师对来访者的表达和行为的潜意识意义进行推断。解释可以使潜意识的意义、资源、经历、模式和特定心理事件的原因变为意识，帮助来访者将潜意识层面的冲突上升到意识层面加以理解。

（6）修通（working through）：是来访者由领悟到产生思想、行为改变的过程。

（7）见诸行动（acting out）：是指各种以行动的方式而不是以语言的方式来表达潜意识的冲突。

2.行为治疗　行为疗法是20世纪50年代发展起来的一种有效的心理疗法，又叫行为矫正。是基于实验心理学的成果，帮助患者消除或建立某些行为，从而达到治疗目的的医学技术。行为主义理论认为，人的心理病态和各种躯体症状都是一种适应不良的或异常的行为，是在以往的生活经历中，通过“学习”过程而固定下来的，同样可以通过“学习”来消除和纠正。

在治疗过程中要注意，治疗者与患者之间应建立良好的关系；辨别不适应行为得以保持下来的条件；选择最有效的方法促进行为改变；详细解释、说明治疗方法，以便获得患者的合作。让患者清楚症状是如何产生和发展的，改善症状应做些什么，强调患者的长处，增强患者的自信和提高自我评价。对新的积极行为给予明确、适宜的夸奖和鼓励，不适应行为予以惩罚，以奖励为主。以改变对患者起作用的强化方式来改变其行为。

行为疗法常用的治疗技术有：系统脱敏疗法、冲击疗法、厌恶疗法、消极练习法、认知行为疗法和娱乐疗法。

（1）系统脱敏疗法：系统脱敏疗法是一种以渐进方式克服神经症焦虑习惯的技术。焦虑反应与松弛反应是互相抑制的，当患者面临一种较弱的引起焦虑的刺激时，让患者产生一种抑制焦虑的放松状态。当能够忍受较弱的刺激以后，再逐渐增加刺激的强度，直到最强的刺激也不能引发焦虑为止。通过焦虑刺激与松弛反应多次结合，逐步减轻对焦虑刺激的敏感性，这种治疗机制也称为交互抑制。

实施系统脱敏疗法时，首先评定主观不适单位，让患者按一定的标准评定自己的主观感觉。给自己不同情景中的心情一个较为恰当的评分。再让患者细心体会什么是紧张，什么是放松。领会了紧张与放松的主观感觉之后，才宜进行放松训练。最终要求受训者能在日常生活环境中可以随意放松，达到运用自如的程度。放松训练也可借助各种生物反馈仪，设计不适层次表，让患者评定各种刺激因素的主观不适单位，并依次将各种刺激因素排列成表。刺激因素的确定和排次要得到患者认可，不适层次表的设计关系着治疗的快慢和成败。完成上述准备工作后进行系统脱敏，让患者想象，松弛，再想象，再松弛，如此重复多次之后，患者在想象中面对刺激因素时的紧张感觉会逐步减轻。最终，患者示意在想象中已不再紧张，即算完成一级脱敏。然后逐步升级。在系统脱敏期间和之后，应不断在现实生活中演习。只有当新建立的正常反应迁移到日常生活中后，脱敏才算成功。

（2）冲击疗法：冲击疗法也称满灌疗法，治疗理论认为让患者持久地暴露在惊恐因子面前，其惊恐反应终究会自行耗尽。

治疗前，先向患者详细地介绍冲击疗法的原理和过程，尤其要如实地告诉患者在治疗中必须付出的痛苦代价。患者及其家属同意后，应在治疗协议上签字，再进行必要的体格检查和详细的精神状况检查，排除心血管疾病、内分泌疾病及癫痫等疾病，重点排除严重精神病。

冲击疗法主要用于治疗恐怖症，也可用于治疗某些强迫症。优点是方法简单，疗程短，收效快。缺点是它忽视了患者的心理承受能力，患者痛苦大、实施难。与系统脱敏疗法的对照研究表明，此法不宜滥用和首选。

（3）厌恶疗法：厌恶疗法是一种通过轻微的惩罚来消除适应不良行为的方法。当患者的不适行为即将出现或正在出现时，施加一个可带来一定痛苦的刺激（也叫负性条件），如催吐药物、针刺或没有危险的电击，使患者产生厌恶的主观体验。经过反复实施，不适行为和厌恶体验就建立了条件联系。以后凡当患者欲实施或实施这一不适行为时，便会产生厌恶体验。为了避免这种厌恶体验，患者只有放弃或中止原有的不适行为。

负性条件可以是痛苦性的刺激，也可以是治疗者否定性的态度（皱眉、摇头、训诫），是剥夺患者的某些舒服行为（如不准看电视）。负性条件的选择事先要征得患者和家属的同意，不能造成患者太大的伤害。厌恶疗法是目前尚有争议的疗法，应该在严格控制下使用。

（4）消极练习法：消极练习法与厌恶疗法不同，它并未给患者附加一个另外的痛苦的刺激；它与冲击疗法也不一样，它要求患者重复完成的正是他原来嗜好的行为。消极练习法是因多次重复一个动作后引起的积累性抑制。

（5）认知行为疗法：经典的行为疗法只强调行为的变化，而很少关注认知过程。实际上行为的变化，会伴有认知的改变。认知与行为不仅常常结伴而行，也可互为因果。所以矫正行为应与矫正认知相结合。

（6）娱乐疗法：娱乐疗法是通过娱乐活动的方式增进身心健康的心理治疗方法。娱乐活动形式多样，如听音乐、看电影、看电视、看戏剧表演、跳舞、游戏、下棋、打牌、游园等。娱乐疗法对心理有多方面影响，可以抒发情感、改善心境、消除紧张、提高自信。实施时应本着自愿参加的原则，内容的安排要因人而异，要考虑患者的兴趣、爱好。

3. 患者中心疗法　患者中心疗法是心理治疗的主要方法之一。是由美国心理学家罗杰斯于20世纪40年代创立的心理疗法。该疗法故意弱化对心理病理的关注，认为心理障碍是成长过程受阻碍的结果。基本技术包括真诚、无条件积极关注和共情。

（1）真诚（genuineness）：是指治疗师以“真实的我”出现。在治疗过程中的表现应与其在现实生活中的表现一样坦率，不以专家的角色高高在上，而是和患者平等、坦诚地相处，使就诊患者不怀疑治疗师有任何保留，就能使就诊者发生内在的改变，并向建设性方向转化。

（2）无条件积极关注（unconditional positive regards）：指治疗师不加评判地接纳和尊重患者。治疗师对患者的接纳与关怀是无条件的，创造一种有利于患者转变自我概念的气氛，相信他们有改变和成长的能力。

（3）共情（empathy）：指治疗师站在患者角度，准确而敏感地理解他们的感受和体验及其意义，并反馈给对方。目的是使患者感到被接纳和理解，鼓励患者与治疗师沟通，深入了解自己，并认识和解决自身不协调之处。

4.理性情绪疗法　理性情绪疗法（rational-emotive therapy，RET）是由美国心理学家阿尔伯特·艾利斯于20世纪50年代创立的。他认为人的情绪和行为障碍不是由某一激发事件直接引起，而是由经受这一事件的个体对它不正确的认知和评价引起的信念，最后导致其在特定情景下的情绪和行为后果。RET使患者学会合理的思维方式，放弃不合理的信念。通过改变患者的认知来达到消除或减轻症状的目的。

人们对客观事物的思维和认识是决定人们情绪反应和行为的关键。通常认为，人们的情绪反应和行为是直接由诱发事件引起的。但RET理论认为，诱发事件只是引起情绪反应的间接原因，而人们对诱发事件的看法和解释才是引起人们情绪反应的直接原因。人们对社会中所发生的一切事件不外有两种信念，即合理的信念和不合理的信念。所谓信念就是人们对所发生的事件的看法、理解和评价。如果合理的信念占主导地位，即对所发生的事情有比较积极的正确认识，人们则会采取正确的态度、有效的措施处理问题，所产生的情绪反应也是比较积极满意的；如果不合理信念占主导地位，则会产生一系列不良的情绪反应，处理问题的态度也是消极的，效果往往也是不令人满意的。

RET的关键是由心理学家对患者的不合理信念进行分析、说服和争辩，使不合理信念改变为合理的信念，由此恢复正常的情绪反应和行为后果。该疗法基本分为四个阶段：心理诊断阶段、领悟阶段、修通阶段和再教育阶段。

（1）心理诊断阶段：弄清患者情绪障碍的原因，确定问题所在，制定治疗目标，消除不合理的情绪和行为。

（2）领悟阶段：帮助患者认识到以下三方面：①认识是他们的信念引起情绪和行为；②使他们感到对自己的情绪负有责任；③领悟到只有改变不合理的信念才能减轻以至消除他们目前存在的各种症状。

（3）修通阶段：采用多种方法使患者真正认识到他们的信念是荒谬、不现实、不合逻辑、站不住脚的，使其放弃这些不合理的信念，代之以合理的信念，达到减轻以至消除症状的目的。患者的许多信念是多年形成的思维方式推理所得，此阶段是对惯用的思维方式的挑战。

（4）再教育阶段：帮助患者巩固治疗成果，进一步摆脱旧有的不合理的信念和思维方式，使新的信念、思维方式得到强化。

5.认知疗法　认知疗法（cognitive therapy）是根据认知过程，影响情感和行为的理论假设，通过认知和行为技术来改变患者的不良认知的一类心理治疗方法的总称。是心理治疗中常用的方法。基本观点是，认知过程及其导致的错误观念是行为和情感的中介，适应不良行为和情感与适应不良认知有关。所谓认知一般是指认识活动或认识过程，包括信念和信念体系、思维和想象。具体来说，“认知”是指一个人对一件事或某对象的认知和看法，对自己的看法，对人的想法，对环境的认知和对事的见解等。例如：同样的一所医院，小孩可能依自己的认识和经验，把它看成是一个“可怕的场所”，不小心就会被打针；一般人会看成是“救死扶伤”之地，可帮其“减轻痛苦”；而有些老年人则可能把医院看成是“进入坟墓之门”。所以，关键不在“医院”客观上是什么，而是被不同的人认知或看成是什么，不同的认知就会产生不同的情绪，从而影响人的行为反应。认知行为疗法是通过改变思维和行为的方法来改变不良认知，消除不良情绪和行为的心理治疗方法。具体方法如下。

（1）采用探讨式的态度，直接或间接向患者提出一些特定的问题，鼓励患者谈出自己的看法，将他引导到一个特定的问题范围，显示出他的错误观念，建立患者病态的认知模型。

（2）通过特定的问题，使患者注意到被他忽略的经验，正是这些经验为患者当前的情绪和行为反应提供了认知基础。

（3）辨认错误观念的认知过程，因为这个过程一般是自动产生的。治疗的目的是瓦解处于中心深层的错误观念。方法是从边缘表层开始逐步靠近中心，揭示深层最后瓦解它。

（4）认知过程发生错误，会导致错误的观念，继而产生不适应的行为和情绪。需要矫正特定的认知过程，用正确思维方式产生的适应观念代替错误观念，最终使其行为和情绪适应社会生活。

（5）不仅要使患者从观念上认识到自己的思维错误，还将行为治疗技术与患者的认知问题结合起来。把经过矫正的认知元素放回到行为、情绪反应的整体中，使观念与情绪行为有机地结合在一起，恢复适应的情绪和行为。

（6）认知疗法适用范围很广，RET和行为治疗的关键一环也是纠正认知。具体选用哪种方法要看主要症状。情绪障碍表现明显采用RET，行为适应不良为突出症状用行为疗法，认知障碍为关键问题可用认知疗法。

6.支持治疗　支持性心理治疗起源于20世纪初，是一种相对精神分析来说，治疗目标更为局限的治疗方法，是心理治疗的基本工作。主要目标是帮助患者学会应对症状发作，以防止更为严重的心理疾病的出现。治疗重心是充分应用治疗者的经验和知识去帮助患者，弥补其缺点、弱处。尽量支持、发挥患者的潜能，增加信心与勇气去面对危机。

具体治疗方法：支持与鼓励，让患者了解治疗者会支持帮助他去应付各种困难，渡过难关。帮助患者看到自己的长处与优点，恢复自信心；细听倾诉，有些人心里有许多痛苦、怨恨、羞耻的事不敢告诉别人，藏在心里很难受，心理治疗的目的就是希望患者有机会倾诉内心的痛苦和烦恼，减少心理负担；说明与指导，有的人因缺少知识，或受不正确观念的影响产生无谓的烦闷苦恼。心理治疗的目的是提供正确的知识，经说明与指导，改善患者的观念，养成较合理的适应方式；控制与训练，有不少心理或行为问题是由于缺乏适当的自我控制，随心所欲、任性所为。心理治疗目的是如何给予适当的控制和约束，以便改善其行为；改善处世态度，对日常生活里的一举一动仔细研究其反应理由，常归结于我们所抱有的基本人生态度与观念。心理治疗的着眼点放在研讨人生态度与待人处世的基本观念上，必要时加以改变、纠正，以适应心理卫生的需要；改变外在环境，对某些人而言，与其治疗其心理问题或性格，不如改变其生活环境或外在因素，使其容易生活且适应下去，是治疗的另一方面。

7.脑卒中后常见心理分期的治疗

（1）震惊阶段的治疗：在震惊阶段，医护人员和家属应密切注意患者感情变化，治疗一般采用解释、安慰为主的支持疗法，减轻患者恐惧不安的情绪。根据病情可给予少量镇静药物。

（2）否定阶段的治疗：在否定阶段，患者多数伴有认知功能障碍，对问题的理解有一定困难，对患者病情及预后的交代不宜过早告之，以免打破他们的“梦想”，鼓励患者积极参与康复治疗，战胜疾病。疾病的恢复过程中逐步会对自己的病情有所认识。如果过早将不利的情况告诉患者，容易产生焦虑及抑郁。切忌讲太多关于促进患者早日达到生活自理的话，多讲病情有利的一面，鼓励积极治疗。不利的病情仅讲给家属听，避免引起患者情绪波动。心理治疗的方法选择要根据患者情况而定。最常采用的是行为治疗和认知行为疗法。系统地应用强化手段增进适应性行为，减弱或消除不适应性行为。运用奖励、表扬的方式使好的行为模式反复出现并保持下来。不要操之过急。允许患者有一个适应、领悟和认知转变的过程。治疗间隔时间根据患者和家属的要求而定，一般1个月1次即可。

（3）抑郁反应阶段：脑卒中患者的抑郁状态与其他抑郁患者的临床表现不同。以轻度抑郁障碍为主，主要是对情绪的控制能力弱，表现在情感脆弱、波动性强、易伤感、无故忧虑。伤心的表现不是哭泣，而是号哭，通过转移注意力很快可以制止，无须耐心劝说。

抑郁情绪明显时，首先要防止自杀情况的出现。卒中患者有自杀意念的占17%，有自杀行为的极少，仅2‰。如发现患者有自杀的企图，应及时通知医护人员、患者家属陪护及同房病友，关注患者动向，防止意外事件发生。同时可采用支持治疗，辅导患者有效地适应面对着的困难，渡过危机。氟西汀（百忧解）常常作为卒中后抑郁治疗的首选药物。

（4）对抗独立阶段：在对抗独立阶段，要利用合适的语言，鼓励患者积极参加康复治疗，通过治疗减少卒中后的并发症。多与积极参与治疗且恢复较好的患者接触交流，增加患者的适应行为，降低不适应行为的潜能。可选用强化放松、行为限制等心理治疗技术。

（5）适应阶段的治疗：在适应阶段，心理治疗方法以行为治疗和认知-行为疗法为主，目的是帮助患者巩固疗效，坚持采用正确的方式进行康复治疗，争取恢复到最佳状态。

8.物理治疗　使用特定参数的经颅磁刺激治疗可以促进皮质的兴奋状态，促进受损认知网络的康复或重组。临床实践证明，磁刺激设置频率为10~20Hz、强度为运动阈值的80%~110%、10~15个序列，经两周的治疗，能明显改善患者的认知功能。随着认知功能的恢复，患者抑郁的情况可得到很好的改善。

9.中医药治疗

（1）口服中药汤剂及中成药治疗：口服中药汤剂及中成药治疗，参考国家中医药管理局印发的《中风病（脑梗死）中医诊疗方案（2017年版）》《中风病（脑出血）中医诊疗方案（2017年版）》进行辨证施治（内容详见附录2）。

（2）针刺治疗

处方1：百会、神庭、印堂、内关、神门、合谷、足三里、三阴交、太冲。气虚血瘀、肝郁脾虚加血海、膈俞；阴虚火旺、动风扰神加太溪；风痰瘀阻、情志失调加丰隆；痰热腑实、扰乱神志加曲池、丰隆、内庭。

处方2：头针：顶中线、额中线、额旁一线、额旁三线。

处方3：阴证：①水沟、心俞、脾俞、肾俞、肝俞；

②神门、足三里、印堂、丰隆、百会、膻中。

阳证：①水沟、涌泉、心俞、肝俞、脾俞、肾俞；

②大陵、百会、三阴交、太冲。

处方4：耳针：神门、心、肝、脾、肾、三焦、脑点。

以上处方可以任选1种，或联合应用，其中处方3中两组处方可单独应用或交替应用。

操作：选用直径0.3mm，1.5寸毫针，穴位常规消毒，先针刺百会、神庭两穴，针尖指向前额方向，印堂由上向下斜刺，平补平泻法，再针刺内关、神门、合谷、太冲，行捻转提插泻法，再针刺足三里、三阴交，行提插补法。头针：常规消毒后选直径0.3~0.35mm，1.5~2寸毫针，与皮肤呈30°，用夹持进针法，快速刺入帽状腱膜下其后缓缓推进至相应长度，用滞针手法以患者能忍受的强度滞针2~3分钟。患者头部有紧胀感。耳针：用毫针中等刺激，亦可用王不留行籽贴压。余穴常规操作。诸穴得气后留针20~30分钟，每日1次，10天为1个疗程。

（3）灸法：取穴：百会、大椎、风池、合谷、太冲。有痰浊者加丰隆穴，有血瘀者加曲池、血海、膈俞，有气虚者加足三里、气海。温灸20分钟，每日1次。

第四节　脑卒中心理障碍康复护理

脑卒中心理障碍的护理是在基础护理上，给予情志护理及心理反应不同阶段的护理。心理障碍康复护理非常重要，康复护士必须随时了解患者的心理状态，有针对性地做好心理护理，使患者积极参与康复治疗，取得最佳的康复效果。

一、情志护理

（一）关心尊重患者，多与患者沟通，了解其心理状态，及时予以心理疏导。

（二）解除患者因突然得病而产生的恐惧、焦虑、悲观情绪，可采用释放、宣泄法，使患者心中的焦躁、痛苦释放出来，可与朋友及家属经常谈心交流，适当地听听音乐、唱歌来宣泄。

（三）鼓励家属多陪伴，多给予情感支持。鼓励病友间相互交流治疗体会，提高认知，增强治疗信心。

（四）五音疗法，以不同音调的音乐为媒介，为患者辨证选乐，制定个性化的五行音乐治疗方案，每日2次，每次20分钟。

（五）对于情志抑郁的脑卒中患者，予耳穴压豆治疗。

二、心理反应不同阶段的护理

（一）震惊阶段

护理时应提供适宜的环境，耐心倾听患者的感受和想法，允许其宣泄内心的不满与恐惧，并随时预防意外事件的发生。同时告知家属此阶段患者的心理变化及特点，鼓励家庭成员给予足够的支持和关心。

（二）否认阶段

护理时态度亲切诚恳，尊重患者的合理意愿及决定，不欺骗患者。向患者介绍疾病的相关知识，使患者了解病情和治疗方案，并逐渐适应新的生活方式。

（三）抑郁阶段

护理时要多巡视、鼓励和支持患者，向家属讲解陪伴的重要性，允许患者以忧伤、哭泣等不同的方式发泄情感。鼓励患者保持社交活动，减轻孤独感。

（四）对抗独立阶段

护理时针对患者的具体情况，提供穿衣、进食等日常生活技能的训练，并鼓励其与他人交流互动，恢复社交及独立生活的能力。

（五）适应阶段

护理过程中随时评估患者心理状态，识别焦虑、抑郁等情绪问题，以便及时干预。满足患者合理需求，根据患者此阶段的康复情况进行相关告知，使其保持积极的心态，接受并配合长期康复治疗。

（刘　锋　张明明）

第五节 典型病例

王某，女，69岁，以“左侧肢体活动不利伴情志不遂近4个月”为主诉入院。病史：患者于4个月前突然出现左侧肢体活动不利，头晕，恶心呕吐，立即就医，颅脑CT示：右侧脑出血。收入院治疗，住院后行开颅手术及对症内科治疗，经治疗病情好转出院。遗留左侧肢体活动不利，情志不遂等症状。为进一步康复治疗来我院就诊，入院症见，左侧肢体活动不利，左上肢不能抬举，搀扶行走，头晕目眩，情志不遂，烦躁易怒，悲忧善哭，口苦咽干，夜寐差，便干便秘。查体：神清，双侧瞳孔等大正圆，直径为3.0mm，对光反射灵敏，无眼震，双眼球各向运动自如，双侧额纹对称，眼裂对称，双侧鼻唇沟对称，咽反射存在，伸舌居中，语言流利，颈软，右侧上、下肢肌力Ⅴ级，左侧上肢肌力Ⅱ级，左侧下肢肌力Ⅳ$^{-}$级，肌张力正常，深浅感觉正常，左侧巴宾斯基征阳性，右侧巴宾斯基征阴性。舌红，苔薄黄，脉弦。

入院诊断

中医诊断：中风-中经络，肝阳暴亢、风火上扰证。

西医诊断：脑出血恢复期。

康复诊断：①脑出血术后恢复期，神经心理改变-抑郁、焦虑；②偏瘫（左侧）；③日常生活部分辅助。

治疗前心理评定结果：HAMD评分25分；SAS评分65分；HAMA评分21分。

根据功能评定结果制定心理障碍康复治疗目标：①改善患者抑郁、焦虑情绪；②引导患者积极参加康复治疗，争取生活自理，早日回归社会。

根据评定结果制定心理障碍康复治疗方案：采取心理治疗与针刺治疗相结合的方法，同时配合经颅磁刺激治疗。

方案实施操作方法如下：心理治疗采用支持治疗，让患者了解医生会支持帮助她去应对困难，战胜疾病，渡过难关，使患者恢复自信心；认真倾听患者内心的痛苦和烦恼，减少患者心理负担；改善患者观念，改善处世态度；让患者学会适当地控制和约束自己的情绪，改善其抑郁或焦虑状态。采取娱乐疗法，通过娱乐活动的方式增进身心健康，增加患者的适应行为。中医针刺治疗，取穴：百会、神庭、印堂，以下穴位均双侧：内关、神门、合谷、血海、足三里、丰隆、三阴交、太冲、行间、侠溪。操作：选用直径0.30mm，1.5寸毫针，穴位常规消毒，先针刺百会、神庭两穴，针尖指向前额方向，印堂由上向下斜刺，平补平泻法，再针刺内关、神门、合谷、太冲、行间、侠溪，行捻转提插泻法，再针刺足三里、丰隆、血海、三阴交，平补平泻，诸穴得气后留针20~30分钟，每日1次。经颅磁刺激治疗，磁刺激设置频率为15Hz、强度为运动阈值的100%、15个序列，每日1次，共治疗2周。

经过1个月治疗，该患者睡眠、精神状态、强哭及参与治疗的积极性等方面有明显改善。出院前心理障碍评定，HAMD评分10分；SAS评分55分；HAMA评分15分。

小结：该患者为出血性脑卒中心理障碍患者。主要表现为情绪控制力差、易情绪失控、强哭、夜寐差等中风病郁证表现，具有明显的抑郁反应和对抗独立阶段焦虑特征。治疗前心理障碍评定结果，HAMD评分25分；SAS评分65分；HAMA评分21分。证明存在神经心理改变。心理康复治疗方案，病证结合，优势互补，在运动功能康复治疗的基础上，采取心理治疗与中医的针刺相结合的治疗方法。通过支持与鼓励该患者的方法，发挥患者的潜能，弥补其缺点、弱处，增加信心与勇气，减少心理负担，增加战胜疾病的勇气。通过娱乐活动的方式增进患者身心健康。本病例老年女性，肝肾阴虚，水不涵木，肝阳暴亢，风火上扰，气血逆乱，血随气逆，上冲于脑发为中风，病后气血阴阳失调，肝失条达，心神扰动致情志失调，中医针刺治疗，以百会、神庭、印堂，解郁安神定志；内关、神门、三阴交以宁心安神；合谷、太冲开四关以醒神开窍、疏肝理气、解郁安神；太冲、行间、侠溪以平肝潜阳、泻火安神；内关、血海、足三里、丰隆、三阴交以活血通络。现代科学研究：印堂穴对治疗郁证有较好疗效。经颅磁刺激治疗可以促进皮质的兴奋状态，促进受损认知网络的康复或重组。临床实践证明，磁刺激能明显改善患者的认知功能。随着认知功能的恢复，患者抑郁的情况可得到很好的改善。通过上述方法的康复治疗，患者情绪得到了改善，同时运动功能也得到很好的提高。该患者治疗后心理障碍评定，HAMD评分10分；SAS评分55

分；HAMA评分15分。根据患者治疗前后临床表现和心理测评结果说明，脑卒中心理障碍中西医结合治疗方法有效。临床体会，脑卒中心理障碍的康复治疗，对临床症状比较突出的患者，在中西医结合康复治疗的基础上，可以根据患者的实际情况，选择口服药物辅助配合康复治疗，以增加治疗效果。

（赵春华　张亚杰　李海荣）

第十章

脑卒中二便功能障碍中西医结合康复治疗

第一节　概述

脑卒中所致二便功能障碍，是指脑卒中后周围性神经支配或中枢性神经支配出现排便反射的消失或障碍，出现小便频数、大小便失禁、排尿困难、大便秘结不畅等临床症状。脑卒中发病各期均可发生二便功能障碍。因二便功能障碍引发的焦虑、失眠、感染、梗阻等问题，不仅强化肢体痉挛，影响全身功能的恢复，同时也严重影响患者的生存质量。因此，二便功能障碍康复治疗十分重要，应给予足够的重视。

中医学将排尿功能障碍称为“遗溺”“失溲”“小便不禁”及“癃闭”；将排便功能障碍称为“泄泻”“便秘”。

一、排尿功能障碍

脑卒中后中枢神经损伤等原因引起膀胱功能障碍，属神经源性膀胱范畴。其主要临床表现为尿失禁、尿潴留，即患者丧失排尿的自控能力，膀胱中尿液不能受意识控制，不随意地流出或潴留的状态。排尿是一种反射活动，当膀胱内尿液充盈至400~500ml，膀胱壁的牵张感受器受到刺激而兴奋，即产生排尿欲，排尿反射冲动沿盆神经传出，引起逼尿肌收缩、内括约肌松弛，尿液进入后尿道，外括约肌松弛，于是尿液被膀胱内压驱出。因排尿反射的初级中枢受大脑皮质的调节，阴部神经又直接受意识支配，所以排尿可由意识控制。引起尿失禁、尿潴留原因很多，脑卒中急性期意识及认知障碍，恢复期遗留排尿中枢和神经传导通路损伤，加之患者长期卧床，耻骨尾骨肌及尿道括约肌松弛，运动受限制，大脑皮质抑制作用减弱，合并尿路感染、男性前列腺肥大、糖尿病、药物因素（如利尿剂、镇静剂等）等都可引起尿失禁或尿潴留。

（一）膀胱充盈、贮尿及膀胱排空的生理条件

1.膀胱充盈及贮尿的生理条件

（1）正常地感受到膀胱内压力的增加。

（2）没有逼尿肌的反射亢进。

（3）休息时膀胱出口（内括约肌）有一定的阻力。

2.膀胱排空的生理条件

（1）协调而规律的逼尿肌收缩。

（2）没有解剖学上的梗阻以及尿道内、外括约肌过强的阻力。

（二）易引发排尿障碍的脑卒中发病部位

大脑两侧弥漫性损伤引发尿潴留（尿潴留的发生与高颅内压应用脱水剂治疗、大量输液、卧位排尿困难等具有相关性）；脑部大面积病变、额叶或额顶叶皮质损伤、左侧病变易引发尿失禁；旁中央小叶和扣带回等排尿中枢病变可引发高张力性尿失禁；颅内大面积病变损伤或昏迷患者可出现低张力性尿失禁；左侧额颞叶损伤出现语言、认知障碍，交流表达不畅可引发正常张力性尿失禁。

二、排便功能障碍

脑卒中后排便功能障碍，是指中枢神经损伤等原因引起肛门括约肌功能障碍，使患者丧失排便的自控能力，直肠内粪便不能受意识控制，不随意地排出的状态，造成大便失禁或者便秘。脑卒中后引起排便功能障碍，有如下原因。

（一）大便失禁

脑卒中患者大便失禁，一般为溢出性失禁，常见于昏迷、痴呆及伴有认知障碍的患者，不能控制排便或表达便意。其他情况如：肢体运动障碍不能及时如厕、老年妇女患者盆底肌松弛、长期服用药物（镇静药物、抗高血压药、抗凝剂、缓泻剂等）、饮食问题等均可出现大便失禁。

（二）便秘

脑卒中患者便秘，一般为每周大便少于2~3次，每次少于250g，便质硬，

常伴有腹部胀痛不适等症状。脑卒中后随意控制减弱或消失，引起便意减退，肠道移行收缩减少，粪便在肠道内通过时间增加或外括约肌张力增加导致便秘。其他原因如卒中后吞咽困难，导致饮食饮水减少，高膳食纤维类食物摄入不足；卧床患者卧位排便困难；长期卧床后肠道蠕动慢等均可导致便秘。

三、脑卒中二便功能障碍中西医结合康复治疗思路

（一）排尿功能障碍

1.尿失禁　中医学称之为“遗溺”“失溲”“小便不禁”。《黄帝内经》云：“膀胱……不约为遗溺”“水泉不止者，是膀胱不藏也。”本病病位在膀胱，与肺、脾、肾、三焦相关，多因肺脾气虚，膀胱气化失常，或因久病肾阳虚衰，膀胱气化无权，或因病久阴虚，虚热内生，膀胱失约，则小便失禁，多属于因虚致实、本虚标实之证，治疗以益气固摄、温固下元为主。中药及针刺治疗均在此基础上辨证施治。尿失禁中西医结合康复治疗，应该是中西医并重，病证结合，辨证论治，取长补短，融会贯通。在中西医药物治疗的基础上，采用西医学的行为治疗、盆底肌治疗、盆底肌电刺激治疗及功能磁刺激治疗等方法，与中医的针刺、雷火灸、艾灸相结合，协同发力，提高临床疗效。例如，首先安排行为治疗，养成定时排尿习惯；其次选择将针刺治疗与盆底肌治疗相结合的方法治疗，中医针刺可刺激穴下神经，整合中枢神经对膀胱功能的控制协调，提高支配膀胱、尿道的中枢神经和周围神经的兴奋性，与盆底肌治疗相互配合，可起到相互促进的综合治疗效果；然后行雷火灸或艾灸治疗与盆底肌电刺激治疗、功能磁刺激治疗相结合的方法治疗，可有效缓解症状，有利于病情恢复。

2.排尿困难　中医学称之为“癃闭”，小便不利，点滴而短少，病势较缓者称为“癃”；小便闭塞，点滴不通，病势较急者称为“闭”。病位在膀胱，膀胱和三焦气化不利，导致本病，中药及针刺治疗应在此基础上辨证施治。中西医结合康复治疗是在中西医药物治疗的基础上，采用西医学的手法刺激膀胱排尿、导尿治疗与中医的针刺、雷火灸、八段锦训练等相结合的治疗方法，可有效缓解排尿困难。

（二）排便功能障碍

1.大便失禁　脑卒中后出现排便次数增多，粪质稀溏，甚则泻出水样便为临床特征的一种病证，属中医“泄泻”范畴。临床症见：脑卒中后大便稀

溏，便次增加，排便尚能自控，多由脾胃运化功能失职，湿邪内盛所致；脑卒中后大便失禁，肛门丧失正常功能，造成固体或液体的大便不自主地从肛门漏出，属于脑窍闭塞，神机失用所致。中药及针刺治疗均在此基础上辨证施治。大便失禁中西医结合康复治疗，采用西医学肛门括约肌训练、骨盆底肌训练、定时排便等方法与中医的针刺、艾灸、拔罐治疗相结合治疗，可有效缓解大便失禁。

2.便秘　脑卒中出现大便秘结不通，排便时间延长，或欲便而坚涩不畅的症状，中医学称之为“便秘”。中医学认为该病属大肠传导功能失常，与脾胃及肾脏关系密切。可因燥热内结、津液不足；情志失和、气机瘀滞；劳倦内伤、身体衰弱、气血不足等原因发病。应用中药和针刺治疗均应该个体化辨证施治。中西医结合康复治疗要进行饮食调节，采用西医学排便训练与中医的针刺、灸法、推拿、耳穴压豆治疗相结合，如确需灌肠治疗，可采取中、西医不同药物的灌肠方法相结合，可有效缓解便秘。

第二节　脑卒中二便功能障碍评定

一、排尿功能障碍评定

排尿障碍的评定，要结合询问病史、排尿日记、体格检查、辅助检查、影像尿动力学检查等。

（一）询问病史

1.排尿情况　详细了解患者的排尿情况。

2.既往史　询问是否存在泌尿系统疾病、糖尿病等相关疾病情况。

3.用药情况　询问是否存在近期或长期口服镇静类药物、利尿药、钙通道阻滞剂等药物。

（二）排尿日记

排尿障碍的评定，要做好患者排尿日记，记录患者每日的排尿次数、平均尿量、尿急程度、漏尿次数、尿痛及夜尿次数等情况。

持续3~7日的排尿日记，是客观测量患者平均排尿量，白天和夜晚时间频率，以及尿失禁发作频率的可靠工具和方法。一般3日排尿日记在临床较为常用，多数研究证实了3日排尿日记，在大部分参数评估方面结果的有效性和证据充足性，与7日排尿日记的结论近乎相同，患者负担较小。另外，还可增加患者在临床实验中的依从性。

（三）体格检查及辅助检查

1.体格检查　包括患者的意识状态、精神状态、认知状态、男性的前列腺指诊、女性盆底肌及脏器脱垂等情况。

2.实验室检查　包括尿液分析、尿沉渣测定、肾功能等。

3.尿流动学检查　尿流动学检查，是目前神经源性膀胱常用的检查方法，是评定脑卒中排尿障碍的重要检查项目。但鉴于此项检查属于有创检查，且由于部分脑卒中患者伴有意识障碍、认知知觉障碍，不能配合该项检查，故临床开展较少。建议应用膀胱压力容积测定和残余尿量测定，正常膀胱压力容积应为无残余尿，膀胱充盈期压力14~16cmH_2O，首次膀胱充盈感为100~250ml，首次排尿感为200~330ml。尿流率为单位时间内排出的尿量（ml/s）。男性最大尿流率为20~25ml/s，女性为25~30ml/s。

4.尿垫实验　即测量尿垫重量使漏尿量化。尿失禁的程度评估主要是通过使用的尿垫进行评估，常用的是1小时和24小时尿垫实验，1小时尿垫增加重量大于1g为阳性，24小时尿垫增加重量大于4g为阳性。

5.影像尿动力学检查　影像尿动力学检查，是目前评估神经源性膀胱最为准确的方法。将充盈期膀胱测压和压力流率测定与彩超、X线等影像检查结合，可显示膀胱尿道形态及是否存在反流等情况。

6.盆底肌肌力评定

（1）PERFECT盆底肌指检：PERFECT评估方案简单可靠、较为常用。P（power）评估指检时最大自主收缩的力量（或压力，使用压力式会阴仪测量的力量）；E（endurance）评估耐力，即最大自主收缩力量减少超过35%之前的持续时间；R（repetitions）评估最大自主收缩的重复次数（最多10次）；F（fast）评估快速收缩能力，即在休息至少1分钟后1秒最大收缩放松的次数；E（every）、C（contraction）、T（time）合起来提醒测试者记录每次收缩的时长。PERFECT评估方案不仅可以评估盆底肌的肌力，还可以评估盆底肌的耐力、协同收缩和反射性收缩的能力，是一种标准化的记录方法，具有良好信度和效度，重复测量的信度相关性为0.929。肌力评估以改良牛津肌力分级法评定，以手指感受到的盆底肌收缩状态为准，分0~5级，等级越高，盆底肌收缩功能越好。在评估过程中应注意三个肌力标准：强度、持续时间和位置变化。

（2）生物反馈肌力检测：基于Glazer肌电评估方案的生物反馈盆底肌力检测，是临床较常用的盆底肌力评定方法。主要测量盆底肌收缩所产生的最大张力，即肌电值。采集在进行一系列收缩和放松指令时盆底肌的肌电信号，对整个盆底肌的快、慢肌功能进行评估，量化评定盆底肌力及盆底肌群受损程度。

二、排便功能障碍评定

脑卒中患者排便障碍的评定，要结合患者病史、体格检查、辅助检查等。

（一）病史采集

要结合现症状、用药情况、饮食情况、既往有无肠道疾病或相关手术史。

1.症状

1）排便习惯及规律：了解患者排便耗时多少及大便情况（正常每次排便应在半小时内完成，且量适中，稠度也合适）。

2）排便间隔时间：排便间隔时间是否固定。两次排便间歇是否有失禁。

2.既往史　有无肠道疾病或相关手术史。

3.用药情况　了解口服用药情况以及应用局部刺激（如手指刺激、甘油栓剂等）能否排出大便。

4.饮食情况　了解饮食及液体摄入情况，饮食结构是否合适，营养是否满足。

5.活动情况　了解每日活动情况及能否坐直到90°。

（二）体格检查

进行腹部触诊，肛门视诊、指诊。

（三）辅助检查

实验室检查如大便常规及粪便培养等；检查包括内窥镜检查、影像学检查等。直肠肛门测验是用压力感受器对肛管直肠的压力变化进行检测和记录，通过图形识别进行定量的分析。适用于便秘及大便失禁患者。目前主要用于病情评定、治疗方法的选择及治疗效果的辅助评价。

第三节　脑卒中二便功能障碍康复治疗

一、排尿功能障碍康复治疗目标

1.使膀胱恢复一定的排空能力和控尿能力；

2.减少和避免泌尿系感染、结石以及压力性损伤的发生，同时保护肾脏。

二、排尿功能障碍康复治疗

（一）尿失禁的康复治疗

1.行为治疗　尿失禁的行为治疗主要包括定时排尿和提醒排尿治疗。

（1）定时排尿治疗：训练患者在规定的时间间隔内排尿，可以帮助患者在膀胱膨胀前排尿，避免因膀胱内压高而漏尿，是尿失禁伴有肢体运动障碍和认知障碍患者的首选治疗。治疗时间一般选择晨起、睡前或餐前30分钟。训练时间逐渐增加，可每2~5小时训练一次，每次10~15分钟，夜间以两次为宜，直至出现规律性排尿。

（2）提醒排尿治疗：主要是针对运动功能障碍、行动不便、认知功能良好的患者，要主动大胆请求帮助，避免因行动不便，憋尿而产生高张力性尿失禁。

2.外部集尿治疗　男性尿失禁患者可选择阴茎套及外部集尿器，但需每天更换一次。此方法会增加感染机会、阴茎皮肤破损、尿道损伤等。女性尿失禁患者可选择成人尿不湿，也有增加感染和局部破损的机会。

3.盆底肌治疗

（1）凯格尔运动（Kegel exercise）：在全身放松的情况下，通过主动运动增强患者盆底肌的张力和收缩力，提高括约肌力量，可有效地防止漏尿。具体方法，持续收缩盆底肌（即提肛运动）不少于3秒，松弛休息2~6s，反复10~15次，每天训练3~8组，可根据患者情况确定治疗时长。

（2）盆底肌电刺激治疗：可提高盆底肌力量，同时促进盆底肌的反射性收缩。结合盆底肌训练疗效更好或与单纯盆底肌训练相当。可有效改善尿失禁。

4. 功能磁刺激治疗 功能磁刺激治疗（functional magnetic stimulation，FMS）是借助磁刺激技术调控肌肉活动的盆底肌被动锻炼法，患者排尿后坐在治疗椅上，启动治疗系统；先以5Hz频率刺激，开5秒关5秒，共10分钟；休息3分钟后频率逐步增加到50Hz，开5秒关5秒，共10分钟，刺激强度设置为逐渐调至患者所能承受的最大强度，磁刺激治疗为2次/周，20min/次。Meta分析证实磁刺激能有效改善尿失禁症状。

5. 中医药治疗

（1）口服中药汤剂及中成药治疗：参考国家中医药管理局印发的《中风病（脑梗死）中医诊疗方案（2017年版）》《中风病（脑出血）中医诊疗方案（2017年版）》进行辨证施治（内容详见附录2）。

（2）针刺治疗

处方1：百会、四神聪、次髎、肾俞、中极、关元、三阴交、太溪。

处方2：神阙、气海、中极、关元、膀胱俞、曲泉、阴陵泉、三阴交。

脾肾两虚，加刺脾俞；肝经湿热，加行间、大敦。

两组处方可单独应用或联合应用或交替应用。操作：百会、四神聪、神阙、气海、中极、关元加灸，次髎直刺1.5~2寸，使针感放射到会阴部为宜。余穴常规操作。留针20~30分钟，每天1次，10次为1个疗程。

（3）头针：顶中线，每日1次，留针20~30分钟，10次为1个疗程。

（4）灸法：灸法具有温经散寒、扶阳固脱、调和气血、消瘀散结作用。选灸任脉及膀胱经的神阙、中极、关元、气海等穴位，可起到培元固本，通利气机，促进膀胱气化，通利小便的作用。临床可单独应用艾灸，也可以选择隔盐灸、隔姜灸、热敏灸、雷火灸等灸法治疗。使用雷火灸阵盒治疗后，需要用雀啄灸和回旋灸法，对神阙、中极、关元、气海点穴，每穴2~3分钟，以患者能忍受的热痛而不烫伤为宜，每次治疗30分钟，每天1次，每周治疗5次，连续治疗3周，临床效果更为突出。

（5）耳穴贴压法：耳穴取腰骶椎、膀胱、尿道、心、脑垂体、皮质下、额、肝等穴。将粘有王不留行籽的胶布贴于一侧相应耳穴，每天早晚用手按压2次，每次按压1~2分钟，以穴位微有发热感为度。左右耳穴交替使用，治疗3天后休息1天，再换另一侧耳穴操作。

（二）排尿困难的康复治疗

1. 手法膀胱刺激排尿

（1）膀胱压力刺激：辅助者用力下压患者腹部或拍打、挤捏会阴部皮肤，多可获得排尿反射。用力要适当，忌暴力。

（2）Valsalva手法排尿：排尿时，患者取坐位或卧位，躯干前屈，双手抱膝，快速呼吸后深呼吸，屏住呼吸，用力做排便动作以增加腹内压，增加膀胱内的压力，助于排尿。如仍困难可配合牵张肛门括约肌使盆底肌放松，直到尿液排出。

患有痔疮、疝气者慎用，可致出血加重，直肠脱垂等。膀胱、输尿管反流患者禁用此方法。

（3）Crede手法：双手拇指置于髂前上棘，余4指置于耻骨联合上方膀胱顶部，轻揉腹部并挤压膀胱，将尿液挤出。注意事项同上。

2. 导尿治疗

（1）间歇导尿治疗：间歇导尿包括无菌间歇导尿和清洁间歇导尿两种，是协助解决膀胱排空的金标准。

膀胱残余尿量增多（大于100ml）或尿潴留时即可采用间歇导尿。间歇导尿的同时要控制患者每天的液体摄入量，应限制在1800~2000ml或2次导尿间不多于600ml。导尿应定时进行。间歇导尿的次数要根据残余尿实施，残余尿80~100ml，每日1次；100~150ml，每日2次；150~200ml，每日3次；200ml以上则每日4次，若残余尿为80ml以下，则不需间歇导尿。一般每4~6小时1次，每日不超过6次。

（2）留置导尿治疗

留置导尿治疗是急性期脑卒中尿潴留重要的治疗方法。留置导尿后尿管一般2小时开放1次，留置导尿后应加强会阴护理、膀胱冲洗等，预防尿路感染。

3. 中医药治疗

（1）口服中药汤剂及中成药治疗：参考国家中医药管理局印发的《中风病（脑梗死）中医诊疗方案（2017年版）》《中风病（脑出血）中医诊疗方案（2017年版）》进行辨证施治（内容详见附录2）。

（2）针刺治疗：针刺治疗以运行下焦，通利水道为主。

处方1：天枢、气海、中极、水道、膀胱俞、阴陵泉、三阴交为主；

处方2：长强、八髎。

膀胱湿热加委阳；肺热壅盛加尺泽；肝郁气滞加太冲、大敦；尿路阻塞加次髎；中气不足加足三里；肾阳衰惫加关元、肾俞。

两组处方可单独应用或联合应用或交替应用。留针20~30分钟，每天1次，10次为1个疗程。

（3）雷火灸治疗：雷火灸治疗有温经通络，通利小便的功效，治疗方法同上。

三、排便功能障碍的康复治疗目标

（一）控制大便失禁，降低因大便失禁导致的脱水、电解质紊乱、感染等全身症状，预防压力性损伤的发生，以及对脑卒中治疗的影响。

（二）恢复正常排便，降低因便秘引起的肠道梗阻及腹压增高引起血压变化的风险，以及引发心理问题。

四、排便功能障碍的康复治疗

（一）大便失禁的治疗

1.饮食调理

（1）多食高营养和高容积饮食，增加结肠水分的吸收，如稻米、小麦制品，至少每天有三次蔬菜或水果；

（2）增加高纤维素食品；

（3）避免进食致腹泻食物；

（4）改善肠道营养，很多大便失禁可能与不良的饮食习惯有关，久之会出现营养不良、低蛋白血症，导致肠壁水肿，吸收不良（伴有小肠绒毛萎缩）。改变肠道摄食习惯，注意进食等渗膳食物，开始时每小时进食50ml，以后逐渐增加并辅以减少胃肠蠕动的药物，如阿托品制剂。

2.定时排便　对于意识清楚，无严重认知障碍的脑卒中患者，要求患者养成定时排便的习惯，这样可减少粪便在肠内堆积，减轻患者排便的欲望和大便失禁。

3.肛门括约肌训练　训练患者随意收缩肛门外括约肌，预防直肠膨出、便意急迫时大便失禁。反复收紧骨盆底肌，增加肌紧张，预防大便溢出，可用力做缩肛动作或排尿时中断尿流，用力收缩小腹肌肉，均可达到训练盆底肌的目的。具体方法，持续收缩盆底肌不少于3秒，松弛休息2~6秒，反复10~15次，每天训练3~8组，可根据患者情况确定治疗时长。

4.粪便管理 对于昏迷或严重大便失禁的脑卒中患者，按一定方法采集粪便的容量，不仅可以得知粪便总量及水分丢失数量，同时可以清洁皮肤，预防压力性损伤的发生。如外置引流袋、内置引流系统、大便失禁裤等。其中外置引流袋为一具有引流作用的小袋，可以黏附于会阴、肛门或臀部区域，24小时更换1次，对于清洁会阴皮肤，保持会阴皮肤干燥极为有益，易于被患者接受。

5.药物治疗

（1）抗生素治疗：脑卒中发病后，可因鼻饲进食引起肠道感染而诱发大便失禁，可适当使用氨基糖苷类或喹诺酮类抗生素治疗。但长期使用可致肠道菌群失调，厌氧杆菌增殖。须停止使用，改口服甲硝唑或万古霉素治疗。

（2）抗腹泻药：抗腹泻药包括抗肠蠕动药、吸收剂和收敛剂等。

6.中医药治疗

（1）口服中药汤剂及中成药治疗：参考国家中医药管理局印发的《中风病（脑梗死）中医诊疗方案（2017年版）》《中风病（脑出血）中医诊疗方案（2017年版）》进行辨证施治（内容详见附录2）。

（2）针刺治疗：针刺以温脾益肾，升阳止泻为治则。

处方1：百会、天枢、气海、关元、大肠俞（双侧）、长强、足三里（双侧）等穴位。留针20~30分钟，每日1次，10次为1个疗程。

处方2：百会、天枢（双侧）、关元、足三里（双侧）、上巨虚（双侧），适用于急性中风病泄泻。

处方3：百会、四神聪、八髎

气虚血瘀，脾虚湿盛加三阴交；风痰瘀阻，土壅木郁加丰隆、太冲；湿热伤中，内闭清窍加内庭、阳陵泉；下元虚衰，肾虚失固加肾俞、太溪。

（3）艾灸：艾灸取穴：中脘、天枢（双侧）、关元、足三里（双侧），适用于慢性中风病泄泻。

（4）拔火罐：用直径6cm中型火罐，于肚脐窝处（相当于神阙穴，包括天枢穴处）拔罐，隔1天或隔4天一次，对于大便溏薄且次数多，或为清冷之灰白色稀便，或为完谷不化之食物残渣，临床效果明显。

（二）便秘的康复治疗

1.饮食调理 注重饮食调理，养成良好的饮食习惯，有助于改善便秘的问题。

（1）进食高纤维食物：能使粪便膨胀，刺激结肠蠕动。须配合适当液体的摄入（不含乙醇、咖啡及利尿剂），每日2.0~3.5L，以增加粪便重量、容积及流动性，减少其在结肠内通过的时间。

（2）增加水果、蔬菜和谷物类食物：这类食物含纤维素较多，如各种有茎叶的蔬菜、笋、玉米、麦麸和各种水果等。

2.定时排便　养成每日定时排便的习惯十分重要，不仅使直肠的排便运动产生条件反射，还可缓解患者精神过度紧张或抑郁。建议患者早餐后解便，每次排便10~15分钟，如不能排便，还可晚餐后再次解便。

3.排便训练　体位以蹲坐的姿势为宜，可使直肠与肛管形成较好的排便角度。如不能蹲坐以左侧卧位较好。

（1）双手或单手于肛门周围有节奏地向外牵拉肛门外括约肌10~20次以诱发便意及促进排便。

（2）蹲坐位或仰卧位，双膝屈曲稍分开，轻抬臀部并提肛以收缩盆底肌10~20次。深吸气往下用力，做模拟排便动作。

（3）手法–直肠刺激：为蹲位或坐位排便时最有效的刺激方法。手指–直肠刺激，戴指套，涂以润滑油或肥皂，示指伸入肛管内，做环行活动，每5分钟刺激30秒~2分钟，刺激3次，对不全粪便嵌塞效果较好；如手指–直肠刺激治疗未见效，对于停留在直肠下端的已形成硬结的大便，此时唯一的办法就是戴上橡皮指套或手套用手指直接挖出大便硬结。清除前应先用开塞露滑润手套，避免损伤肛门外括约肌。

4.灌肠治疗　对伴有粪块嵌塞，自主排便困难的脑卒中患者，可给予灌肠治疗或甘油栓、开塞露等。必要时灌肠可选用：0.9%温盐水400ml保留灌肠，以使粪质软化易排；50%硫酸镁30ml、甘油60ml、温开水90ml，温度38℃灌肠；甘油或液状石蜡50ml，加温水50~100ml，灌肠；0.1%~0.2%肥皂水500ml灌肠。但肝昏迷患者禁用，防止增加血氨。同时还应注意掌握浓度，防止浓度过大、刺激性过强而造成老年人的肠壁穿孔；中药如大黄15g（后下）、川朴30g、芒硝10g（冲）、枳壳10g，水煎300ml灌肠。

不要轻易灌肠，更不要轻易使用攻下的药物，长期使用可干扰正常的排便功能。

5.西药治疗　治疗便秘的药物主要为缓泻剂和促胃肠动力药物，包括容积性缓泻剂、润滑性泻剂、高渗性泻剂、刺激性泻剂、胃肠促动剂等。使用缓泻剂时应根据患者的特点及病情选用，对于老年患者应选择作用缓和的泻剂，慢性便秘的患者可选用蓖麻油、番泻叶、大黄等接触性泻剂。使用缓泻剂可暂时解除便秘，但长期使用或滥用又常成为慢性便秘的主要原因。

6.塞剂　常用开塞露，其基本成分是50%甘油或山梨醇。使用时最好先挤出少量药液涂在肛缘，使肛缘润滑后再插入肛门，将药液全部挤入。

7.栓剂　常用甘油栓，由甘油明胶制成，插入肛门6~7cm后，用纱布顶住，并轻轻按揉，几分钟后可排便；肥皂栓，将普通肥皂削成圆锥状（底部直径1cm，长3~4cm），蘸少许热水后轻轻插入肛门内6~7cm。因其碱性较强，凡有肛门黏膜溃疡、肛裂者，不宜使用。

8.中医药治疗

（1）口服中药汤剂及中成药治疗：参考国家中医药管理局印发的《中风病（脑梗死）中医诊疗方案（2017年版）》《中风病（脑出血）中医诊疗方案（2017年版）》进行辨证施治（内容详见附录2）。

（2）针刺治疗：针刺治疗以益气养血，顺气行滞，宽肠通便为主。常用穴位：天枢、足三里、八髎穴、腹结、大横、水道、归来等。便秘若为热秘，加合谷、内庭；气秘加太冲、中脘；虚秘，中气虚加脾俞、气海，血虚加三阴交；冷秘加神阙、关元，留针20~30分钟，每日1次，10次为1个疗程。

（3）按摩：按摩治疗不但有助于排便，还对机体脏器的代谢非常有益。经常做腹部按摩可以促进肠管运动及内脏的血液循环，是一种值得提倡的治疗方法。腹部按摩的操作技巧和方法很多，对便秘患者的简单按摩顺序，总的来说是：右下腹（升结肠）→上腹（横结肠）→左下腹（降结肠+直肠）。

（4）灸法：以中药脐灸法为代表，灸方由大黄、枳实、吴茱萸、黄芪、冰片等药物组成。具有调和阴阳、温通气血、恢复胃肠传导功能、助粪便排出之功效。

（5）耳穴压豆治疗：耳穴压豆治疗脑卒中后便秘，操作简便，不影响患者其他治疗，且具有一定临床疗效，应用较为广泛。耳穴压豆可取大肠穴、直肠穴疏通肠腑，下气通便。将王不留行籽用胶布贴于耳部大肠投射点，通过按压揉捏等手法以起到治疗作用。每天早晚用手按压2次，每次按压1~2分钟，以穴位微有发热感为度。左右耳穴交替使用，治疗3天后休息1天，再换另一侧耳穴操作。

第四节　脑卒中二便功能障碍康复护理

脑卒中二便功能障碍的康复护理，是在常规护理的基础上，针对不同的障碍类型，实施相应的护理措施。

一、尿失禁患者的护理

（一）皮肤护理

注意保持皮肤清洁干燥。床上铺橡胶单和中单，也可使用尿垫或一次性纸尿裤。定期用温水清洗会阴部皮肤，勤换衣裤、床单、尿垫。根据皮肤情况，防止压力性损伤的发生。

（二）外部引流

必要时应用接尿装置引流尿液。女性患者可用女式尿壶紧贴外阴部接取尿液；男性患者可用尿壶接尿，也可用阴茎套连接集尿袋，接取尿液，但此方法不宜长时间使用，每天要定时取下阴茎套或尿壶，清洗会阴部和阴茎，保持局部清洁干燥。

（三）重建正常的排尿功能

1. 控制液体摄入　如病情允许，指导患者每日白天摄入液体2000~3000ml。因多饮水可以促进排尿反射，还可预防泌尿系统的感染。入睡前限制饮水，减少夜间尿量，以免影响患者休息。

2. 建立规律的排尿习惯　定时使用便器，建立规律的排尿习惯，刚开始时每1~2小时使用一次接尿装置，以后间隔时间可以逐渐延长，以促进排尿功能的恢复。使用接尿装置时，注意观察排尿反应，可用手按压膀胱，协助排尿，注意用力要适度。

3. 盆底肌锻炼　根据康复师的要求，指导患者进行正确的盆底肌锻炼以增强控制排尿的能力。

（四）留置导尿

根据患者病情及医嘱，行留置导尿，避免尿液浸渍皮肤，发生接触性皮炎。根据患者的情况定时夹闭导尿管，以维持正常排尿功能。

（五）心理护理

尿失禁会给患者造成很大的心理压力，也会给患者的生活带来许多不便。应尊重和理解患者，给予安慰、开导和鼓励，使其树立恢复健康的信心，积极配合治疗和护理。

二、排尿困难患者的护理

（一）提供隐蔽的排尿环境

保护患者的隐私及尊严，提供能安心如厕的环境。卧床患者应关闭门窗，屏风遮挡，请无关人员回避。适当调整治疗和护理时间。

（二）调整体位和姿势

协助卧床患者取适当体位，如扶卧床患者略抬高上身或坐起，尽可能使患者以习惯姿势排尿。对需绝对卧床的患者，应事先有计划地训练床上排尿，以免因排尿姿势的改变而导致尿潴留。

（三）诱导排尿

利用条件反射，如听流水声或用温水冲洗会阴，诱导排尿。

（四）热敷、按摩

热敷、按摩可放松肌肉，促进排尿。如果患者病情允许，可用手按压膀胱协助排尿。切记不可强力按压，以防膀胱破裂。

（五）心理护理

消除患者焦虑和紧张情绪，加强沟通，建立良好护患关系，及时发现患者心理变化并给予相应的护理措施。

（六）健康教育

向患者进行健康教育，讲解尿潴留有关知识，指导患者养成定时排尿的习惯。

（七）其他

必要时根据医嘱实施导尿术。

三、大便失禁患者的护理

（一）饮食护理

饮食以少渣、易消化食物为主，避免生冷、多纤维、味道浓烈的刺激性食物。

（二）活动与休息

急性起病、全身症状明显的患者应卧床休息，注意腹部保暖。可用热水袋热敷腹部，以减弱肠道运动，减少排便次数，并有利于大便失禁症状的减轻。

（三）用药护理

遵医嘱应用药物治疗时注意观察患者排便情况，大便失禁得到控制时，应及时停药，并注意观察有无药物副作用。

（四）肛周皮肤护理

排便频繁时，因粪便的刺激，可使肛周皮肤损伤，引起糜烂及感染，排便后应用温水清洗肛周，保持清洁干燥。

（五）心理护理

应注意患者心理状况的评估，及时发现患者心理变化并给予相应的护理措施。

（六）动态观察液体平衡状态

严重大便失禁的脑卒中患者，应严密监测患者生命体征、神志、出入水量的变化，及时调整护理措施。

四、便秘患者的护理

（一）提供适当的排便环境

为患者提供单独隐蔽的环境及充裕的排便时间。需床上排便者，可拉上围帘或用屏风遮挡，避开查房、治疗、护理和进餐时间，以消除患者紧张情绪，利于排便。

（二）选取适宜的排便姿势

床上使用便盆时，除非有特别禁忌，最好采取坐姿或抬高床头，利用重力作用增加腹内压促进排便。病情允许时让患者下床上厕所排便。

（三）腹部环形按摩

帮助或指导家属为患者进行腹部环形按摩，促进排便。

（四）指导患者使用简易通便剂

指导患者安全使用简易通便剂促进排便。

（五）灌肠

以上方法均无效时，遵医嘱给予灌肠。

（张明明　刘　锋）

第五节　典型病例

一、尿失禁病例

岳某，女，62岁，因“右侧肢体活动不利伴小便失禁20天”为主诉入院。入院症见：右侧肢体活动不利，言语欠流利，可表达语义，尿意频急，时有小便失禁，少腹坠胀，无发热、腰痛、排尿疼痛，面白、乏力，纳尚可，大便溏。查体：神清，双侧瞳孔等大正圆，直径为3.0mm，对光反射灵敏，无眼震，双眼球各向运动自如，双侧额纹对称，眼裂对称，双侧鼻唇沟对称，咽反射存在，伸舌居中，不完全运动性失语，颈软，右侧上、下肢肌力Ⅳ⁻级，左侧上、下肢肌力Ⅴ级，肌张力正常，深浅感觉正常，巴宾斯基征右侧（+）、左侧（-），膀胱区压痛（-），双侧上、中输尿管点压痛（-），舌质暗淡，苔薄白，脉细涩。辅助检查：头颅MRI示：左侧额叶脑梗死；血细胞分析正常范围；肾功能正常范围；尿液分析白细胞阴性、亚硝酸盐阴性；尿培养阴性。既往无泌尿系统疾病，无糖尿病，未口服利尿及镇静类药物。

入院诊断

中医诊断：中风-中经络，气虚血瘀证。

西医诊断：脑梗死恢复期。

康复诊断：①脑梗死恢复期，排尿障碍，尿失禁；②偏瘫（右侧）；③日常生活部分辅助。

治疗前排尿功能评定结果：患者每日平均30分钟排尿1次，每次排尿量约100ml，尿液分析结果正常。

根据评定结果制定尿失禁康复治疗目标：①使膀胱恢复一定的控尿能力。②减少泌尿系感染的发生，保护肾脏。

根据评定结果制定尿失禁治疗方案包括：定时排尿治疗、针刺治疗、盆底肌治疗、功能磁刺激治疗、雷火灸治疗。

方案实施操作方法如下：定时排尿治疗，训练患者在规定的时间间隔内排尿，排尿时间选择晨起、睡前、餐前30分钟。每次10~15分钟，训练时间逐渐增加，可每2~5小时训练1次，夜间2次训练。针刺治疗，取穴：神阙、气海、中极、关元、膀胱俞、曲泉、阴陵泉、足三里、三阴交、太冲、太溪、肾俞、脾俞；头针：顶中线。操作：首先针刺膀胱俞、肾俞、脾俞，行补法，不留针；再行针刺顶中线（操作手法见第二章第二节头针治疗针刺方法）；气海、中极、关元行补法，余穴行平补平泻，留针20~30分钟。针刺治疗后进行盆底肌治疗，采用凯格尔运动训练，先让患者全身放松，然后持续提肛，尽量保持3秒，然后松弛休息2~6秒，反复10~15次，每天训练3~8组；功能磁刺激治疗，是指借助磁刺激设备进行治疗，方法是让患者排尿后坐在治疗椅上，启动设备，先以5Hz频率刺激，开5秒关5秒，共10分钟；休息3分钟后频率逐步增加到50Hz，开5秒关5秒，共10分钟，刺激强度逐渐调至患者所能承受的最大强度，磁刺激治疗每次20分钟，每周2次。雷火灸治疗，将点燃的雷火灸灸条放入双孔阵盒，阵盒放置在中极、关元两穴部位后用厚毛巾被包裹保温。20分钟后移开阵盒，剩余的灸条用雀啄灸和回旋灸法，对神阙、中极、关元、气海点穴，每穴2~3分钟，以患者能忍受的热痛而不烫伤为宜，每日1次。该患者经半个月治疗后症状明显好转，每日排尿5~7次，每次约350ml，颜色正常，夜寐可。

小结：该病例为脑卒中后尿失禁患者，表现为小便频数、排尿控制困难。治疗前患者每日平均30分钟排尿1次，每次排尿量约100ml，尿液分析结果正常。中西医结合康复治疗是，病证结合，优势互补，先进行定时排尿的治疗，定时排尿治疗可以帮助患者在膀胱膨胀前排尿，避免其因膀胱内压高而漏尿；然后采用了先针刺再进行盆底肌治疗，功能磁刺激治疗后进行雷火灸治疗的方法。通过辨证选取穴位及相应手法施以针刺治疗，本病例为老年女性，素体虚弱，元气亏虚，气虚血瘀，脑脉闭阻发为中风，神明失用，不能制约水道，故小便失禁，针刺取膀胱俞、肾俞、脾俞以补脾益肾、通调水道；神阙、气海、中极、关元以培补元气；太冲、太溪、三阴交、曲泉以滋阴潜阳、活血通络，足三里、阴陵泉、三阴交以补脾益气。通过上述治疗可调节支配膀胱、尿道的中枢神经和周围神经的兴奋性。盆底肌治疗、功能磁刺激治疗，可共同促进盆底肌放射性收缩。雷火灸具有温经散寒、扶阳固脱、调和气血、消瘀散结的作用，可起到培元固本，通利气机，促进膀胱气化，通利小便的功效。尤其在治疗后进行手法点穴，效果更佳。治疗后症状明显好转，每日排尿5~7次，每次约350ml，颜色正常，夜寐可。通过对比患者治疗前后临床表现和评定结果，说明对脑卒中后出现尿失禁采用中西医结合的治疗方法有效。

二、排尿困难病例

宋某，女，64岁。以“左侧肢体活动不利伴小便不利3天”为主诉入院。症见：左侧肢体活动不利，头晕头痛，饮水发呛，咯白痰，小腹胀满，小便色清，量少，点滴而出，大便稀溏。查体：神清，双侧瞳孔等大正圆，直径为3.0mm，对光反射灵敏，无眼震，双眼球各向运动自如，双侧额纹对称，眼裂对称，左侧鼻唇沟浅，咽反射存在，伸舌居中，语言流利，颈软，右侧上、下肢肌力Ⅴ级，左侧上、下肢肌力Ⅳ⁻级，肌张力正常，深浅感觉正常，巴宾斯基征右侧（-）、左侧（+），小腹膨隆，膀胱区叩诊浊音，舌质淡，苔白腻，脉滑。辅助检查：头MRI：右侧多发性脑梗死急性期；尿液分析：尿白细胞阴性，亚硝酸盐阴性。

入院诊断

中医诊断：中风-中经络，风痰阻络证。

西医诊断：脑梗死急性期。

康复诊断：①脑梗死急性期排尿障碍，排尿困难；②偏瘫（左侧）；③日常生活部分辅助。

治疗前排尿功能评定结果如下：患者每日尿总量不足300ml，尿液分析结果正常，腹部胀满。

根据评定结果制定排尿困难康复治疗目标：①使膀胱恢复一定的排空能力；②减少和避免泌尿系感染和结石的发生，保护肾脏。

根据评定结果制定排尿困难治疗方案包括：间歇导尿治疗、手法膀胱刺激排尿、雷火灸治疗、针刺治疗。

方案实施操作方法如下：本着急则治其标的原则，首先予间歇导尿治疗，每日3~4次，首次导尿排出尿液约550ml。间歇导尿治疗的中间间隔时间，进行手法膀胱刺激排尿训练，嘱患者家属用力下压患者腹部或拍打、挤捏会阴部皮肤，即膀胱压力刺激方法，或双手拇指置于髂前上棘，余4指置于耻骨联合上方膀胱顶部，轻揉腹部并挤压膀胱，将尿液挤出，即Crede手法。雷火灸阵盒温灸神阙、中极、关元、气海四穴20分钟后，用雀啄灸和回旋灸法点穴。针刺治疗取穴：秩边、天枢、中极、水道、膀胱俞、阴陵泉、足三里、丰隆、三阴交、太溪，行泻法，每天1次，留针20~30分钟，10次为1个疗程；患者治疗10天后排尿基本正常，每日排尿4~5次，每次排尿量350~400ml。

小结：该病例为脑卒中后排尿困难患者，治疗前患者每日尿总量不足300ml，尿液分析结果正常，腹部胀满。中西医结合康复治疗，本着辨证论治、急则治其标的原则，首先予间歇导尿治疗，缓解症状。同时配合手法膀胱排尿，可兴奋排尿相关神经，促进排尿反射。雷火灸治疗具有通利气机，促进膀胱气化，通利小便的功效。本病例老年女性，脾肾两虚，风痰瘀阻脑脉，发为中风，痰浊瘀阻，肾失气化，三焦不通则小便不利，中医针刺治疗秩边、天枢、中极、水道、膀胱俞、阴陵泉具有运行下焦、通利水道功效，足三里、丰隆、三阴交、太溪以补脾益肾、化痰通络。患者治疗10天后排尿基本正常，每日排尿4~5次，每次排尿量350~400ml。通过治疗前后症状对比说明对卒中后排尿困难患者采用中西医结合的治疗方法有效。

三、大便失禁病例

宋某，男，68岁，以“左侧肢体无力呈进行性加重5天，伴大便失禁1天”为主诉于2012年3月29日入院。入院症见：左侧肢体活动不利，左上下肢抬举受限，行走及持物困难，倦怠乏力，腹部隐痛，大便失禁，餐后及睡眠时不自主排出稀便，排便6~7次，小便正常。查体：神清，双侧瞳孔等大正圆，直径为3.0mm，对光反射灵敏，无眼震，双眼球各向运动自如，双侧额纹对称，眼裂对称，左侧鼻唇沟浅，咽反射存在，伸舌居中，语言流利，颈软，右侧上、下肢肌力Ⅴ级，左侧上、下肢肌力Ⅲ级，肌张力正常，深浅感觉正常，巴宾斯基征右侧（-）、左侧（+），肠鸣音正常，腹部平软，下腹部轻度压痛，舌质暗淡，苔薄白，脉细涩。辅助检查：头MRI示：右侧多发急性脑梗死。大便常规示黄色稀便，虫卵、寄生虫阴性，镜下白细胞阴性；便隐血试验弱阳性。

入院诊断

中医诊断：中风-中经络，气虚血瘀证。

西医诊断：脑梗死急性期。

康复诊断：①脑梗死急性期，排便障碍，大便失禁；②偏瘫（左侧）；③日常生活部分辅助。

治疗前排便功能评定结果如下：患者日排便6~7次，间隔2~4小时不等，质稀，每次100~150ml，下腹部轻度压痛，便检稀便，镜检未见异常。

根据评定结果制定大便失禁康复治疗目标：①控制大便失禁，减少因大便失禁导致的脱水、电解质紊乱、感染、心理问题等全身症状，以及对脑卒中治疗的影响；②预防压力性损伤的发生。

根据评定结果制定大便失禁治疗方案包括：药物治疗、针刺治疗、拔火罐治疗、肛门括约肌训练、饮食调理。

方案实施操作方法如下：药物治疗予蒙脱石散，每次3g，每日3次，口服。针刺治疗：上巨虚（双侧）、天枢（双侧）、关元、足三里（双侧）、阴陵泉（双侧）、三阴交（双侧），行补法，每日1次，留针20~30分钟，10次为1个疗程。于肚脐窝处拔火罐治疗，每次12~15分钟。肛门括约肌训练：先让患者全身放松，用力收缩小腹肌肉，收紧盆底肌，增加肌紧张，预防大便溢出。持续提肛，尽量保持3秒，然后松弛休息2~6秒，反复10~15次，每天训练3~8组。饮食调理：增加高纤维素食品，多食高营养和高容积饮食，如稻米、小麦制品，至少每天有3次蔬菜或水果，避免进食致腹泻食物。经上述中西医结合康复治疗1周后，患者大便失禁症状好转。排便功能评定结果：每日排便1次，条状，质软，量适中，无腹痛，便检正常。

小结：该病例为脑卒中后伴大便失禁的患者。治疗前对排便功能进行了功能评定，患者日排便6~7次，间隔2~4小时不等，排便一次，质稀，每次100~150ml，下腹部轻度压痛，便检稀便，镜检未见异常。中西医结合康复治疗，口服蒙脱石散以止泻，该药通过在肠道内形成一层保护膜从而发挥作用。本病例老年男性，正气不足，脏腑功能失调，气虚血瘀，脑脉痹阻发为中风，病后脾气日衰，气虚下陷，不能固摄，加之脾胃虚弱，运化失司，水湿不化，大小肠传化失常，致大便失禁，中医针刺辨证治疗，以健脾益气、化湿止泻。现代科学研究表明，针刺足三里治疗消化系统病时，对肠功能有双向调节作用，对便秘患者针刺后可顺利排便；对腹泻患者有止泻作用。中医拔火罐治疗，具有健脾补肾、祛湿止泻的功效。肛门括约肌训练，可达到训练盆底肌的目的。饮食调理，可增加结肠吸收水分的作用。经一周的治疗，患者大便失禁症状好转。治疗后排便功能评定结果：每日排便一次，条状，质软，量适中，无腹痛，便检正常。治疗前后临床表现及排便功能评定的结果对比，说明脑卒中后大便失禁采用中西医结合的康复治疗方法有效。

四、便秘病例

顾某，男，87岁，以“左侧肢体活动不利伴语言謇涩、排便困难1周”为主诉收入院治疗。入院症见：左侧肢体活动不利，搀扶行走，持物费力，语言謇涩，吐字不清，神疲气怯，大便秘结、排便困难，便后疲乏。查体：神清，双侧瞳孔等大正圆，直径为2.5mm，对光反射灵敏，无眼震，双眼球各向运动自如，双侧额纹对称，眼裂对称，左侧鼻唇沟浅，咽反射存在，伸舌偏左，构音障碍，颈软，右侧上、下肢肌力Ⅴ级，左侧上、下肢肌力Ⅲ$^{+}$级，肌张力正常，深浅感觉正常，巴宾斯基征右侧（-）、左侧（+），腹部平软，压痛无反跳痛，肝脾肋下未触及，墨菲征阴性，双肾区无叩击痛，腹部叩诊无移动性浊音，肠鸣音正常。舌质淡，苔薄白，脉沉细。辅助检查：头MRI：右侧急性脑梗死；血细胞分析正常范围，肿瘤标志物阴性；便常规+隐血试验阴性。

入院诊断

中医诊断：中风-中经络，气虚血瘀证。

西医诊断：脑梗死急性期。

康复诊断：①脑梗死急性期，排便障碍，便秘；②偏瘫（左侧）；③日常生活部分辅助。

治疗前排便功能评定结果如下：患者6日未大便，肛门略紧张，肛门部有硬质粪块，取出后便检结果正常。

根据评定结果制定便秘康复治疗目标：①恢复正常排便功能；②降低因便秘引起的肠道梗阻及腹压增高引起血压变化的风险，消除引发的心理问题。

根据评定结果制定便秘康复治疗方案包括：塞剂治疗、针刺治疗、中药脐灸治疗、腹部按摩治疗、定时排便训练、调整饮食。

方案实施操作方法如下：患者6日未便，先予开塞露润滑肛门及肠道粪块，使用开塞露时，患者俯卧位或侧卧位，小心插入开塞露，避免划伤肛门及肠道，注入药液后，用卫生纸堵住肛门3~5分钟，待充分润滑肠道后再翻身排便，每2天1次；针刺治疗取穴：脾俞（双侧）、膈俞（双侧）、大肠俞（双侧）、天枢（双侧）、气海、足三里（双侧）、上巨虚（双侧）、三阴交（双侧）、丰隆（双侧）、水道（左侧）、归来（左侧），操作：首先针刺脾俞、大肠俞、膈俞，行补法，不留针，水道、归来行泻法，余穴针刺后，行补法，得气后留针20分钟；中药脐灸治疗，灸方由大黄、枳实、吴茱萸、黄芪、冰片等药物组成，将上述药物粉碎后用香油调和制成锥状灸炷，阴干后备用。中药脐灸治疗每次10分钟，治疗过程中应注意避免烫伤；腹部按摩治疗，揉按腹部及足三里、中脘、关元等穴位。腹部按摩治疗顺序是：右下腹→上腹→左下腹，每天1次，每次30分钟。定时排便训练，患者左侧卧位，安排早餐后解便，同时嘱家属双手或单手于肛门周围有节奏地向外牵拉肛门外括约肌10~20次以诱发便意及促进排便，每次排便10~15分钟，如不能排便，晚餐后再次解便；调整饮食，增加果蔬类食品。治疗三周后患者便秘症状好转，治疗后排便功能评定结果如下：患者可在不用开塞露的情况下，保持2~3日内顺利排便一次，大便量少，略干，无硬块，无腹痛。腹部按摩教予患者家属并每日坚持。

小结：该患者为脑卒中后便秘患者，入院时已6日未便，本着病证结合、辨证论治、急则治其标的原则，先使用开塞露润滑肛门及肠道粪块排便。开塞露基本成分是50%甘油或山梨醇，主要起到润滑肠道作用，使用时应注意使用方法。本病例为高龄老人，年迈体弱，气虚血瘀，脉阻络痹于脑，发为中风，病后气血亏耗，气虚则大肠传导无力，血虚则肠失滋润，而成便秘，针刺治疗以补脾益气、养血润肠通便。中药脐灸治疗具有调和阴阳、温通气血、恢复胃肠传导功能、助粪便排出之功效。按摩治疗不但有助于排便，还对机体脏器的代谢非常有益。腹部按摩可以促进肠管运动及内脏的血液循环。对于清醒且能配合的脑卒中患者，养成每日定时排便的习惯十分重要，不仅使直肠的排便运动产生条件反射，同时可缓解患者精神过度紧张或抑郁。通过饮食调整可以增加粪便重量、容积及流动性，减少粪便在结肠内通过的时间。经三周的治疗患者便秘症状好转，治疗后排便功能评定结果如下：患者可在不用开塞露的情况下，保持2~3日内顺利排便一次，大便量少，略干，无硬块，无腹痛。治疗前后临床表现及评定结果对比说明脑卒中后便秘的中西医结合康复治疗方法有效。

（赵春华　刘星辰　胡　东）

附录1

量表评定

附录1-1 Fugl-Meyer肢体运动功能评定

瑞典学者Fugl-Meyer等根据Brunnstrom的观点设计了偏瘫躯体功能的评价法，分别对上下肢的运动功能、手腕和手的运动、平衡功能、关节活动肢体疼痛、感觉功能予以评分。每一项进行三级评分（0分、1分、2分），总分226分。Fugl-Meyer评定法能比较准确地定量地对偏瘫患者肢体功能做出评定，但存在着费时、需患者积极合作、对躯干运动评定较差等缺点。故在原来的评分基础上提出一种简化评定法，即仅评定运动功能方面的100分。下面介绍简化Fugl-Meyer运动功能评分法。

简化 Fugl-Meyer 运动功能评分法

<table>
<tr><th colspan="3" rowspan="2">项目</th><th colspan="3">内容</th></tr>
<tr><th>0分</th><th>1分</th><th>2分</th></tr>
<tr><td rowspan="8">Ⅰ.上肢（坐位）</td><td rowspan="2">1.有无反射活动</td><td>（1）肱二头肌</td><td>不能引起反射活动</td><td></td><td>能引起反射活动</td></tr>
<tr><td>（2）肱三头肌</td><td>同上</td><td></td><td>同上</td></tr>
<tr><td rowspan="6">2.屈肌协同运动</td><td>（3）肩上提</td><td>完全不能进行</td><td>部分完成</td><td>无停顿地充分完成</td></tr>
<tr><td>（4）肩后缩</td><td>同上</td><td>同上</td><td>同上</td></tr>
<tr><td>（5）肩外展≥90°</td><td>同上</td><td>同上</td><td>同上</td></tr>
<tr><td>（6）肩外旋</td><td>同上</td><td>同上</td><td>同上</td></tr>
<tr><td>（7）肘屈曲</td><td>同上</td><td>同上</td><td>同上</td></tr>
<tr><td>（8）前臂旋后</td><td>同上</td><td>同上</td><td>同上</td></tr>
</table>

续表

项目			内容		
			0 分	1 分	2 分
Ⅰ.上肢（坐位）	3.伸肌协同运动	（9）肩内收、内旋	同上	同上	同上
		（10）肘伸展	同上	同上	同上
		（11）前臂旋前	同上	同上	同上
	4.伴有协同运动的活动	（12）手触腰椎	没有明显活动	手仅可向后越过髂前上棘	能顺利进行
		（13）肩关节屈曲 90°，肘关节伸直	开始时手臂立即外展或肘关节屈曲	在接近规定位置时肩关节外展或肘关节屈曲	能顺利进行
		（14）肩 0°，肘屈 90°，前臂旋前、旋后	不能屈肘或前臂不能旋前	肩、肘位置正确，基本能旋前、旋后	能顺利进行
	5.脱离协同运动的活动	（15）肩关节外展 90°，肘伸直，前臂旋前	开始时肘就屈曲，前臂偏离方向，不能旋前	可部分完成此动作或在活动时肘关节屈曲或前臂不能旋前	顺利完成
		（16）肩关节屈曲 90°~180°（前屈举臂过头），肘伸直，前臂中立位	开始时肘关节屈曲或肩关节发生外展	肩关节屈曲时肘关节屈曲、肩关节外展	顺利完成
		（17）肩屈曲 30°~90°，肘伸直，前臂旋前旋后	前臂旋前旋后完全不能进行或肩、肘位不正确	肩、肘位置正确，基本上能完成旋前、旋后	顺利完成
	6.反射亢进	（18）检查肱二头肌、肱三头肌和指屈肌 3 种反射	至少 2~3 个反射明显亢进	1 个反射明显亢进或至少 2 个反射活跃	活跃反射 ≤ 1 个，且无反射亢进
	7.腕稳定性	（19）肩 0°，肘屈 90°时，腕背屈	不能背屈腕关节达 15°	可完成腕背屈，但不能抗阻力，	施加轻微阻力，仍可保持腕背屈
		（20）肩 0°，肘屈 90°，腕屈伸	不能随意屈伸	不能在全关节活动范围内主动活动腕关节	能平滑地不停顿地进行
	8.肘伸直，肩前屈 30°时	（21）腕背屈	不能背屈腕关节达 15°	可完成腕背屈，但不能抗拒阻力	施加轻微阻力，仍可保持腕背屈
		（22）腕屈伸	不能随意屈伸	不能在全关节范围内主动活动腕关节	能平滑地不停顿地进行
		（23）腕环形运动	不能进行	活动费力或不完全	能正常完成

续表

项目			内容		
			0分	1分	2分
Ⅰ.上肢（坐位）	9.手指	（24）集团屈曲	不能屈曲	能屈曲但不充分	能完全主动屈曲
		（25）集团伸展	不能伸展	能放松主动屈曲的手指	能完全主动伸展
		（26）钩状抓握	不能保持要求的位置	握力微弱	能够抵抗相当大的阻力
		（27）侧捏	不能进行	能用拇指捏住一张纸，但不能抵抗拉力	可牢牢捏住纸
		（28）对捏（拇食指可挟住一根铅笔）	完全不能	捏力微弱	能抵抗相当大的阻力
		（29）圆柱状抓握	不能保持要求的位置	握力微弱	能抵抗相当大的阻力
		（30）球形抓握	同上	同上	同上
	10.协调能力与速度	手指指鼻试验（连续5次）			
		（31）震颤	明显震颤	轻度震颤	无震颤
		（32）辨距障碍	明显的或不规则的辨距障碍	轻度的或规则的辨距障碍	无辨距障碍
		（33）速度	较健侧长6秒	较健侧长2~5秒	两者差别<2秒
Ⅱ.下肢（仰卧位）（坐位）（站位）（坐位）（仰卧）	1.反射活动	（1）跟腱反射	无反射活动		有反射活动
		（2）膝腱反射	同上		同上
	2.屈肌协同运动	（3）髋关节屈曲	不能进行	部分进行	充分进行
		（4）膝关节屈曲	同上	同上	同上
		（5）踝关节背屈	同上	同上	同上
	3.伸肌协同运动	（6）髋关节伸展	没有运动	微弱运动	几乎与对侧相同
		（7）髋关节内收	同上	同上	同上
		（8）膝关节伸展	同上	同上	同上
		（9）踝关节跖屈	同上	同上	同上

续表

项目			内容		
			0分	1分	2分
Ⅱ.下肢（仰卧位）（坐位）（站位）（坐位）（仰卧）	4.伴有协同运动的活动	（10）膝关节屈曲	无主动运动	膝关节能从微伸位屈曲，但屈曲＜90°	屈曲＞90°
		（11）踝关节背屈	不能主动背屈	主动背屈不完全	正常背屈
	5.脱离协同运动的活动	（12）膝关节屈曲	在髋关节伸展位时不能屈膝	髋关节0°时膝关节能屈膝，但＜90°，或进行时髋关节屈曲	能自如运动
		（13）踝关节背屈	不能主动活动	能部分背屈	能充分背屈
	6.反射亢进	（14）查跟腱、膝腱和膝屈肌3种反射	2~3个明显亢进	1个反射亢进或2个反射活跃	活跃的反射≤1
	7.协调能力和速度（跟-膝-胫试验，快速连续做5次）	（15）震颤	明显震颤	轻度震颤	无震颤
		（16）辨距障碍	明显或不规则的辨距障碍	轻度的或规则的辨距障碍	无辨距障碍
		（17）速度	较健侧长6秒	较健侧长2~5秒	两者差别＜2秒
总分值					
等级					
结论（障碍程度）					
评定者					

注：各项最高为2分：上肢33项，共66分。下肢17项，共34分。上下肢合计100分。评定后结果为：＜50分为Ⅰ级，患肢严重运动障碍；50~84分为Ⅱ级，患肢明显运动障碍；85~95分为Ⅲ级，患肢中度运动障碍；96~99分为Ⅳ级，患肢轻度运动障碍。

附录1-2　偏瘫肢体功能评价记录表（上田敏式）

偏瘫上肢功能评价记录表（上田敏式）

姓名		性别		年龄		病案号	
科室		病房 / 床		临床诊断			

<table>
<tr><th>序号</th><th>体位</th><th>项目</th><th>开始肢位及检查动作</th><th colspan="3">判定</th><th>月日</th><th>月日</th><th>月日</th></tr>
<tr><td rowspan="2">1</td><td rowspan="2">仰卧位</td><td rowspan="2">联合反应（胸大肌）</td><td rowspan="2">开始肢位：患肢的指尖放于近耳处（屈肌联带运动型）
检查动作：使健侧从屈肘位伸展以对抗徒手阻力，此时，触知患侧胸大肌是否收缩</td><td colspan="3">不充分（无）</td><td></td><td></td><td></td></tr>
<tr><td colspan="3">充分（有）</td><td></td><td></td><td></td></tr>
<tr><td rowspan="2">2</td><td rowspan="2">仰卧位</td><td rowspan="2">随意收缩（胸大肌）</td><td rowspan="2">开始肢位：同1
检查动作：口令“将患侧手伸到对侧腰部”，触知胸大肌是否收缩</td><td colspan="3">不充分（无）</td><td></td><td></td><td></td></tr>
<tr><td colspan="3">充分（有）</td><td></td><td></td><td></td></tr>
<tr><td rowspan="5">3</td><td rowspan="5">仰卧位</td><td rowspan="5">伸肌联带运动</td><td rowspan="5">开始肢位：同1
检查动作：用与2相同的动作，观察手指尖移动到的部位（伸肌联带运动）</td><td colspan="3">不可能</td><td></td><td></td><td></td></tr>
<tr><td rowspan="4">可能</td><td rowspan="2">不充分</td><td>耳-乳头</td><td></td><td></td><td></td></tr>
<tr><td>乳头-脐</td><td></td><td></td><td></td></tr>
<tr><td rowspan="2">充分</td><td>脐以下</td><td></td><td></td><td></td></tr>
<tr><td>完全伸展</td><td></td><td></td><td></td></tr>
<tr><td rowspan="5">4</td><td rowspan="5">坐位</td><td rowspan="5">屈肌联带运动</td><td rowspan="5">开始肢位：将手放于健侧腰部（使肘尽量伸展，前臂旋前，伸肌联带运动型）。
检查动作：口令“将患侧手拿到耳边”，观察指尖到达的部位</td><td colspan="3">不可能</td><td></td><td></td><td></td></tr>
<tr><td rowspan="4">可能</td><td rowspan="2">不充分</td><td>0-脐</td><td></td><td></td><td></td></tr>
<tr><td>脐-乳头</td><td></td><td></td><td></td></tr>
<tr><td rowspan="2">充分</td><td>乳头以上</td><td></td><td></td><td></td></tr>
<tr><td>与耳同高</td><td></td><td></td><td></td></tr>
</table>

续表

序号	体位	项目	开始肢位及检查动作	判定		月日	月日	月日
5	坐位	部分分离运动	将手转于背后 观察手是否到达背部脊柱正中线附近5cm以内 注意躯干不要有大的移动	不可能				
				不充分	达到体侧			
					过体侧但不充分			
				充分	距脊柱5cm以内			
6	坐位	部分分离运动	上肢向前方水平上举（注意屈肘不超过20°，肩关节的水平内收、外展保持在 ± 10° 以内）	不可能				
				不充分	5°~25°			
					30°~55°			
				充分	60°~90°			
7	坐位	部分分离运动	屈肘，前臂旋前（手掌向下）。将肘靠近体侧不要离开（靠不上者不合格），肘屈曲保持在90° ± 10° 的范围内	不充分	肘不靠体侧			
					靠体侧但前臂旋后			
					前臂可保持中立位			
					可旋前5°~45°			
				充分	旋前50°~85°			
					旋前90°			
8	坐位	分离运动	伸肘位，将上肢向侧方水平外展，注意上肢水平屈曲不得超出20°，屈肘不超出20°	不可能				
				不充分	5°~25°			
					30°~55°			
				充分	60°~85°			
					90°			

续表

序号	体位	项目	开始肢位及检查动作	判定		月 日	月 日	月 日
9	坐位	分离运动	上肢上举，肘弯曲不超过20°，尽量从前方上举，上肢向侧方外展不超过30°	不充分	0°~85°			
					90°~125°			
				充分	130°~155°			
					160°~175°			
					180°			
10	坐位	分离运动	肘伸展位，肩屈曲，前臂旋后（手掌向上）肘弯曲不超过20°，肩关节屈曲超过60°	不充分	不能向前方上提			
					能上提但前臂旋前			
					能保持中立位			
					旋后5°~45°			
				充分	旋后50°~85°			
					旋后90°			
11	坐位	速度检查	指尖触肩做快速上举动作，测量反复10次所需的时间 上举时，屈肘不超过20°，肩关节屈曲130°以上（先测量健侧）判定：患侧所需时间为健侧的1.5倍以下为充分	需时间	健侧	秒	秒	秒
					患侧	秒	秒	秒
				不充分	健侧的2倍以上			
					健侧的1.5~2倍			
				充分	健侧的1.5倍以下			

偏瘫下肢功能评价记录表（上田敏式）

姓名		性别		年龄		病案号	
科室		病房 / 床		临床诊断			

序号	体位	项目	开始肢位及检查动作	判定	月 日	月 日	月 日
1	仰卧位	联合反应	将健侧下肢稍外展，对抗徒手阻力使下肢内收。观察患侧下肢有无内收动作或内收肌群的收缩（Raimiste现象）	不充分（无）			
				充分（有）			

续表

序号	体位	项目	开始肢位及检查动作	判定			月 日	月 日	月 日
2	仰卧位	随意收缩	令患侧下肢内收，触知内收肌群的收缩	不充分（无）					
				充分（有）					
3	仰卧位	伸肌联带运动	开始肢位：屈膝90° 检查动作：令“伸患侧腿”，观察有无随意动作及伸膝程度	不可能					
				可能	不充分	50°~90°			
						25°~45°			
					充分	5°~20°			
						0°			
4	仰卧位	屈肌联带运动	开始肢位：髋伸展（0°~20°） 观察动作：令“屈患侧腿”，观察有无随意动作及其程度	不可能					
				可能	不充分	5°~40°			
						45°~85°			
					充分	90°以上			
5	仰卧位	部分分离运动	在膝关节伸展状态下髋屈曲，观察髋关节屈曲角度。膝关节屈曲不得超过20°	不可能					
				不充分	5°~25°				
					30°~45°				
				充分	50°以上				
6	坐位	部分分离运动	开始肢位：坐位屈膝90° 检查动作：使脚在地板上滑动，同时屈膝100°以上，要使髋关节保持屈曲60°~90°。足跟不得离开地面	不可能（不充分）					
				可能（充分）					
7	坐位	部分分离运动	足跟着地使踝关节背屈，背屈5°以上为充分	不可能（不充分）					
				可能（充分）					
8	仰卧位	分离运动	取髋、膝伸展位做踝关节背屈的动作	不可能					
				不充分	可能但在跖屈范围内				
				充分	背屈5°以上				
9	坐位	分离运动	观察踝关节有无背屈动作及其程度，髋关节屈曲60°~90°，膝屈曲不超过20°	不可能					
				不充分	可能但在跖屈范围内				
				充分	背屈5°以上				

续表

序号	体位	项目	开始肢位及检查动作	判定		月日	月日	月日
10	坐位	分离运动	取屈膝位，观察髋关节内旋角度，髋关节屈曲60°~90°，使大腿保持水平、屈膝90° ± 10°	不可能				
				不充分	内旋5°~15°			
				充分	内旋20°以上			
11	坐位	速度检查	检查同10的动作。取屈膝位，髋关节从中间位内旋10次，记录所需时间（内旋要在20°以上，其他条件与检查10相同），先测量健侧	需时间	健侧	秒	秒	秒
					患侧	秒	秒	秒
				不充分	健侧的2倍以上			
					健侧的1.5~2倍			
				充分	健侧的1.5倍以下			

附录1-3　Bobath运动模式质量的评价

上肢与肩胛带运动模式质量的评价

阶段	运动模式	仰卧位		坐位		站立位	
		能	否	能	否	能	否
I	a.能否保持上肢上举（肘关节伸展）						
	上肢上举时能否内旋						
	能否保持上肢上举时的外旋位						
	b.能否将上肢从上举位移动到水平位，再返回到上举位（肘关节伸展）						
	能否在前方完成上述动作						
	能否在侧方完成上述动作						
	移动过程中上肢能否内旋						
	移动过程中上肢能否外旋						
	c.能否将上肢从水平外展位移动到体侧，再回到水平外展位（肘关节伸展）						
	移动过程中上肢能否内旋						
	移动过程中上肢能否外旋						

续表

阶段	运动模式	仰卧位		坐位		站立位	
		能	否	能	否	能	否
Ⅱ	a. 能否举起上肢触摸对侧肩						
	能否用手掌触摸						
	能否用手背触摸						
	b. 能否屈肘举起上肢用手触摸头顶						
	能否用手掌触摸（旋后）						
	能否用手背触摸（旋前）						
	c. 能否双肩水平外展并屈肘时双手于枕部交叉						
	是否伴有腕关节屈曲						
	腕关节伸展时能否完成						
Ⅲ	a. 前臂和腕关节能否旋后						
	患侧躯干不伴有侧屈时能否完成						
	是否伴有肘和手指关节屈曲						
	肘关节与手指关节伸展时能否完成						
	b. 肩关节无内收时前臂能否旋前						
	c. 上肢伸展时能否外旋						
	●能否在水平外展位外旋						
	●能否于外侧外旋						
	●上肢于上举位能否外旋						
	d. 能否在外展外旋位时屈伸肘关节，完成用手触摸同侧肩部的动作						
	上肢从体侧位开始						
	上肢从水平外展位开始						

腕关节与手指运动模式质量的评价

阶段	运动模式	是（能）	否
Ⅰ	a. 能否将手平放在前面的桌子上		
	坐在治疗床边时，能否将手平放侧方		
	是否伴有手指和拇指内收		
	手指和拇指能否外展		

续表

阶段	运动模式	是（能）	否
Ⅱ	a.能否伸手（张开手指）抓握物品		
	是否伴有腕关节屈曲		
	腕关节能否伸展		
	是否伴有前臂旋前		
	前臂能否旋后		
	是否伴有手指和拇指内收		
	手指和拇指能否外展		
Ⅲ	a.用手抓握后能否再松手（放下物品）		
	肘关节是否可以屈曲		
	肘关节是否可以伸展		
	前臂是否可以旋前		
	前臂是否可以旋后		
	b.手指能否单独活动		
	拇指		
	环指		
	小指		
	示指和中指		
	c.各指能否与拇指对指		
	拇指和示指对指		
	拇指和中指对指		
	拇指和小指对指		

骨盆、下肢及足运动模式质量的评价（俯卧位）

阶段	运动模式	是（能）	否
Ⅰ	髋关节伸展时膝关节能否屈曲		
	踝关节是否可以背屈		
	是否伴有踝关节跖屈		
	是否出现踝关节内翻		
	是否出现踝关节外翻		

续表

阶段	运动模式	是（能）	否
Ⅱ	能否双下肢外旋、外展、踝背屈、外翻，双足跟并拢并成俯卧位		
	能否维持以上肢位		
	治疗师将患侧下肢摆放于内旋位，患者能否再回到外旋位与健侧足跟接触		
	患侧下肢能否在无辅助下反复完成内、外旋		
Ⅲ	a. 能否在双膝屈曲至 90° 过程中，双足跟并拢		
	是否伴有足内翻		
	是否伴有足外翻		
	b. 患侧屈膝 90° 时，踝关节能否交替进行背屈与跖屈		
	是否伴有足内翻		
	是否伴有足外翻		
	进行以上动作时能否不伴有膝关节的运动		

骨盆、下肢及足运动模式质量的评价

体位	阶段	运动模式	是（能）	否
仰卧位	Ⅰ	a. 患侧下肢能否屈曲		
		患足离开床面是否伴有健侧下肢屈曲		
		健侧下肢伸展时能否完成		
		患侧上肢不屈曲能否完成		
		b. 患侧下肢能否从伸展位开始屈髋屈膝（足底支撑于床面向骨盆方向移动）		
		患足不离开床面能否伸展下肢		
	Ⅱ	能否双足抵于床面，在不伸展患侧下肢的前提下抬起骨盆（搭桥运动）		
		●能否在骨盆保持抬起位的同时，健侧下肢离开床面		
		●抬起时，骨盆患侧是否向下倾斜		
		●能否在骨盆保持抬起位的同时，双膝进行内收外展		
	Ⅲ	a. 踝关节能否背屈		
		足趾能否背屈		
		足置于支撑面上能否进行下肢屈曲		
		下肢能否伸展		
		是否伴有踝关节内翻		
		踝关节能否外翻		
		b. 患者仰卧位于治疗台边缘，患侧髋关节伸展时，能否屈曲膝关节（足底支撑于地面）		

续表

体位	阶段	运动模式	是（能）	否
坐位	Ⅰ	a. 双足踏在地面时，患侧下肢能否内收、外展		
		b. 双足离地时，患侧下肢能否内收、外展		
	Ⅱ	a. 能否抬起患侧下肢放在健膝上（跷二郎腿，不得用手帮助）		
		b. 能否足跟不离地，患足后移到座椅下方		
		c. 能否健足在前、患足在后站起来		
站立位	Ⅰ	能否双足并拢站立		
	Ⅱ	a. 能否患侧单腿站立		
		b. 能否于患侧单腿站立时患侧下肢做屈伸动作		
		c. 能否患侧下肢在前、健侧下肢在后（健侧足置于患侧足尖后面）站立时，患侧下肢负重（重心前移）		
		d. 能否健侧下肢在前、患侧下肢在后站立时，健侧负重、患侧下肢膝关节屈曲但足趾不离地		
	Ⅲ	a. 能否健侧下肢在前、患侧下肢在后站立时，健侧负重、患侧膝关节屈曲并足离地，但不伴有髋关节屈曲		
		患足是否出现内翻		
		是否伴有患足外翻		
		b. 能否患侧下肢负重并转移重心为健侧下肢迈步创造条件		
		重心向前移动		
		重心向后移动		
		c. 能否健侧支撑，患腿向前迈步但不出现骨盆上抬		
		d. 能否健腿支撑，患腿向后迈步但不出现骨盆上抬		
		e. 能否患侧足跟站立（患侧下肢支撑，足尖翘起）		

附录1-4　美国国立卫生院脑卒中量表（NIH Stroke Scale，NIHSS）

项目	评分标准
1a.意识水平： 即使不能全面评价（如气管插管、语言障碍、气管创伤及绷带包扎等），检查者必须选择1个反应。只在患者对有害刺激无反应时（不是反射）才能记录3分	0 清醒，反应灵敏 1 嗜睡，轻微刺激能唤醒，可回答问题，执行指令 2 昏睡或反应迟钝，需反复刺激、强烈或疼痛刺激才有非刻板的反应 3 昏迷，仅有反射性活动或自发性反应或完全无反应、软瘫、无反射
1b.意识水平提问：月份、年龄。仅对初次回答评分。 失语和昏迷者不能理解问题2分，因气管插管、气管创伤、严重构音障碍、语言障碍或其他任何原因不能完成者（非失语所致）记1分。可书面回答	0 两项均正确 1 一项正确 2 两项均不正确
1c.意识水平指令：睁闭眼，非瘫痪侧握拳松开。仅对最初反应评分，有明确努力但未完成的也给分。若对指令无反应，用动作示意，然后记录评分。对创伤、截肢或其他生理缺陷者，应予适当的指令	0 两项均正确 1 一项正确 2 两项均不正确
2凝视： 只测试水平眼球运动。对随意或反射性眼球运动记分。若眼球偏斜能被随意或反射性活动纠正，记1分。若为孤立的周围性眼肌麻痹记1分，对失语者，凝视是可以测试的。对眼球创伤、绷带包扎、盲人或有其他视力、视野障碍者，由检查者选择一种反射性运动来测试，确定眼球的联系，然后从一侧向另一侧运动，偶尔能发现部分性凝视麻痹	0 正常 1 部分凝视麻痹（单眼或双眼凝视异常，但无强迫凝视或完全凝视麻痹） 2 强迫凝视或完全凝视麻痹（不能被头眼反射克服）
3视野： 若能看到侧面的手指，记录正常，若单眼盲或眼球摘除，检查另一只眼。明确的非对称盲（包括象限盲），记1分。若全盲（任何原因）记3分。若濒临死亡记1分，结果用于问题11	0 无视野缺损 1 部分偏盲 2 完全偏盲 3 双侧偏盲（包括皮质盲）

续表

项目	评分标准
4面瘫	0 正常 1 轻微（微笑时鼻唇沟扁平、不对称） 2 部分（下面部完全或几乎完全瘫痪） 3 完全（单或双侧瘫痪，上下面部缺乏运动）
5、6上下肢运动： 置肢体于合适的位置：坐位时上肢平举90°，仰卧时上抬45°，掌心向下，下肢卧位抬高30°，若上肢在10秒内，下肢在5秒内下落，记1~4分。对失语者用语言或动作鼓励，不用有害刺激。依次检查每肢体，从非瘫痪侧上肢开始。若为截肢或关节融合记9分，并解释	上肢 0 无下落，置肢体于90°（或45°）坚持10秒 1 能抬起但不能坚持10秒，下落时不撞击床或其他支持物、 2 试图抵抗重力，但不能维持坐位90°或仰位45° 3 不能抵抗重力，肢体快速下落 4 无运动 9 截肢或关节融合，解释： 5a 左上肢 5b 右上肢 下肢 0 无下落，于要求位置坚持5秒 1 5秒末下落，不撞击床 2 5秒内下落到床上，可部分抵抗重力 3 立即下落到床上，不能抵抗重力 4 无运动 9 截肢或关节融合，解释： 6a 左下肢 6b 右下肢
7肢体共济失调： 目的是发现一侧小脑病变。检查时睁眼，若有视力障碍，应确保检查在无视野缺损中进行。进行双侧指鼻试验、跟-膝-胫试验，共济失调与无力冥想不成比例时记分。若患者不能理解或肢体瘫痪不记分。盲人用伸展的上肢摸鼻。若为截肢或关节融合记9分，并解释	0 无共济失调 1 一个肢体有 2 两个肢体有，共济失调在： 右上肢1=有，2=无 9 截肢或关节融合，解释： 左上肢1=有，2=无 9 截肢或关节融合，解释： 右下肢1=有，2=无 9 截肢或关节融合，解释： 左下肢1=有，2=无 9 截肢或关节融合，解释：

续表

项目	评分标准
8感觉： 检查对针刺的感觉和表情，或意识障碍及失语者对有害刺激的躲避。只对与脑卒中有关的感觉缺失评分。偏身感觉丧失者需要精确检查，应测试身体多处〔上肢（不包括手）、下肢、躯干、面部〕确定有无偏身感觉缺失。严重或完全的感觉缺失记2分。昏睡或失语者记1或0分。脑干卒中双侧感觉缺失记2分。无反应或四肢瘫痪者记2分。昏迷患者（1a=3）记2分	0　正常 1　轻－中度感觉障碍，（患者感觉针刺不尖锐或迟钝，或针刺感缺失但有触觉） 2　重度－完全感觉缺失（面、上肢、下肢无触觉）
9语言： 命名、阅读测试。若视觉缺损干扰测试，可让患者识别放在手上的物品，重复和发音。气管插管者手写回答。昏迷者记3分。给恍惚或不合作者选择一个记分，但3分仅给不能说话且不能执行任何指令者	0　正常 1　轻－中度失语：流利程度和理解能力部分下降，但表达无明显受限 2　严重失语，交流是通过患者破碎的语言表达，听者需推理、询问、猜测，交流困难 3　不能说话或者完全失语，无言语或听力理解能力
10构音障碍： 读或重复表上的单词。若有严重的失语，评估自发语言时发音的清晰度。若因气管插管或其他物理障碍不能讲话，记9分。同时注明原因。不要告诉患者为什么作测试	0　正常 1　轻－中度，至少有些发音不清，虽有困难但能被理解 2　言语不清，不能被理解，但无失语或失语不成比例，或失音 9　气管插管或其他物理障碍，解释：
11忽视： 若患者严重时视觉缺失影响双侧视觉的同时检查，皮肤刺激正常，记为正常。若失语，但确实表现为对侧的注意，记分正常。视空间忽视或疾病失认也可认为是异常的证据	0　正常 1　视、触、听、空间觉或个人的忽视；或对一种感觉的双侧同时刺激忽视 2　严重的偏侧忽视或一种以上的偏侧忽视；不认识自己的手；只能对一侧空间定位

附录1-5 简易精神状态检查（Mini-Mental State Examination，MMSE）量表

<table>
<tr><td>姓名</td><td></td><td>性别</td><td></td><td>年龄</td><td></td><td>病案号</td><td></td></tr>
<tr><td>科室</td><td></td><td>病房/床</td><td></td><td>文化程度</td><td colspan="3"></td></tr>
<tr><td colspan="2">临床诊断</td><td colspan="6"></td></tr>
<tr><td colspan="2">CT/MRI 诊断</td><td colspan="6"></td></tr>
<tr><td>序号</td><td colspan="5">检查内容</td><td colspan="2">评分</td></tr>
<tr><td>1</td><td colspan="5">今年是公元哪年？
现在是什么季节？
现在是几月份？
今天是几号？
今天是星期几？</td><td colspan="2">1 0
1 0
1 0
1 0
1 0</td></tr>
<tr><td>2</td><td colspan="5">咱们现在是在哪个城市？
咱们现在是在哪个区？
咱们现在是在什么街（胡同）？
咱们现在是哪个医院？
这里是第几层楼？</td><td colspan="2">1 0
1 0
1 0
1 0
1 0</td></tr>
<tr><td>3</td><td colspan="5">我告诉您三种东西，在我说完后，请您重复一遍这三种东西是什么。请记住它们，过一会儿我还要问你。树、钟、汽车（各1分，共3分）</td><td colspan="2">3 2 1 0</td></tr>
<tr><td>4</td><td colspan="5">100–7=?连续5次，或倒背“瑞雪兆丰年”（各1分，共5分）</td><td colspan="2">5 4 3 2 1 0</td></tr>
<tr><td>5</td><td colspan="5">现在请您说出刚才我让您记住的那三种东西（各1分，共3分）</td><td colspan="2">3 2 1 0</td></tr>
<tr><td>6</td><td colspan="5">（出示手表）这个东西叫什么？
（出示铅笔）这个东西叫什么？</td><td colspan="2">1 0
1 0</td></tr>
<tr><td>7</td><td colspan="5">请您跟我说：“四十四只石狮子”或“春雨贵如油”</td><td colspan="2">1 0</td></tr>
<tr><td>8</td><td colspan="5">我给您一张纸，请按我说的去做，现在开始：“用右手拿着这张纸，用两只手将它对折起来，放在您的左腿上”（每项1分共3分）</td><td colspan="2">3 2 1 0</td></tr>
<tr><td>9</td><td colspan="5">出示写有“闭上您的眼睛”的卡片。请您念一念这句话，并且按照上面的意思去做</td><td colspan="2">1 0</td></tr>
</table>

续表

序号	检查内容	评分
10	请您给我写一个完整的句子（句子要有主语、谓语，且有意义）	1　0
11	（出示图 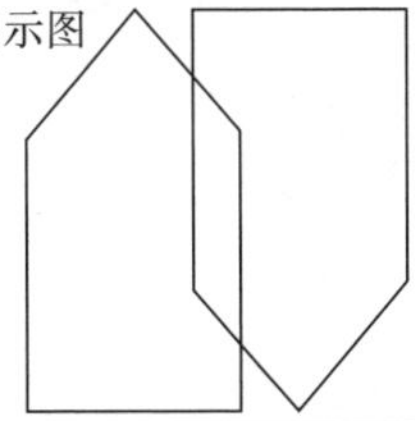 把它画下来	1　0
总分		

评价：共30分。正常与不正常分界值：文盲17分，小学程度20分，中学（包括中专）程度22分，大学（包括大专）程度24分。分界值以下提示有认知功能缺陷，以上为正常。

检查者：

检查时间：

附录1-6　蒙特利尔认知评估量表（MoCA）

蒙特利尔认知评估量表（MoCA）

视觉空间与执行功能	画钟表（11点过10分）（3分）	得分
复制立方体 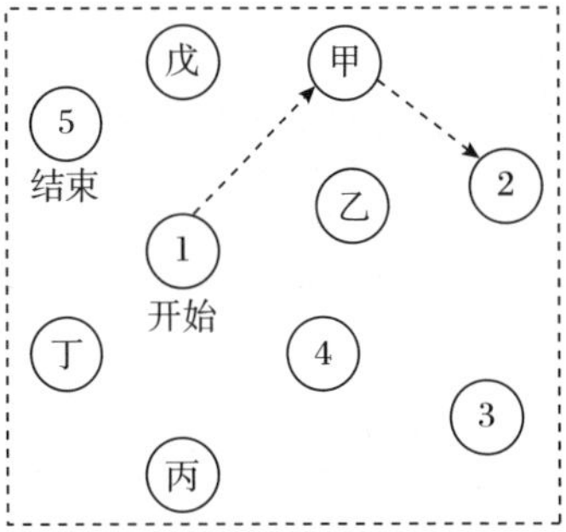 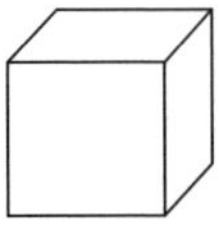 [　]　　[　]	[　] [　] [　] 轮廓　数字　指针	____/5

续表

命名	
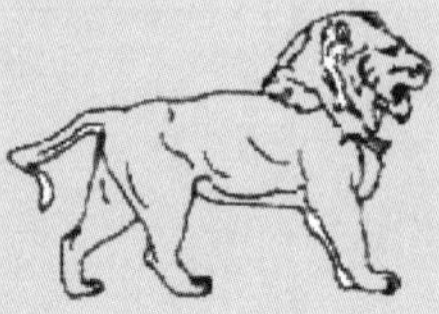 [ ] 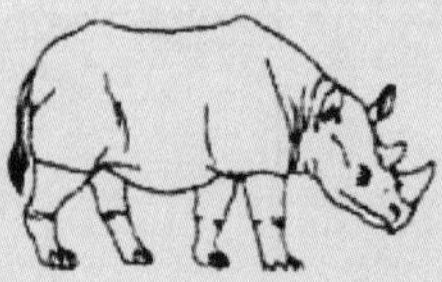 [ ] 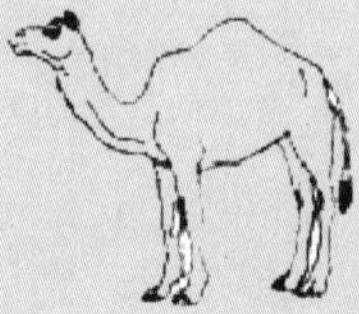 [ ]	____/3

记忆 读出下列词语，而后由患者重复上述过程，重复2次，5分钟后回忆		面孔	天鹅绒	教堂	菊花	红色	不计分
	第一次						
	第二次						

注意 读出下列数字，请患者重复（每秒1个） 顺背 [ ] 2 1 8 5 4 倒背 [ ] 7 4 2	____/2
读出下列数字，每当数字1出现时，患者必须用手敲打一下桌面， 错误数大于或等于2个不给分 [ ] 5 2 1 3 9 4 1 1 8 0 6 2 1 5 1 9 4 5 1 1 1 4 1 9 0 5 1 1 2	____/1
100连续减7 [ ]93 [ ]86 [ ]79 [ ]72 [ ]65 4~5个正确给3分，2~3个正确给2分，1个正确给1分，全都错误为0分	____/3
语言 重复：我只知道今天张亮是来帮过忙的人[ ] 狗在房间的时候，猫总是躲在沙发下面[ ]	____/2
流畅性：在1分钟内尽可多地说出动物的名字 [ ]____（N≥11个名称）	____/1
抽象 词语相似性：如香蕉－桔子＝水果 火车－自行车[ ]手表－尺子[ ]	____/2

延迟回忆	回忆时不能提示	面孔 [ ]	天鹅绒 [ ]	教堂 [ ]	菊花 [ ]	红色 [ ]	仅根据非提示回忆计分	____/5
选项	分类提示							
	多选提示							

定向 [ ]日期 [ ]月份 [ ]年代 [ ]星期几 [ ]地点 [ ]城市	____/6
总分	____/30

注：≥26分为正常；<26分提示认知功能障碍，受教育程度小于12年的被测评者加1分。

附录1-7 洛文斯顿作业疗法认知成套测验报告（LOTCA）

洛文斯顿作业疗法认知成套测验报告（LOTCA）

姓名______性别______年龄______科别______病房______床号______病案号______

临床诊断______________________

检查项目		得分	注释
定向	时间	1 2 3 4	
	地址	1 2 3 4	
知觉	物体失认	1 2 3 4	
	形状失认	1 2 3 4	
	重叠图形识别	1 2 3 4	
	不完全物体识别	1 2 3 4	
	空间知觉	1 2 3 4	
	失用症检查	1 2 3 4	
视运动组织	复制几何图形	1 2 3 4	
	复制二维图形	1 2 3 4	
	拼钉盘图	1 2 3 4	
	彩色积木设计	1 2 3 4	
	无色积木设计	1 2 3 4	
	拼蝴蝶	1 2 3 4	
	绘钟	1 2 3 4	
思维运作	范畴测验	1 2 3 4 5	
	无组织ROC	1 2 3 4 5	
	有组织ROC	1 2 3 4 5	
	排序A	1 2 3 4	
	排序B	1 2 3 4	
	几何推理	1 2 3 4	
	注意与集中	1 2 3 4	
	测验所需时间： 测验次数： 一次 二次或二次以上		

总 得 分：____________

异常项目：

印 象：

康复医师：______________

检查日期： 年 月 日

报告日期： 年 月 日

附录1-8　改良曼恩吞咽能力评估量表（MASA）

曼恩吞咽能力评估方法是由Mann于2002年提出，包括意识、认知力、理解力、语言能力、呼吸功能及口咽期吞咽功能评估等24个方面，依据每方面的严重程度评分。

改良曼恩吞咽能力评估量表（MASA）

评估内容	分级标准
1.意识 任务：观察并评估患者对语言、肢体被动活动或疼痛刺激的反应	10分：清醒 8分：嗜睡－波动的觉醒/清醒状态 5分：很难被语言或刺激唤醒 2分：昏迷或没有反应
2.合作度 任务：吸引患者的注意力并尽量促使患者与检查者交流或主动活动	10分：合作（可通过某种语言或非语言的形式交流） 8分：间断合作 5分：不愿意合作 2分：不合作/无应答
3.呼吸 任务：评估患者的呼吸状况	10分：呼吸音清晰，无临床或影像学异常的证据 8分：上呼吸道痰鸣或其他呼吸系统异常情况（如哮喘伴气管痉挛性阻塞性肺疾病） 6分：肺底细小湿罗音/可自净 4分：肺底粗糙水泡音 2分：可疑肺部感染/需经常吸痰应用呼吸肌（器）
4.表达性言语障碍 任务：评估言语表达受限情况	5分：无异常 4分：找词/表达语义轻度障碍 3分：只能用有限额方式/短语或单词表达自己的意思 2分：无功能性言语声音或无法译解的单词 1分：无法评估
5.听理解力 任务：评估理解基本语言进行交流的能力	10：无异常 8分：进行一般对话有轻度困难 6分：对重复性简单言语指令可理解 2分：提示时偶尔作答 1分：无反应

续表

评估内容	分级标准
6. 构音障碍 任务：评估言语清晰度	5分：无异常 4分：变慢伴偶尔停顿或急促不清 3分：言语可被理解但讲话的速度、力度、完整性、协调性有明显缺陷 2分：言语不清，无法理解 1分：无法评估
7. 唾液 任务：观察患者控制唾液的能力；注意观察任何从口角边分泌的唾液	5分：无异常 4分：讲话时唾液飞溅，唾液增多随时需吐出 3分：说话、侧躺或乏力时流涎 2分：有时持续性流涎 1分：严重的不能控制的流涎
8. 舌肌运动 任务：评估舌的活动 前伸运动：让患者尽可能向前伸舌然后缩回；侧方运动：让患者用舌触碰口腔的每个角，然后重复交替进行侧方运动；抬升运动：嘱患者口张大，抬起舌头向上触碰上腭，用这种方式交替上抬和下压舌尖	10分：舌活动范围完整，无异常 8分：运动范围轻微受限 6分：运动范围不完整 4分：只能轻微活动 2分：无活动或不能执行
9. 舌肌力量 任务：评估舌两侧的力量 让患者用舌边向侧方和前方用力	10分：无异常 8分：轻微减弱 5分：明显一侧无力 2分：完全无力或不能执行
10. 咽反射 任务：分别刺激每一侧咽后壁	5分：无异常 4分：两侧减弱 3分：一侧减弱 2分：一侧消失 1分：反射消失
11. 咳嗽反射 任务：让患者用力咳嗽 观察咳嗽时的力度和咳嗽音的清晰度	10分：无异常 8分：可用力咳嗽，但音质嘶哑 5分：咳嗽动作完成不充分 2分：不能作咳嗽动作或不能执行命令
12. 软腭 任务：让患者用力发几次“啊”的声音，每次持续数秒 观察有无鼻音过强并注意软腭的抬升运动	10分：无异常 8分：两侧轻微不对称，软腭移动 6分：一侧力量减弱，不能持续保持上抬 4分：活动微弱，鼻部反流，气体从鼻部漏出 2分：软腭不能上抬或不能执行命令

根据查体结果为患者选择每一项最合适的得分，将每项得分合计得到总分，总分≥95分，可经口进食水，观察患者第一次进食情况，如果总分≤94分，嘱患者暂禁食水。

附录 2

中风病诊疗方案

附录2-1　中风病（脑梗死）中医诊疗方案（2017年版）

一、诊断

（一）疾病诊断

1. 中医诊断标准　参考2008年中华中医药学会发布的《中医内科常见病诊疗指南》。

临床表现为：神志昏蒙，半身不遂，口舌歪斜，言语謇涩或语不达意，甚或不语，偏身麻木；或出现头痛，眩晕，瞳神变化，饮水发呛，目偏不瞬，步履不稳等。

往往安静状态下急性起病，渐进加重，或有反复出现类似症状的病史。少部分患者可起病突然，病情发展迅速，伴有神志昏蒙。

发病前多有诱因，常有先兆症状。可见眩晕，头痛，耳鸣，突然出现一过性言语不利或肢体麻木，视物昏花，1日内发作数次，或几日内多次复发。

发病年龄多在40岁以上。

具备以上临床表现，结合起病形式、诱因、先兆症状、年龄即可诊断中风病。结合影像学检查（头颅CT或MRI）可明确缺血性中风的诊断。

2. 西医诊断标准　参照中华医学会神经病学分会脑血管病学组制定的《中国急性期缺血性脑卒中诊治指南2014》。

（1）急性起病。

（2）局灶性神经功能缺损，少数为全面神经功能缺损。

（3）症状和体征持续24小时以上。

（4）排除非血管性脑部病变。

（5）脑CT或MRI排除脑出血和其他病变，有责任缺血病灶。

（二）病类诊断

1.中经络：中风病无意识障碍者。

2.中脏腑：中风病有意识障碍者。

（三）证候诊断

1.中脏腑

（1）痰蒙清窍证：意识障碍、半身不遂，口舌歪斜，言语謇涩或不语，痰鸣辘辘，面白唇暗，肢体瘫软，手足不温，静卧不烦，二便自遗，舌质紫暗，苔白腻，脉沉滑缓。

（2）痰热内闭证：意识障碍、半身不遂，口舌歪斜，言语謇涩或不语，鼻鼾痰鸣，或肢体拘急，或躁扰不宁，或身热，或口臭，或抽搐，或呕血，舌质红、舌苔黄腻，脉弦滑数。

（3）元气败脱证：昏愦不知，目合口开，四肢松懈瘫软，肢冷汗多，二便自遗，舌卷缩，舌质紫暗，苔白腻，脉微欲绝。

2.中经络

（1）风痰阻络证：头晕目眩，痰多而黏，舌质暗淡，舌苔薄白或白腻，脉弦滑。

（2）痰热腑实证：腹胀便干便秘，头痛目眩，咯痰或痰多，舌质暗红，苔黄腻，脉弦滑或偏瘫侧弦滑而大。

（3）阴虚风动证：眩晕耳鸣，手足心热，咽干口燥，舌质红而体瘦，少苔或无苔，脉弦细数。

（4）气虚血瘀证：面色㿠白，气短乏力，口角流涎，自汗出，心悸便溏，手足肿胀，舌质暗淡，舌苔白腻，有齿痕，脉沉细。

二、治疗方法

（一）辨证论治

1. 中脏腑

（1）痰热内闭证

治法：清热化痰，醒神开窍

推荐方药：羚羊角汤加减。羚羊角粉冲、生石决明先煎、夏枯草、菊花、龟板先煎、生地、丹皮、白芍、天竺黄、胆南星等。或选用羚角钩藤汤和温胆汤加减。羚羊角粉冲、生地、钩藤后下、菊花、茯苓、白芍、赤芍、竹茹、川牛膝、川芎、丹皮、半夏、陈皮、栀子等。或具有同类功效的中成药（包括中药注射剂）。

（2）痰蒙清窍证

治法：燥湿化痰，醒神开窍

推荐方药：涤痰汤加减。制半夏、制南星、陈皮、枳实、茯苓、人参、石菖蒲、竹茹、甘草、生姜等。或具有同类功效的中成药（包括中药注射剂）。

（3）元气败脱证

治法：益气回阳固脱

推荐方药：急予参附汤加减频频服用，方药为人参另煎兑服、附子先煎半小时等。或具有同类功效的中成药（包括中药注射剂）。

2. 中经络

（1）风痰阻络证

治法：熄风化痰通络

①推荐方药：化痰通络方加减。法半夏、生白术、天麻、紫丹参、香附、酒大黄、胆南星等。半夏白术天麻汤合桃红四物汤加减。半夏、天麻、茯苓、橘红、丹参、当归、桃仁、红花、川芎等。或具有同类功效的中成药（包括中药注射剂）。

②饮食疗法：适食月季花茶、山楂、橘皮、茯苓、黑木耳、海带、昆布、萝卜、燕、莜、荞麦、玉米、芋头、炸全蝎、金桔、玫瑰花等。忌食羊肉、狗肉、桂圆、荔枝及酒类、油炸食品。

（2）痰热腑实证

治法：化痰通腑

①推荐方药：星蒌承气汤加减。生大黄[后下]、芒硝[冲服]、胆南星、瓜蒌等。或可选用大承气汤加减。大黄[后下]、芒硝[冲服]、枳实、厚朴等。或具有同类功效的中成药（包括中药注射剂）。

②饮食疗法：适食薏苡仁、莲子、山药、冬、黄、丝瓜、茯苓、黑木耳、苦苣、萝卜、荷叶、燕、莜、荞麦、玉米、芋头、海带等。忌食羊肉、狗肉、桂圆、荔枝、酒类、花椒、大料、油炸等食品。

（3）阴虚风动证

治法：滋阴熄风

①推荐方药：育阴通络汤加减。生地黄、山萸肉、钩藤[后下]、天麻、丹参、白芍等。或可选用镇肝熄风汤加减。生龙骨[先煎]、生牡蛎[先煎]、代赭石[先煎]、龟板[先煎]、白芍、玄参、天冬、川牛膝、川楝子、茵陈、麦芽、川芎等。或具有同类功效的中成药（包括中药注射剂）。

②饮食疗法：适食百合、黑芝麻、黑米、海参、鲤、鳖、鸡、鸭、瘦猪肉，多食山药、枸杞、芝麻、木耳等甘润滋阴食物，多喝清淡汤类。忌食羊肉、狗肉、桂圆、荔枝、酒类、花椒、大料、油炸等食品。勿嗜食辛辣。

部分患者在此基础上辨证属于肝阳上亢证，治疗宜平肝熄风为主，天麻钩藤饮加减。天麻、钩藤[后下]、生石决明[先煎]、川牛膝、黄芩、山栀、夏枯草等。

（4）气虚血瘀证

治法：益气活血

①推荐方药：补阳还五汤加减。生黄芪、全当归、桃仁、红花、赤芍、川芎、地龙等。或具有同类功效的中成药（包括中药注射剂）。

②饮食疗法：适食山药、薏苡仁、黄芪、莲子、白菜、冬瓜、丝瓜、木耳、赤小豆等。忌食生冷油腻、肥甘厚味。

3. 常见变证

（1）呃逆

呃声短促不连续，神昏烦躁，舌质红或红绛，苔黄燥或少苔，脉细数者，可用人参粳米汤加减。西洋参、粳米等。

呃声洪亮有力，口臭烦躁，甚至神昏谵语，便秘尿赤，腹胀，舌红苔黄燥起芒刺，脉滑数或弦滑而大者选用大承气汤加减。生大黄[后下]、芒硝[冲服]、厚朴、枳实、沉香粉[冲服]等。烦热症状减轻，仍呃声频频，可予平逆止呃汤治疗。炒刀豆、青皮、枳壳、旋覆花[包]、制半夏、枇杷叶、莱菔子、鲜姜等。

（2）呕血

呕血，神识迷蒙，面红目赤，烦躁不安，便干尿赤，舌质红，苔薄黄，或少苔、无苔，脉弦数者，可予犀角地黄汤加减。水牛角先煎、生地、赤芍、丹皮等，或用云南白药或三七粉、生大黄粉等鼻饲。

（二）针灸治疗

1.醒脑开窍针法

（1）中经络

主穴Ⅰ：内关、水沟、三阴交。

主穴Ⅱ：内关、印堂、上星、百会、三阴交。

辅穴：极泉、尺泽、委中。

操作：

主穴Ⅰ：先刺双侧内关，直刺0.5~1寸，施捻转提插的复式手法，施术1分钟；水沟在鼻中隔下向上斜刺0.3寸，施雀啄手法，以眼球湿润或流泪为度；三阴交沿胫骨内侧后缘进针1~1.5寸，针尖向后斜刺与皮肤呈45°角，施提插补法，至患侧下肢抽动3次为度。

主穴Ⅱ：先刺双侧内关，直刺0.5~1寸，施捻转提插的复式手法，施术1分钟；再刺印堂穴，向鼻根斜刺，进针0.3~0.5寸，采用轻雀啄手法；继刺上星，选3寸毫针沿皮平刺透向百会，施用小幅度高频率捻转补法，捻转频率为120~160转/分钟，行手法1分钟；三阴交沿胫骨内侧后缘进针1~1.5寸，针尖向后斜刺与皮肤呈45°角，施提插补法，至患侧下肢抽动3次为度。

主穴Ⅱ主要作为主穴Ⅰ的替换穴位施用，多用于中风恢复期。

（2）中脏腑

1）痰热内闭证，痰蒙清窍证

选穴：内关、水沟、十二井穴。

操作：内关、水沟刺法同前；十二井穴以三棱针点刺出血。

2）元气败脱证

选穴：内关、水沟、气海、关元、神阙、太冲、内庭。

操作：针灸结合，气海、关元、神阙可用灸法。

（3）主要兼症配穴

①椎基底动脉供血不足：风池、完骨、天柱。

②吞咽障碍：风池、翳风、完骨，咽后壁点刺。

③语言謇涩：上廉泉、金津、玉液点刺放血。

④手指握固：合谷透二间、八邪。

⑤足内翻：丘墟透照海。

⑥高血压：人迎、合谷、太冲、曲池、足三里。

⑦血管性痴呆：百会、四神聪、风池、四白、太冲。

2.传统针刺法

选穴：肩髃、曲池、手三里、外关、合谷、环跳、阳陵泉、足三里、丰隆、解溪、昆仑、太冲、太溪等。

操作：毫针刺，平补平泻。

3.张力平衡针法治疗中风病痉挛瘫痪

取穴：上肢屈肌侧：极泉、尺泽、大陵；上肢伸肌侧：肩髃、天井、阳池；下肢伸肌侧：血海、梁丘、照海；下肢屈肌侧：髀关、曲泉、解溪、申脉。

操作：每日针刺1次，14天为1个疗程。

4.项针治疗假性延髓麻痹

方法：坐位，取项部双侧风池、翳明、供血，刺入1~1.5寸，针尖稍向内下方，施以每分钟100转捻转手法各约15秒，留针30分钟，其间行针3次后出针。再取颈部廉泉、外金津玉液，长针向舌根方向刺入1~1.5寸，吞咽、治呛、发音分别直刺刺入0.3寸，快速捻转行针15秒后出针，不留针。

5.病灶头皮反射区围针治疗中风失语症

方法：CT片示病灶同侧头皮的垂直投射区的周边为针刺部位，毫针、围针平刺。配穴哑门、廉泉、通里穴用平补平泻手法。

6.其他针法

（1）“靳三针”针法

头针：颞三针，四神针。

体针：偏瘫侧肩峰下凹陷中及其前后方向各旁开约2寸处、曲池、外关、合谷、足三里、三阴交、太冲。

（2）“通督调神”针法

督脉穴位：水沟、神庭、百会、风府、至阳、腰阳关、命门等。

头皮针：顶颞前斜线（运动区）、顶颞后斜线（感觉区）等。

体针：参考传统针刺法。

（3）“贺氏三通”针法

强通法：十二井穴、水沟、百会等。

温通法：病势急者多用火针，病势缓者多用艾灸。

微通法：用于中风病恢复期。

（4）“头穴透刺法”针法

①精神症状：神庭透上星、双曲差透五处、双本神。

②失语：风府透哑门。

③大小便障碍：四神聪透百会。

④感觉障碍：络却透承灵透悬厘。

（5）腹针与灸法

腹针：取中脘、下脘、气海、关元、滑肉门、外陵及上、下风湿点。

灸法：关元、神阙、气海，每次选1~2穴，每穴灸10~15分钟。

（三）康复治疗

1.循经治疗　根据肢体功能缺损程度和状态循经按摩，避免对痉挛组肌肉群的强刺激。手法常用揉法、捏法，亦可配合其他手法如弹拨法、叩击法、擦法等。每日1次，10次为1个疗程。

2.根据功能障碍分期治疗

（1）软瘫期：相当于Brunnstrom偏瘫功能分期Ⅰ期。

①功能训练

运动治疗：尽早指导病人进行床上主动性活动训练和各关节被动活动训练。

作业治疗：配合运动治疗、物理因子治疗等手段提高患者躯干及肢体的肌力和肌张力，使其尽快从卧床期过度到离床期，提高患者日常生活活动能力。

②推拿治疗

首选叩击法或拍法作用于患侧，叩击或拍打时手掌应尽量放柔软，慢拍快提，顺序从下到上，频率约100次/分钟，以皮肤发热潮红为度。若伴有患侧上肢肿胀，可选用轻柔的㨰法和推法治疗，顺序从下到上，向心性施术。

注意：各关节特别是肩关节、腕关节不宜使用拔伸法、扳法、抖法，以免造成韧带、肌肉损伤，甚至引起关节脱位。

（2）痉挛期：相当于Brunnstrom偏瘫功能分期Ⅱ~Ⅳ期。

①功能训练

A.运动治疗

控制肌痉挛：良肢位的摆放；Bobath技术中反射性抑制手法（RIP）、影响张力性姿势（TIP）手法、控制关键点等手法；Rood技术感觉刺激，通过相应的感觉刺激抑制痉挛。

促进分离运动的出现：采用神经促通技术、运动再学习等训练进一步促进患侧肢体的分离运动。

治疗性训练：坐位平衡训练、站立位平衡训练、步行训练、上下楼梯训练等。

B.作业治疗

患侧上肢负重练习降低肌痉挛。

日常生活活动能力训练，提高双上肢协调能力。

②麦粒灸：取十二井穴施麦粒灸法以降低肌张力。

③推拿治疗

采用柔和的㨰法、拿揉法、循经推法，缓解优势侧的肌痉挛。

运动关节法：缓慢伸肘、伸腕和伸指关节后，屈肘、屈腕和屈指关节；缓慢屈髋、屈膝和背屈踝关节后伸髋、伸膝和跖屈踝关节，每处1~2分钟。

（3）相对恢复期：相当于Brunnstrom偏瘫功能分期Ⅴ~Ⅵ期。

①功能训练：在继续训练患者肌力、耐力的基础上，以提高身体的协调性和日常生活活动能力为主要原则。训练内容有提高协调性、速度的作业治疗（训练活动与日常生活活动相结合，增加患侧上肢和手的使用量，减少废用对患侧上肢和手的影响）和增强肌力、耐力的运动治疗。

②推拿治疗：采用运动关节类手法及按揉法、拿法、搓法等以防止关节挛缩、解除功能锻炼或针灸后的肌疲劳、增强本体感觉的刺激，促进运动模式的改变。

（四）其他中医特色疗法

1.中药熏洗疗法

适应证：肩-手综合征、偏瘫痉挛状态等。

操作：活血通络的中药为主局部熏洗患肢，每日1~2次或隔日1次，每次15~30分钟，水温宜在37~40℃，不宜过高，避免烫伤皮肤。

2.物理因子治疗　根据病情需要，可选用以下设备：多功能艾灸仪、数码经络导平治疗仪、针刺手法针疗仪、特定电磁波治疗仪及经络导平治疗仪、智能通络治疗仪等，开展物理因子治疗，如神经肌肉电刺激疗法、功能性电刺激疗法、肌电生物反馈、针刺手法针疗仪、智能通络治疗仪、脑电仿生电刺激等。

（五）西药治疗

参照2014年中华医学会神经病学分会脑血管病学组制定的《中国急性期缺血性脑卒中诊治指南2014》和《中国缺血性脑卒中和短暂性脑缺血发作二级预防指南2014》。主要包括危险因素控制、抗血小板聚集等，出现并发症及时处理。

（六）护理调摄要点

1.饮食调理　低盐低脂饮食，宜富含营养及粗纤维食物。忌食辛辣刺激食品，忌肥甘厚腻之品。戒烟忌酒，限制茶、咖啡等饮品。

2.情志调护　重视情志调护，避免情志刺激。

3.二便调护　注意观察大便性状和尿量，保持大便通畅，避免用力排便。

4.精神调护　注意观察患者“神”的变化，包括瞳神、神态、神志、呼吸等。

三、疗效评价

（一）评价标准

参照国家食品药品监督管理局2015年发布的《中药新药治疗中风临床研究技术指导原则》拟定。

1.改良Rankin量表　0~1分为临床完全恢复或基本完全恢复，临床结局良好。＞1分为临床结局不良。

2.美国国立卫生研究院卒中量表（NIHSS）　治疗后NIHSS评分减分≥5~7分为有效。或治疗后NIHSS总积分≤1分为临床恢复良好。

3.Barthel指数　100~95分为临床完全恢复或基本完全恢复，临床结局良好。< 95分为临床结局不良。

（二）评价方法

1.神志状态　通过Glasgow昏迷量表（GCS）评价，E3V4M5表明神志清醒。

2.神经功能缺损程度　通过NIHSS评价。

3.日常生活活动能力　通过Barthel指数评价。

4.病残程度　通过改良Rankin量表评价。

5. 神经功能缺损症状与并发症评价　必要时针对患者出现的神经功能缺损症状和并发症进行评价，可通过实验室检查和相关量表进行评价。如根据Brunnstrom运动功能恢复分期、简化Fugl-Meyer运动功能评分评价运动功能状况，改良Ashworth痉挛评定量表评价肌张力状况，简短精神状态量表（MMSE）评价认知功能，脑电图评价癫痫，洼田饮水试验评价吞咽障碍等。

（北京中医药大学东直门医院　天津中医药大学第一附属医院　福建中医药大学附属康复医院）

附录2-2　中风病（脑出血）中医诊疗方案（2017年版）

一、诊断

（一）疾病诊断

1. 中医诊断标准　参考2008年中华中医药学会发布的《中医内科常见病诊疗指南》。

临床表现为神志昏蒙，半身不遂，口舌歪斜，言语謇涩或语不达意，甚或不语，偏身麻木；或出现头痛，眩晕，瞳神变化，饮水发呛，目偏不瞬，步履不稳等。急性起病，渐进加重，或骤然起病。一般出血性中风多动态起病，迅速达到症状的高峰，而缺血性中风往往安静状态起病，渐进加重，或有反复出现类似症状的病史。少部分缺血性中风患者可起病突然，病情发展迅速，伴有神志昏蒙。

发病前多有诱因，常有先兆症状。可见眩晕，头痛，耳鸣，突然出现一过性言语不利或肢体麻木，视物昏花，1日内发作数次，或几日内多次复发。

发病年龄多在40岁以上。

具备以上临床表现，结合起病形式、诱因、先兆症状、年龄即可诊断中风病。结合影像学检查（头颅CT或MRI）可明确诊断。

2.西医诊断标准　参照2014年中华医学会神经病学分会制定的《中国脑出血诊治指南》。

（1）急性起病。

（2）局灶神经功能缺损症状（少数为全面神经功能缺损症状），常伴有头痛、呕吐、血压升高及不同程度意识障碍。

（3）头颅CT或MRI显示出血灶。

（4）排除非血管性脑部病因。

（二）证候诊断

1.痰热内闭证　神昏，半身不遂，鼻鼾痰鸣，项强身热，气粗口臭，躁扰不宁，甚则手足厥冷，频繁抽搐，偶见呕血，舌质红绛，舌苔黄腻或干腻，脉弦滑数。

2.元气败脱证　神昏，肢体瘫软，目合口张，呼吸微弱，手撒肢冷，汗多，重则周身湿冷，二便失禁，舌痿不伸，舌质紫暗，苔白腻，脉沉缓、沉微。

3.肝阳暴亢，风火上扰证　半身不遂，口舌歪斜，言语謇涩或不语，偏身麻木，头晕头痛，面红目赤，口苦咽干，心烦易怒，尿赤便干，舌质红或红绛，舌苔薄黄，脉弦有力。

4.痰热腑实，风痰上扰证　半身不遂，口舌歪斜，言语謇涩或不语，偏身麻木，腹胀，便干便秘，头晕目眩，咯痰或痰多，舌质暗红或暗淡，苔黄或黄腻，脉弦滑或偏瘫侧脉弦滑而大。

5.阴虚风动证　半身不遂，口舌歪斜，言语謇涩或不语，偏身麻木，烦躁失眠，头晕耳鸣，手足心热，咽干口燥，舌质红绛或暗红，或舌红瘦，少苔或无苔，脉弦细或弦细数。

6.气虚血瘀证　半身不遂，口舌歪斜，言语謇涩或不语，偏身麻木，面色㿠白，气短乏力，口角流涎，自汗出，心悸便溏，手足肿胀，舌质暗淡，舌苔薄白或白腻，或舌边有齿痕，脉沉细、细缓或细弦。

二、治疗方法

（一）辨证论治

1.痰热内闭证

治法：清热化痰，醒神开窍

推荐方药：羚羊角汤或清心宣窍汤加减。羚羊角、龟板、生地、丹皮、白芍、夏枯草、生石决明[先煎]等。或具有同类功效的中成药（包括中药注射剂）。

2. 元气败脱证

治法：益气回阳，扶正固脱

推荐方药：参附汤加减或合生脉散加减。人参、附子等。或具有同类功效的中成药（包括中药注射剂）。

3. 肝阳暴亢，风火上扰证

治法：平肝潜阳，息风清热。

推荐方药：天麻钩藤饮加减。天麻、钩藤[后下]、石决明[先煎]、川牛膝、杜仲、桑寄生、黄芩、山栀、益母草、夜交藤、茯神等。或具有同类功效的中成药（包括中药注射剂）。

4. 痰热腑实，风痰上扰证

治法：清热化痰，熄风通腑

推荐方药：星蒌承气汤加减。全瓜蒌、胆南星、生大黄[后下]、芒硝[冲服]、丹参等。或具有同类功效的中成药（包括中药注射剂）。

5. 阴虚风动证

治法：滋养肝肾，潜阳熄风

推荐方药：镇肝熄风汤加减或育阴熄风汤加减。怀牛膝、生赭石[先煎]、生龙骨[先煎]、生牡蛎[先煎]、生龟板、生杭芍、玄参、天冬、川楝子、生麦芽、茵陈、甘草等。或具有同类功效的中成药（包括中药注射剂）。

6. 气虚血瘀证

治法：补益元气，活血通络

推荐方药：补阳还五汤加减。生黄芪、当归尾、赤芍、地龙、川芎、红花、桃仁等。或可选择具有益气活血的中成药。

常见变证：

顽固性呃逆：如呃声短促不连续，神昏烦躁，舌质红或红绛，苔黄燥或少苔，脉细数者，可用人参粳米汤加减，西洋参、粳米以益气养阴，和胃降逆；如呃声洪亮有力，口臭烦躁，甚至神昏谵语，便秘尿赤，腹胀，舌红苔黄燥起芒刺，脉滑数或弦滑而大者选用大承气汤加减，生大黄[后下]、芒硝[冲服]、厚朴、枳实、沉香粉[冲服]以通腑泄热，和胃降逆。（诊断治疗分开）。

呕血：神识迷蒙，面红目赤，烦躁不安，便干尿赤，舌质红苔薄黄，或少苔、无苔，脉弦数者，可予犀角地黄汤加减，水牛角先煎、生地、赤芍、丹皮以凉血止血，还可用云南白药或三七粉、生大黄粉等鼻饲。

（二）其他中医特色疗法

以下中医医疗技术适用于所有证型。

1.针灸治疗

（1）应用时机：病情平稳后可进行。

（2）治疗方法

取穴：主穴：肩髃、极泉、曲池、手三里、外关、合谷、环跳、阳陵泉、足三里、丰隆、解溪、昆仑、太冲、太溪；闭证加十二井穴、合谷、太冲；脱证加关元、气海、神阙。

操作：毫针刺，平补平泻。1日1次，10次为1个疗程。

2.推拿治疗　根据肢体功能缺损程度和状态进行中医按摩循经治疗，可使用不同手法以增加全关节活动度、缓解疼痛、抑制痉挛和被动运动等。避免对痉挛组肌肉群的强刺激，是偏瘫按摩中应注意的问题。按摩手法常用揉法、捏法，亦可配合其他手法如弹拨法、叩击法、擦法等。

3.中药熏洗　主要针对常见并发症如肩－手综合征或偏瘫痉挛状态，予活血通络的中药为主加减局部熏洗患肢，每日1~2次或隔日1次。每次15~30分钟，水温宜在37~40℃，浸泡数分钟后，再逐渐加水至踝关节以上，水温不宜过高，以免烫伤皮肤。

4.设备治疗　根据病情需要，可选用以下设备：多功能艾灸仪、数码经络导平治疗仪、针刺手法针疗仪、特定电磁波治疗仪及经络导平治疗仪、智能通络治疗仪等。

（三）西药治疗

参照2014年中华医学会神经病学分会制定的《中国脑出血诊治指南》。主要包括一般治疗、血压血糖和体温管理、病因治疗、并发症治疗及药物治疗如止血治疗、神经保护剂等。

（四）康复训练

康复训练内容包括良肢位设定、被动关节活动度维持训练、体位变化适应性训练、平衡反应诱发训练、抑制痉挛训练、语言康复训练、吞咽功能训练等内容。

（五）护理调摄要点

1. 饮食调理　低盐低脂饮食，宜富含营养及粗纤维食物。忌食辛辣刺激食品，忌肥甘厚腻之品。戒烟忌酒，限制茶、咖啡等饮品。

2. 情志调护　重视情志调护，避免情志刺激。

3. 二便调护　注意观察大便性状，注意保持大便通畅，避免用力排便。

4. 精神调护　注意观察患者“神”的变化，包括瞳神、神态、神智、情绪等。

三、疗效评价

（一）评价标准

参照国家食品药品监督管理局2015年发布的《中药新药治疗中风临床研究技术指导原则》。

1. 改良Rankin量表　0~1分为临床完全恢复或基本完全恢复，临床结局良好。＞1分为临床结局不良。

2. 美国国立卫生研究院卒中量表（NIHSS）　治疗后NIHSS评分减分≥5~7分为有效。或治疗后NIHSS总积分≤1分为临床恢复良好。

3. Barthel指数　100~95分为临床完全恢复或基本完全恢复，临床结局良好。<95分为临床结局不良。

（二）评价方法

1. 神志状态　通过Glasgow昏迷量表（GCS）评价，E3V4M5表明神志清醒。

2. 神经功能缺损程度　通过NIHSS评价。

3. 日常生活活动能力　通过Barthel指数评价。

4. 病残程度　通过改良Rankin量表评价。

5. 神经功能缺损症状与并发症评价　必要时针对患者出现的神经功能缺损症状和并发症进行评价，可通过实验室检查和相关量表进行评价。如通过简短精神状态量表（MMSE）评价认知功能，脑电图评价癫痫，洼田饮水试验评价吞咽障碍等。

（北京中医药大学东直门医院）

专业词汇英汉对照

a

ability	能力
action feedback	反馈
activity	活动
activities of daily living，ADL	日常生活活动能力
agnosia	失认症
agraphia	失写症
alexia	失读症
alternate slow stretching	轻轻地伴随改变运动方向的伸张
alterative or augmentative communcation system，ACS	替换或增强交流系统
anomic aphasia ，AA	命名性失语
anosognosia	疾病失认
Aphasia Battery of Chinese，ABC	汉语失语成套测验
apraxia	失用症
Ashworth scale	Ashworth 量表
assiociade reaction，AR	联合反应
asymmetric tonic neck reflex，ATNR	非对称性紧张性颈反射
auditory agnosia	听觉失认
Avellis syndrome	Avellis 症候群

axodendritic synapses	轴束树突突触

b

Barthel admission scores，BAS	Barthel 指数，Barthel入院评分
basal ganglion aphasia	基底节性失语
Bechterev/Marie-Foix reflex	Bechterev/Maric-Foix 反射
blood oxygen level dependent，BOLD	血氧水平依赖
Bobath therapy	Bobath疗法
body scheme	躯体构图
body weight support treadmill training，BWSTT	减重踏车步行训练
brain electrical activity mapping，BEAM	脑电地形图
brainstem auditory evoked potential，BAEP	脑干听觉诱发电位
Broca aphasia，BA	Broca 失语
Boston diagnostic aphasia examination，BDAE	波士顿诊断性失语症检查
Brunnstrom therapy	Brunnstrom 疗法
brushing	刷擦

c

cadence	步频
callosal apraxia	胼胝体失用症
central pattern generators，CPG	中枢模式发生器学说，中枢模式发生器
cerebral palsy	脑瘫
chain relex	连锁反应
clinical examinationfor dysphagia，CED	吞咽障碍检查法
color agnosia	颜色失认

communicative activity log，CAL	日常生活实际语言使用量
communicator	交流器
compression	挤压
compound muscle action potential，CMAP	复合肌肉动作电位
conductive aphasia，CA，	传导性失语
consciousness	意识
constipation	便秘
constraint-induced movement therapy，CIMT或CIT	强制性运动疗法
constructional apraxia	结构性失用
contract relax	旋转肌等张性收缩后松弛
Chinese rehabilitation research center standard aphasia examination，CRRCAE	中国失语症检查法
cystometry	膀胱压力容积测定

d

deep venous thrombosis	深静脉血栓形成
denial	否认期
depressive reaction	抑郁期
diadynamic electrotherapy	间动电疗法
diaschisis	远隔功能抑制
difficulty in figure-ground identification	视觉图形背景分辨困难
diminished ability	能力减弱
disability	失能，残疾
dressing apraxia	穿衣失用
dysarthria	构音障碍
dysfunction	功能障碍
dysphagia	吞咽障碍

e

electrocardiogram，ECG	心电图
electroencephalogram，EEG	脑电图
electromyogram，EMG	肌电图
electromyographic biofeedback，EMGBF	肌电生物反馈
evidence-based medicine，EBM	循证医学
evoked potentials	诱发电位
executive function	执行功能

f

facilitation	促进，促进法
fast rocking	快速摇动
fecal incontinende	大便失禁
fluoxetine	氟西汀
fMRI	功能核磁
finger agnosia	手指失认
Foville's syndrome	Foville症候群
Frenchay Activities Index，FAI	Frenchay活动指数
Frenkel method	Frenkel 法
Fugl-Meyer assessment，FMA	Fugl-Meyer 评定
functional activities questionnair，FAQ	功能活动问卷
functional ambulation category，FAC	功能性运动量表
functional brain mapping，FBM	脑功能活化图
functional independence measure，FIM	功能独立性评定法

g

General Variance-Based method	General Variance 法
Gerstmann's syndrome	Gerstmann 综合征
Glasgow outcome scale，GOS	格拉斯哥结局量表

global aphasia，GA	完全性失语
go，no go task	做－不做测验

h

handicap	残障
hyperbaric oxygen，HBO	高压氧
heel-striking	足跟着地
Heschl center	皮质听觉中枢
holding	控住
hold relax	等长性收缩后松弛
Horner syndrome	霍纳综合征
hypernasality	鼻音化
hypertonic oxygenation，HBO	高压氧

i

icing	冰
icepack	冰袋
ICIDH（international classification of impairments，disabilities and handicaps）	《国际残疾分类》
ICIDH-2	国际残损、活动和参与分类及国际分类
ICF（International Classification of Functioning，Disability and Health，ICF）	国际功能、残疾和健康分类（简称“国际分类”）
impairment	残损
infrared local irradiation	红外线局部照射
initial contact	开始着地
initial swing	摆动初期
insight	领悟阶段

intensive rehabilitation	加强康复治疗
interference electrotherapy	干扰电疗法
iontophoresis	电离子透入疗法
isokinetics exercise	等速运动
isometric resistance exercise，IRE	等长阻力训练

j

Jackson syndrome	Jackson症候群
joint compression	关节挤压

k

keypoint，KP	关键点

l

law of tension-stress，LTS	张力-应力法则
learned nonuse	习得性废用
Lioresa	力奥来素
loading reponse	预承重期
London handicap scale，LHS	伦敦残障量表
low-frequency impulse current therapy	低频脉冲电疗法

m

magnetic resonance angiography，MRA	磁共振血管成像
magnetic resonance imaging，MRI	磁共振成像
motor activity log，MAL	运动活动记录表
Mann-Wernicke position	Mann-Wernicke肢位
Mantel-Haenszel method	Mantel-Haenszel 法
medium frequency electrotherapy	中频电疗法

Meta-analysis	Meta-分析
mid-stance	支撑中期
mid swing	摆动中期
mini-mental state examination，MMSE	简易精神状况检查量表
mixed transcortical aphasia	混合性经皮质失语
Modified Rankin Scale	Rankin 修订量表
monopitch	单一音调
motor cortex stimulation，MCS	运动皮层刺激
motor-evoked potential，MEP	运动诱发电位
motor impersistence，MI	运动保持困难
motor relearning program，MRP	运动再学习方案
motor unit，MU	运动单位
motor unit potential，MUP	运动单位电位
MR diffusion-weighted imaging，MR DWI	MR弥散加权成像
MR perfusion-weighted imaging，MR PWI	MR灌注加权成像

n

negative feathers	阴性特征
neurodevelopmental principles	神经发育原则
neurodevelopmental treatmeant，NDT	神经发育疗法
neurogenesis	神经元生长
neuromuscular electrical stimulation，NES	神经肌肉电刺激疗法
neutral zero starting position	零角度肢体位置
nerve growth factor，NGF	神经生长因子
neurotrophic factor，NTF	神经营养因子
neural stem cell，NSC	神经干细胞

o

object agnosia	物体失认
occupational therapist，OT	作业治疗师
odds ratio，OR	比值比
orehosis	矫形器
osteoporosis，OP	骨质疏松症
overactive bladder，OAB	膀胱过度活动症

p

pain rating index，PRI	疼痛分级指数
participation	参与
peripheral neurectomy	周围神经切断术
physical therapist，PT	物理治疗师
physical therapy ，PT	物理疗法
placing	定位放置
plasticity of brain	大脑的可塑性
positioning	位置
position in space	空间定位
positive features	阳性特征
postural reflex	姿势反射
present painintensity，PN	现有痛强度
pressure	压迫
pressure sore	压疮
pre-swing	摆动前期
progressive resistance exercise，PRE	渐增抗阻训练法
prolonged stretching	持续伸张
proprioceptive	本体感觉
proprioceptive neuromuscular facilitation，PNF	本体促进技术

prosopagnosia	面容失认
prosthesis and orthoses，P&O	假肢和矫形器的应用
prosthetist and orthotist ，P&O	假肢与矫形器师
protective reaction	防护反应
psycho-diagnosis	心理诊断
psychotherapy	心理疗法
psychologist	心理治疗师
pure word deafness	纯词聋
pure word dymbness	纯词哑

q

quality of life index，QLI	生活质量指数
quick strech	快速伸张

r

Raimiste phenomenon	Raimiste现象
random effects model	随机效应模型
randomized controlled trial，RCT	随机对照试验
Raymond-Cestan syndrome	雷蒙-塞斯唐综合征
reach-and-retrieval task	抓-取作业
reaction against independence	反对独立期
recreation therapy	娱乐疗法
recruitment	募集
reeducation	再教育阶段
reflex inhibiting pattern，RIP	反射性抑制模式
rehabilitation engineer，RE	康复工程师
rehabilitation engineering	康复工程
rehabilitation medicine	康复医学

relative cerebral blood flow，rCBF	相对脑血流量
relative risk reduction，RRR	相对危险度减少
remodeling boneturnover	重建替换
repeated contraction	反复收缩
resistance sense	阻力觉
rhythmic initiation	渐进开始法
rhythmic stabilization	交替等长性收缩
right/left discrimination	左右分辨障碍
Rood therapy	Rood 疗法

S

self-rating anxiety scale，SAS	焦虑自评量表
self-rating depression scale，SDS	抑郁自评量表
scale of elderly cognitive function，SECF	老年认知功能量表
sense evoked potential，SEP	躯体感觉诱发电位
selective posterior rhizotomy，SPR	选择性脊髓后根切除术
sense of movement	运动觉
sense of force	力量觉
sense of position	位置觉
36-Item Short Form Health Survey，SF-36	健康调查量表
shaping	塑型，塑造
shaping technique	“塑形”技术
shock	震惊期
short-form MPQ	简式 MPQ
shoulder hand syndrome，SHS	肩-手综合征
simultaneous agnosia	同时失认
slow reversal	主动肌-拮抗肌反复运动
slow rocking	轻轻地摇动
somatognosia	躯体失认

Souques phenomenon	Souques 现象
spatial relation	空间关系
speech therapist，ST	言语治疗师
speech therapy ，ST	言语疗法
sprouting	发芽
spine	棘
sprung	芽生
standing balance test，SBT	站立平衡试验
step length	步长
symmetrical tonic neck reflex，STNR	对称性紧张性颈反射
stride length	复步长
stroke impact scale，SIS	卒中影响量表
stride width	步宽
stroke-specific quality of life，SS-QOL	脑卒中专用生活质量量表
stroke unit	卒中单元
stroke ward	卒中病房
subcortical aphasia	皮质下失语
substitution	代替论
synaptic modulation	突触的调整
synaptogenesis	突触发生
synergies	肢体的协同运动
synergic movement	协同运动
systematic review，SR	系统评价

t

task-oriented	定向任务训练
task-related	有关的任务训练
task-specific	特殊作业训练
terminal stance	支撑末期

terminal swing	摆动末期
thalamic aphasia	丘脑性失语
therapeutic heat	温热疗法
TNR	紧张性颈反射
transcortical mortor aphasia，TCMA	经皮质运动性失语
transcortical sensory aphasia，TCSA	经皮质感觉性失语
transcranial magnetic stimulation，TMS	经颅磁刺激
treadmill with body weight support，TWBWS	减重步行器
treadmill，TM	活动平板
toe-off	足趾离地
tonic labyrinthine reflex，TLR	紧张性迷路反射
tonic lumbar reflex，TLR	紧张性腰反射
tonic neck reflex，TNR	紧张性颈反射
topographical disorientation	地形定向障碍

U

unilateral neglect	单侧忽略
urethral pressure	尿道压力
urinary flow rate	尿流率
urodynamics	尿流动力学

V

vascular cognitive impairment，VCI	血管性认知功能障碍
vascular dementia，VaD	血管性痴呆
vibration	振动
vibrometer	振动计
visual agnosia	视觉失认
visual analogus scale，VAS	视觉模拟定级

W

Wallenberg syndrome	Wallenberg综合征
Weber syndrome	韦伯综合征
Wernicke aphasia，WA	失语
WHO QOL-100	世界卫生组织生存质量量表
Wolf motor function test，WMFT	Wolf 运动功能试验

主要参考文献

[1] 池明宇.中西医结合血栓病学[M].北京：人民卫生出版社，2004.

[2] 孙怡，杨任民，韩景献.实用中西医结合神经病学[M].北京：人民卫生出版社，2011.

[3] 王宁华，黄真.临床康复医学[M].北京：北京大学医学出版社，2006.

[4] 王永炎，沈绍功.今日中医内科[M].北京：人民卫生出版社，2000.

[5] 张介眉，陈国华.中西医结合卒中单元[M].北京：中国医药科技出版社，2005.

[6] 王松龄，王爱凤，张社峰.中西医结合防治急性脑血管病[M].北京：人民卫生出版社，2012.

[7] 池明宇，唐广海，王德江，等.出血性脑卒中治疗学[M].北京：人民军医出版社，2008.

[8] 赵建国.脑梗死[M].北京：人民卫生出版社，2006.

[9] 北京神经病学学术沙龙.BNC脑血管病临床指南[M].北京：人民卫生出版社，2002.

[10] 张通.中国脑卒中康复治疗指南（2011完全版）[J].中国康复理论与实践，2012，18（4）：301-318.

[11] 王松龄，张社峰，李彦杰.中风相关病证中西医结合特色治疗[M].北京：人民卫生出版社，2015.

[12] 燕铁斌，金冬梅.神经康复技术[M].北京：电子工业出版社，2019.

[13] 朱镛连.神经康复学[M].北京：人民军医出版社，2001.

[14] 吴江.神经病学[M].北京：人民卫生出版社，2005.

[15] 赵春善.全科康复医学理论与临床实践探究[M].北京：中国科学技术出版社，2020.

[16] 王颖.全科康复医学[M].上海：上海交通出版社，2018.

[17] 余瑾.中西医结合康复医学[M].北京：科学出版社，2017.

[18] 何清湖.中西医结合思路与方法[M].2版.北京：中国中医药出版社，2018.
[19] Anne Shumway-Cook，Marjorie H.Woollacott.运动控制原理与实践[M].3版.毕胜，燕铁斌，王宁华，译.北京：人民卫生出版社，2009.
[20] 陈立典.康复评定学[M].北京：科学出版社，2010.
[21] 王玉龙，张秀花.康复评定技术[M].2版.北京：人民卫生出版社，2014.
[22] 燕铁斌，金冬梅.神经康复技术[M].北京：电子工业出版社，2019.
[23] 陈立典，陶静.中西医结合康复指南[M].北京：人民卫生出版社，2021.
[24] 中华医学会.临床技术操作规范：物理医学与康复学分册[M].北京：人民军医出版社，2004.
[25] 王松龄，张社峰，李彦杰.中风相关病证中西医结合特殊治疗[M].北京：人民卫生出版社，2015.
[26] 纪树荣.康复医学[M].北京：高等教育出版社，2010.
[27] 刘刚.悬吊治疗技术基础与临床应用[M].广州：中山大学出版社，2014.
[28] 于兑生，恽晓平.运动疗法与作业疗法[M].北京：华夏出版社，2002.
[29] 张通.脑卒中的功能与康复[M].北京：科学技术文献出版社，2006.
[30] 中国康复医学会.常用康复治疗技术操作规范[M].北京：人民卫生出版社，2012.
[31] 严振国.正常人体解剖学[M].北京：中国中医药出版社，2003.
[32] 张通.脑血管病康复指南[M].北京：人民卫生出版社，2021.
[33] 戴国华.神经病针灸治疗学[M].济南：山东科学技术出版社，2002.
[34] 万新华.肉毒毒素注射手册[M].北京：人民卫生出版社，2013.
[35] 罗永芬.腧穴学[M].上海：上海科学技术出版社，1996.
[36] 刘新民，吴金庭.医学心理学[M].3版.北京：中国科学技术出版社，2021.
[37] 马存根，朱金富.医学心理学与精神病学[M].4版.北京：人民卫生出版社，2019.
[38] 张伯臾.中医内科学[M].上海：上海科学技术出版社，1985.
[39] 窦祖林.吞咽障碍评估与治疗[M].北京：人民卫生出版社，2017.
[40] 窦祖林，万桂芳.吞咽障碍康复技术[M].北京：电子工业出版社，2019.
[41] 赵时碧.中国雷火灸疗法[M].上海：上海远东出版社，2008.
[42] 丸山仁司.临床运动学[M].3版.北京：中国中医药出版社，2002.
[43] John B. Best.认知心理学[M]. 黄希庭，译.北京：中国轻工业出版社，

2000.
[44] Trombly CA.Occupational Therapy for Physical Dysfunction[M].4th edition. Williams &Wilkns，1995.
[45] Davis PM.Steps to Follow[M].Springer-Verlag，1994.
[46] 恽晓平.康复评定学[M].北京：华夏出版社，2004.
[47] Olney S.J，Griffin M.P，McBride ID. Temporal，kinematic，and kinetic related to gait speed in subjects with hemiplegia：a regreesion approach[J]. Phys Ther，1994，74：872.
[48] Nakamura R，Handa T，Watanabe S，et al.Walking cycle after stroke[J]. Tohoku J Exp Med，1988，154：241.
[49] Goldie P，Matyas T.Prediction of gait velocity in ambulatory stroke patients during rehabilitation[J]. Arch Phys Med Rehabil，1990，80：415.
[50] Amadottir，G.，et al. The Brain and Behavior. Assessing cortical dysfunction through activities of daily living[M].The C.V.Mosby Company，1990.

55